La epidemia de los ultraprocesados

Chris van Tulleken

La epidemia de los ultraprocesados

Por qué comemos cosas que no son comida y cómo dejar de hacerlo

Urano
Argentina – Chile – Colombia – España
Estados Unidos – México – Perú – Uruguay

Título original: *Ultra-Processed People*
Editor original: Cornerstone Press, Penguin Random House
Traducción: Nora Inés Escoms

1.ª edición Mayo 2024

Plaza de los Reyes Magos, 8, piso 1.º C y D – 28007 Madrid
www.edicionesurano.com

ISBN: 978-84-18714-53-5
E-ISBN: 978-84-10159-07-5
Depósito legal: M-5.578-2024

Fotocomposición: Urano World Spain, S.A.U.

Impreso por: Rodesa, S.A. – Polígono Industrial San Miguel
Parcelas E7-E8 – 31132 Villatuerta (Navarra)

Impreso en España – *Printed in Spain*

Para Dinah, Lyra y Sasha

Índice

TERCERA PARTE

¡Ah, por eso estoy ansioso y me duele la barriga!

CUARTA PARTE

¡Pero ya lo he pagado!

QUINTA PARTE

¿Qué hago, entonces?

Introducción

En el laboratorio donde yo trabajaba, todos los miércoles por la tarde organizábamos un evento llamado «club de publicaciones». La palabra *club* lo hace parecer más divertido de lo que era. Este ritual, que se practica en laboratorios de todo el mundo, consistía en que uno de los miembros del equipo presentaba una publicación reciente de la literatura científica relacionada con nuestro trabajo, y los demás la analizábamos a fondo. Si el artículo no tenía suficiente calidad, también criticábamos al pobre profesional que lo había elegido.

El laboratorio del que hablo, cuyo director es Greg Towers, aún se encuentra en el University College de Londres (UCL), en lo que era antes un hospital victoriano construido por el mismo arquitecto que diseñó el Museo de Historia Natural. Es un hermoso edificio antiguo, lleno de ratones y goteras. En 2011, cuando ingresé en él por primera vez para realizar mi doctorado, no era la sede que esperaba encontrarme, teniendo en cuenta las investigaciones de primera clase en virología molecular que allí se llevaban a cabo.

En aquellos clubes de publicaciones, Greg y los integrantes del laboratorio más veteranos me enseñaron que la ciencia no es una lista de reglas o datos, sino un debate vivo. Más que nadie que yo haya conocido, Greg estaba siempre dispuesto a discutir cualquier dato de cualquier publicación. Nada quedaba sin analizar. Fue la mejor capacitación científica que yo habría podido esperar.

La especialidad del laboratorio era el estudio de la rivalidad constante entre los virus como el VIH y las células a las que necesitan infectar para reproducirse. Esta competición es como una carrera armamentista. Todas las células tienen defensas contra esos ataques virales, y todos los virus cuentan con armas para derrotarlas. A medida que las células desarrollan defensas más sofisticadas, los virus también crean mejores armas, lo cual, a su vez, provoca la evolución de las defensas celulares, y así sucesivamente.

Casi todos investigábamos el VIH y sus primos virales, por motivos que nos entusiasmaban, como el desarrollo de nuevos fármacos y vacunas, pero en el laboratorio también había un grupo que estudiaba un tipo diferente de virus, uno que apenas parecía un virus. Casi la mitad del ADN de cada célula de tu cuerpo se compone de genes de virus antiguos muertos. Se conocen desde hace mucho tiempo como «ADN basura», y el tema no parecía prometer ningún avance científico hasta que, en octubre de 2014, uno de los integrantes de ese grupo presentó en el club de publicaciones un artículo de la revista *Nature*. Su título, cargado de tecnicismos, era: «Carrera armamentista entre los genes KRAB con dedo de zinc ZNF91/93 y los retrotransposones SVA/L1».[1]

Ojeé rápidamente el texto antes de la reunión y me resultó incomprensible. De cada diez artículos que se presentaban en los clubes de publicaciones, unos siete acababan siendo destruidos, dos salían airosos y ofrecían información nueva y útil, y uno daba muestras de ser un verdadero fraude. No me quedó claro a cuál de esas tres categorías pertenecía ese en concreto.

Mientras conversábamos sobre los datos, observé un cambio en el ambiente. Todos empezaron a prestar más atención al ver que el artículo afirmaba que aquellos virus antiguos y muertos que se encuentran en el genoma humano en realidad no están muertos. Tienen genes que funcionan y están listos para crear más virus. Cada célula del cuerpo humano es una fábrica de virus en potencia, pero hay algo que mantiene inactivos a esos genes virales. Resultó que otros genes de la célula los suprimen.

El artículo decía que una parte de nuestro genoma está constantemente en guerra con otra parte.

Esto tenía implicaciones que de inmediato resultaban obvias para cualquiera que trabajase en un laboratorio familiarizado con la naturaleza de las carreras armamentistas. Ya sea en lo referente a la competencia entre virus, disputas vecinales, equipos deportivos, campañas políticas o superpotencias globales, toda carrera armamentista debe generar complejidad. Conforme se desarrolla la insurgencia, debe hacerlo también la contrainsurgencia. La inteligencia engendra la contrainteligencia, con agentes dobles y triples. Ese desarrollo de armas cada vez más sofisticadas es lo que impulsa también la evolución de defensas más y más sofisticadas.

Dado que el genoma humano se encuentra en una carrera armamentista interna, en la cual un fragmento de ADN está en guerra con otro, eso significa que, inexorablemente, se encamina hacia una mayor complejidad. Durante miles de generaciones, a medida que esos virus antiguos y «muertos» evolucionan, también debe hacerlo el resto del genoma para mantenerlos inactivos.

Esta carrera armamentista viene produciéndose dentro de nuestros genes desde los albores de la vida, y bien puede constituir el motor de la evolución de la complejidad misma. La principal diferencia entre el genoma humano y el de los chimpancés no reside en las partes que se codifican para formar proteínas —que tienen una similitud aproximada del 96%—, sino en aquellas que parecen provenir de los antiguos virus muertos.[2]

Ese artículo transformó mi comprensión de mí mismo, aunque tardé un poco en aceptar la idea de que, al menos en parte, soy un conjunto de virus antiguos que están en guerra con mis otros genes. Y es posible que, a partir de ahora, tú también empieces a verte de otra manera. No estás viviendo al margen de esta carrera armamentista entre distintos genes: eres el producto de ella, una coalición incómoda de elementos genéticos que compiten entre sí.

Estas alianzas y competiciones van más allá de nuestros genes. No está nada claro dónde terminas «tú» y empieza el «no tú». Estás cubierto de microbios que te mantienen con vida —son tan parte de ti como tu hígado—, pero esos mismos microbios podrían matarte si llegaran a ciertas partes de tu cuerpo. Nuestros organismos se parecen mucho más a sociedades que a entidades mecánicas; comprenden miles de millones de bacterias, virus y otras formas de vida microbianas, pero un solo primate. Están llenos de extrañas y negociadas transigencias e imperfecciones. Las carreras armamentistas desdibujan los límites.

Trabajé en el laboratorio de Greg durante seis años y luego volví a practicar la medicina, pero la idea de las carreras armamentistas, los complejos sistemas que crean y los límites que desdibujan llegaron a ser una parte esencial de mi modo de ver el mundo. Seguí haciendo investigación, pero dejé de concentrarme en el estudio de los virus y me dediqué a analizar estudios científicos que eran parciales o fraudulentos. Ahora me concentro principalmente en la industria de los alimentos y cómo esta afecta la salud humana. Mi conocimiento adquirido en el laboratorio resultó fundamental para este libro, en el que hablaré mucho de las carreras armamentistas y sus efectos.

En primer lugar, comer es competir en una carrera armamentista que lleva en activo miles de millones de años. El mundo que nos rodea tiene una cantidad relativamente fija de energía disponible, y toda forma de vida participa en una lucha por conseguir esa energía, compitiendo contra otras formas de vida. Al fin y al cabo, la vida tiene solo dos proyectos: la reproducción y la extracción de energía para impulsar la función reproductiva.

Los depredadores compiten para conseguir sus presas no solo entre sí, sino, desde luego, también con la presa misma, que, por lo general, desea conservar la energía que contiene su carne. Y estas víctimas también luchan entre sí por la vegetación, y con las plantas mismas, que producen toxinas, espinas y otras defensas en su intento de evitar que las coman. Las plantas compiten entre sí por el sol, el agua y el suelo. Los microbios, las bacterias, los virus y los hongos atacan constantemente a todos los organismos del ecosistema para extraer cuanta energía puedan. Y, en una carrera armamentista, nadie lleva la delantera durante mucho tiempo: los lobos podrán estar bien adaptados para cazar venados, pero estos tienen una adaptación magnífica para evitar que los lobos se los coman y, de hecho, a veces los matan.*

Por tanto, cuando comemos somos parte de una red enmarañada de carreras armamentistas que compiten por la energía que fluye entre las formas de vida. Y esta competición ha generado complejidad; por eso todo lo que tiene que ver con la alimentación resulta complejo.

Nuestros sentidos del olfato y del gusto, nuestro sistema inmunitario, nuestra destreza manual, la anatomía de nuestros dientes y nuestras mandíbulas, nuestra vista: es difícil pensar en algún aspecto de la biología, la fisiología o la cultura humanas que no sea primordialmente el resultado de nuestra necesidad histórica de energía. Durante miles de millones de años, nuestro cuerpo se ha adaptado magníficamente a una amplia variedad de alimentos.

Sin embargo, en los últimos 150 años, los alimentos... han dejado de serlo.

Empezamos a comer sustancias creadas a partir de moléculas nuevas y mediante procesos nunca antes encontrados en nuestra historia evolutiva, componentes que ni siquiera pueden realmente considerarse «comida». Cada vez más, nuestras calorías provienen de almidones modificados, de azúcares invertidos, extractos purificados de proteína hidrolizada y aceites de semillas que han sido refinados, decolorados, desodorizados, hidrogenados... e interesterificados.

Y con estas calorías se ha hecho una mezcla por medio de otras moléculas a las cuales nuestros sentidos nunca han estado expuestos: emulsionantes sintéticos, edulcorantes de bajas calorías, gomas estabilizantes, aditivos humectantes, compuestos saborizantes, tintes, estabilizadores del color, gasificantes, agentes endurecedores,

---

* Hay una gran cantidad de artículos científicos sobre lobos que mueren a manos de sus presas. En un estudio, un 40 % de los cráneos de estos depredadores tenían muestras de heridas provocadas por las que iban a ser sus víctimas, y hay casos bien documentados de lobos muertos por alces, bueyes almizcleros y venados.[3,4]

incrementadores (y reductores) del volumen. Estas sustancias fueron ingresando en la dieta de manera gradual desde finales del siglo XIX, pero su uso se aceleró a partir de la década de 1950, hasta el punto de que ahora constituyen la mayor parte de lo que la gente come en el Reino Unido y en Estados Unidos, y son una parte importante de la dieta de casi todas las sociedades del mundo.

Y, mientras ingresamos en este ambiente alimentario desconocido para nosotros, al mismo tiempo entramos también en un nuevo ecosistema paralelo que tiene sus propias carreras armamentistas, cuyo motor no es el flujo de la energía sino el del dinero. Se trata del nuevo modelo de producción industrial de alimentos. En este sistema, nosotros somos la presa, la fuente económica que da impulso al proceso. La competencia por ese dinero, que genera cada vez más complejidad e innovación, se da en todo un ecosistema de corporaciones que están en constante evolución, desde grupos multinacionales gigantescos hasta miles de compañías nacionales más pequeñas. Y el cebo que usan para ganar más son los alimentos ultraprocesados, conocidos también como UPF (por sus siglas en inglés: *ultra-processed food*). Durante muchas décadas, este tipo de comida ha atravesado su propio proceso evolutivo de selección, en el cual los productos que se compran y consumen en mayores cantidades son los que mejor sobreviven en el mercado. Con el fin de lograr esto, los ultraprocesados han evolucionado hasta alterar los sistemas del cuerpo encargado de regular el peso y muchas otras funciones.*

En la actualidad, los UPF constituyen hasta el 60 % de la dieta media en el Reino Unido y en Estados Unidos.[5, 6 y 7] Muchos niños, incluso mis hijas, obtienen la mayor parte de sus calorías de esas sustancias. Los ultraprocesados constituyen nuestra cultura alimentaria, aquello con lo cual construimos nuestro cuerpo.

* Extraña inversión de un ecosistema estándar, donde las cosas que menos se comen son las más aptas.

Si estás leyendo esto en Australia, Canadá, el Reino Unido o Estados Unidos, esta es tu dieta nacional. Los UPF tienen una definición científica larga y formal, pero podemos resumirla así: si está envuelto en plástico y tiene por lo menos un ingrediente que normalmente no encontrarías en la cocina de tu casa, es un alimento ultraprocesado. En muchos casos, es posible que los conozcas como «comida basura», pero también hay muchos UPF que son orgánicos, de campo, «éticos», y que se venden como saludables, nutritivos, amigables con el medioambiente o buenos para adelgazar. (Esta es otra regla empírica: casi todo alimento cuyo envase afirma que es saludable se trata de un ultraprocesado).

Cuando nos hablan del procesamiento de los alimentos, por lo general pensamos en los tratamientos físicos que se les aplican, como la fritura, la extrusión, la maceración y la recuperación mecánica, entre otros. Pero el ultraprocesamiento incluye además otras técnicas más indirectas —como el *marketing* engañoso, causas judiciales falsas, presiones secretas, investigaciones fraudulentas— que son imprescindibles para que las corporaciones obtengan dinero.

La primera definición formal de los alimentos ultraprocesados fue propuesta por un equipo de investigadores brasileños en 2010. Y desde entonces ha surgido una inmensa cantidad de datos que apoyan la hipótesis de que los UPF son nocivos para el cuerpo humano y aumentan los índices de cáncer y de enfermedades metabólicas y mentales. Además, dañan las sociedades humanas, pues desplazan las culturas alimentarias y producen desigualdad, pobreza y muerte prematura, al mismo tiempo que resultan perjudiciales para el planeta. El sistema que se necesita para producirlos, y del cual son el producto necesario, es la principal causa de la disminución de la biodiversidad y la segunda en contribución a las emisiones globales. Así, los alimentos ultraprocesados están causando una pandemia sinérgica de cambio climático, desnutrición y obesidad. Este último efecto es el que más se ha estudiado y el más difícil de tratar, ya que mucha gente se siente muy mal cuando se habla de la comida y del sobrepeso, aunque se haga con buena intención.*

En muchas páginas de este libro hablo del peso corporal, porque gran parte de las pruebas obtenidas en relación con los alimentos ultraprocesados tienen que ver con su efecto en él, pero los UPF también provocan sufrimiento en muchos aspectos que son independientes de dicho efecto.

Los ultraprocesados no provocan cardiopatías, accidentes cerebrovasculares y muertes prematuras tan solo porque producen obesidad. El riesgo se incrementa con la cantidad de UPF que se consume, independientemente del aumento de peso. Asimismo, las personas que comen ultraprocesados y no aumentan de peso tienen mayor riesgo de demencia y de enfermedad inflamatoria intestinal, pero, normalmente, no solemos culpar a los pacientes por tener esos problemas. Entonces, la obesidad merece una mención especial puesto que es única entre los males relacionados con la dieta —de hecho, es única entre todas las enfermedades—, justamente porque los médicos culpan a los pacientes por padecerla.

De hecho, permíteme volver atrás un momento en el tema de la obesidad. Aún no hemos terminado de definir el lenguaje que usamos para hablar de ella. La palabra resulta ofensiva, y con razón, para algunos; llamar enfermedad a la obesidad es estigmatizante. Muchas personas no viven la obesidad como una afección, sino como una identidad. Para otras, supone solo una manera de ser que resulta cada vez más normal. Se suele relacionar el sobrepeso con el aumento de los problemas de salud, y, sin embargo, el riesgo de muerte es menor para mucha gente que vive con exceso de kilos que para quienes tienen un peso «saludable». No obstante, en ocasiones uso la palabra *obesidad* y la califico de enfermedad porque las enfermedades obtienen financiación para su investigación y tratamiento. Y también porque a veces esa

* Muchas de las consecuencias que tiene la obesidad sobre la salud son un resultado directo de la estigmatización: las investigaciones han demostrado que el prejuicio contra la gordura está más arraigado entre los médicos y otros profesionales de la salud que cualquier otra forma de diferencia física. Es una barrera de gran importancia.

etiqueta reduce el estigma: una enfermedad no es un estilo de vida ni una elección, por lo que el término contribuye a descargar de responsabilidad a la persona afectada. Esto es importante puesto que cuando se habla de sobrepeso, ya sea en la prensa o en nuestra mente, siempre se culpa a los que viven con ese problema. La idea de que ellos son los responsables ha sobrevivido a los estudios científicos y morales, porque es tan simplista como transparente: se basa en la premisa de que hay una falta de voluntad para moverse más o comer menos. Pero esta idea no resiste el menor análisis, como demostraré una y otra vez. Por ejemplo, desde 1960, las encuestas del sistema de salud de Estados Unidos registran una imagen precisa del peso de la nación. Demuestran que, tanto en hombres como mujeres, sean blancos, negros o hispanos, de todas las edades, hubo un aumento contundente de la obesidad a partir de la década de 1970.[8] La idea de un derrumbe simultáneo de la responsabilidad tanto de hombres como de mujeres de toda edad y etnia no resulta creíble.

Si padeces obesidad, no es por falta de voluntad; tú no tienes la culpa.

De hecho, somos mucho menos responsables de nuestro peso que un esquiador que se parte una pierna, un futbolista que se lesiona la rodilla o un científico que contrae una infección fúngica por trabajar en cuevas estudiando murciélagos. Las enfermedades relacionadas con la dieta provienen de la colisión de ciertos genes antiguos con un ecosistema alimentario nuevo que se ha creado para impulsar el consumo excesivo y que, de momento, parece que no podemos —o no queremos— mejorar.

Durante los últimos treinta años, ante la mirada atenta de responsables políticos, científicos, médicos y padres, la obesidad viene creciendo a pasos agigantados. En ese intervalo de tiempo, en Inglaterra se han aprobado catorce estrategias de gobierno que contienen 689 políticas de todo tipo.[9] Sin embargo, entre los estudiantes que terminan la escuela primaria, los índices de obesidad han aumentado más de un 700%, y los de obesidad grave, un 1.600%.[10]

Los niños del Reino Unido y de Estados Unidos, países que ostentan los índices más altos de consumo de ultraprocesados, no solo pesan más que sus homólogos de casi todas las demás naciones occidentales de altos ingresos, sino que además son de estatura más baja.[11 y 12] Este déficit del crecimiento va de la mano de la obesidad en todo el mundo, lo que sugiere que se trata de una forma de desnutrición más que de un trastorno de exceso.

Cuando esos niños lleguen a la edad adulta, el grado de población que vivirá con obesidad se elevará a uno de cada tres habitantes. La probabilidad de que un adulto que tiene obesidad grave pueda lograr y mantener un peso corporal saludable sin ayuda especializada es de menos de una entre mil. Así, para la mayoría de las personas afectadas, la obesidad grave es una enfermedad incurable sin fármacos ni cirugía. En la actualidad, el sobrepeso afecta a más de la cuarta parte de los niños y a la mitad de la población adulta.[13]

En el Reino Unido y en casi todos los demás países, las políticas no han logrado resolver la obesidad porque no la identifican como una enfermedad comerciogénica, es decir, causada por el *marketing* y el consumo de sustancias adictivas.

La comparación con las drogas y el tabaco puede considerarse una estigmatización, pero en las páginas siguientes voy a usarla con el debido cuidado. Como toda enfermedad relacionada con la alimentación, la obesidad obedece a causas más profundas que los ultraprocesados, como son la vulnerabilidad genética, la pobreza, la injusticia, la desigualdad, los traumas, la fatiga y el estrés. Así como el tabaquismo es la causa número uno del cáncer de pulmón, el principal origen del hábito de fumar es la pobreza. En el Reino Unido, hay cuatro veces más fumadores entre los más desfavorecidos que entre los más pudientes, y la mitad de la diferencia entre los índices de mortalidad de ricos y pobres en este país se explica por la adicción al tabaco.[14]

Al igual que los cigarrillos, los UPF son un conjunto de sustancias a través de las cuales esos problemas sociales más profundos dañan el cuerpo. Es una manera tangible en que esas injusticias se manifiestan, actúan como intermediarias de traumas y pobreza y permiten la expresión de genes que de otro modo permanecerían ocultos. Si resolvemos la pobreza, prevenimos muchos casos de cáncer de pulmón y obesidad. Pero eso es un tema para otro libro.

Este trata sobre los sistemas que nos proveen los alimentos y nos dicen qué comer. Quiero llevarte a imaginar un mundo estructurado de otro modo, uno que ofreciera a todos más oportunidades y mayor posibilidad de elegir. Por eso, no encontrarás aquí propuestas de cobrar más impuestos a ciertos productos ni tampoco de prohibirlos, sino solo la exigencia de mejorar la información sobre los ultraprocesados y el acceso a los alimentos de verdad.

Este no es un libro que enseñe cómo adelgazar porque, en primer lugar, nadie encontró un método que ayude a la gente a bajar de peso de forma segura y sostenible, y segundo, porque no acepto la idea de que se deba bajar de peso. Yo no tengo un cuerpo «correcto» ni una opinión sobre cómo sería eso. No juzgo qué se debería comer; eso queda a criterio de cada uno. Todo el tiempo, elijo cosas que no son «saludables», ya sean deportes peligrosos o comida basura. Pero estoy convencido de que, para poder elegir, todos necesitamos información precisa sobre los posibles riesgos de nuestra comida, y de que deberíamos estar menos expuestos al *marketing* agresivo y, a menudo, engañoso.

En estas páginas, por tanto, no encontrarás recomendaciones sobre cómo vivir ni qué dar de comer a tus hijos. En parte, porque no soy quién para decírtelo, pero principalmente porque creo que no tiene mucho sentido dar esos consejos. Lo que comemos depende de los alimentos que encontremos a nuestro alrededor, de su precio y de cómo se comercialicen. Y eso es lo que tiene que cambiar.

Pero sí quiero sugerirte cómo leer este libro. Si sientes deseos de dejar de ingerir ultraprocesados, no lo hagas. Sigue comiéndolos.

Permíteme explicarte por qué. Estás participando en un experimento para el cual no te ofreciste. Todo el tiempo se están probando en nosotros nuevas sustancias para ver cuáles generan más dinero. ¿Se puede usar un emulsionante sintético en lugar de un huevo? ¿Podemos reemplazar una grasa láctea por aceite de semillas? ¿Se puede poner un poco de metilfenilglicidato de etilo en vez de una fresa? Cuando compramos UPF, estamos impulsando continuamente su evolución. En este experimento, nosotros asumimos el riesgo, mientras que los beneficios van a parar a los dueños de las compañías que producen los alimentos ultraprocesados. Y no podemos ver los resultados... salvo los efectos que causan en nuestra salud.

Mi propuesta es que, mientras estés leyendo este libro, continúes el experimento de comer UPF, pero que lo hagas por ti, no por las corporaciones que los producen. Yo puedo hablarte de los alimentos ultraprocesados, pero tus mejores maestros serán ellos mismos. Solo comiéndolos podrás entender su verdadera naturaleza. Lo sé porque yo mismo hice el experimento.

Mientras investigaba el impacto de los UPF, trabajé conjuntamente con colegas del Hospital del University College de Londres (UCLH). Fui el primer paciente de ese estudio. La idea era que pudiera brindarles datos que nos ayudaran a obtener financiación para una investigación mucho mayor —que estamos llevando a cabo ahora—. La cuestión era sencilla: yo dejaría de comer alimentos ultraprocesados durante un mes, luego me pesarían y me medirían de todas las maneras posibles. Al mes siguiente, cambiaría mi dieta por una en la cual el 80% de las calorías provinieran de UPF, es decir, la misma dieta que consume una de cada cinco personas en el Reino Unido y en Estados Unidos.

Durante ese segundo mes, no me propuse comer en exceso, sino que solo lo hice de la manera habitual, es decir, cuando quisiera y lo que tuviera a mano. Mientras, hablé con los mayores expertos en comida, nutrición, alimentación y ultraprocesamiento del mundo académico, agropecuario y, lo que es más importante, de la propia industria alimentaria.

Esa dieta basada en UPF debería haber sido placentera, ya que estaba comiendo cosas que habitualmente me niego. Pero ocurrió algo llamativo.

Cuanto más hablaba con los expertos, más asco me producía la comida. Me recordó al *best seller* de Allen Carr, *Es fácil dejar de fumar si sabes cómo.* Es un libro poco común en el género de autoayuda, y de hecho ha sido analizado hasta llegar a la conclusión de que el método que recomienda es bastante bueno. La idea es que uno siga fumando mientras lee sobre el daño que hace el tabaco. Y entonces llega un momento en que los cigarrillos te empiezan a dar asco.

Así que ríndete: permítete experimentar todo el horror de los alimentos ultraprocesados. No digo que te des un atracón ni que comas en exceso, sino simplemente que dejes de resistirte a los UPF. Yo lo hice durante cuatro semanas. Si quieres probarlo, hazlo durante el tiempo que te lleve leer el libro. Hay cierta cuestión ética en alentarte a hacer esto, pero no me molesta. En primer lugar, porque ya están alentándote a comer este tipo de productos todo el día. Y segundo, porque si eres como la mayoría, ya estarás obteniendo un 60% de tus calorías de los alimentos ultraprocesados, por lo que no te supondrá una gran diferencia aumentar esa ingesta al 80% durante un mes.

Mientras estés leyendo este libro, espero que leas también las listas de ingredientes que figuran en el dorso de los envases de la comida que ingieres. Encontrarás muchas más sustancias de las que puedo detallar en estas páginas, pero cuando termines, espero que hayas empezado a entender cómo todo, desde la campaña de *marketing* hasta la extraña falta de satisfacción que sientes después de comer, tiende a provocar una mala salud. Y quizá descubras que muchos de los problemas que tienes en la vida y que has estado achacando a la edad, o al hecho de tener hijos, o al estrés laboral son la consecuencia de lo que comes.

No puedo prometerte que los alimentos ultraprocesados te resultarán extraños y repugnantes mientras lees, pero puede que así sea, y, si puedes dejarlos, hay pruebas que sugieren que eso será bueno para tu cuerpo, tu cerebro y el planeta. Le ha sucedido a una cantidad de gente que participó en la confección de este libro y del pódcast que lo precedió, y me encantaría saber si te ocurre a ti también.

PRIMERA PARTE

Un momento... ¿que estoy comiendo qué?

1

¿Por qué hay «baba» bacteriana en mi helado? La invención de los ultraprocesados

Era uno de esos raros días de otoño en los que el verano regresa brevemente, en el primer fin de semana de mi dieta basada en un 80 % de ultraprocesados. Fuimos al parque y compré helados para mí y para el resto de la familia. Dinah, mi esposa, eligió un Freeze Pop, un tubo de líquido azul intenso de la marca Swizzels, y yo opté por un Twister. Nuestra hija de tres años, Lyra, pidió una tarrina enorme de helado de pistacho de Hackney Gelato. Su hermanita de un año, Sasha, se conformó con lamer un poquito de los nuestros.

Lyra se encontró con dos amigas y estuvo un rato sentada al sol con su helado, conversando sobre cosas de niñas de tres años, y luego se fue a jugar a los columpios. Me entregó su tarrina y se alejó corriendo. Estaba casi intacta: una perfecta bola verde de pistacho. Tardé un momento en darme cuenta de que había algo extraño. ¿Cómo era posible que aún tuviera forma de bola? El envase estaba tibio al tacto. ¿Por qué el helado no se había derretido?

Probé una cucharada. Era una espuma gelatinosa que ni siquiera estaba fría. Por tanto, algo había impedido que el helado se derritiera.

Eché un vistazo a los ingredientes en internet: «leche fresca, azúcar, pasta de pistacho (pistachos de Bronte 4 %, almendras 2 %, azúcar, proteína de soja, lecitina de soja, aceite de coco, aceite de girasol, clorofila, saborizantes naturales incluido limón), dextrosa, nata rica en grasa, glucosa, leche desnatada en polvo, estabilizadores (goma de algarrobo, goma guar, carragenina), emulsionante (monoglicéridos y diglicéridos de ácidos grasos), sal marina Maldon». Estabilizadores, emulsionantes, gomas, lecitina, glucosa, diversos aceites... todos ellos son característicos de los ultraprocesados.

La definición de los UPF —que es larga, y de la cual me ocuparé en el próximo capítulo— comprende mucho más que el agregado de aditivos, pero recuerda que la presencia de esos ingredientes que no tienes en tu cocina es uno de los indicadores de que un alimento es, en efecto, un ultraprocesado. Como veremos más adelante, hay otros aspectos del procesamiento que son tan importantes como los aditivos, o aún más, cuando hablamos de los efectos que producen en el cuerpo humano.

Por otra parte, Hackney Gelato no es la única empresa que usa esos tipos de ingredientes; son casi universales en los helados industriales, pero no se encuentran en una cocina típica. No entendí por qué todos eran necesarios desde la perspectiva del fabricante. ¿Acaso no sería más fácil y más barato usar menos ingredientes?

Deseoso de entender por qué los UPF se fabrican así, y por qué en todas partes del mismo modo, concerté una reunión con un hombre llamado Paul Hart, que conoce al dedillo la industria alimentaria. En cuanto terminó sus estudios secundarios, Paul comenzó a hacer prácticas en Unilever como becario y se quedó más de veinte años, en los cuales primero se capacitó en bioquímica y luego comenzó a diseñar sistemas de producción de alimentos. No hay casi nada que no sepa sobre los UPF ni sobre la industria que los elabora. Y es todo un veterano: «He trabajado en la gran industria alimentaria toda mi vida. ¡Ya estoy demasiado viejo para morir joven!».

Cuando Paul habla, intercala frases como esa —citas, aforismos— que conducen, como atajos, a pensamientos más profundos. Es como si su mente funcionara a mayor velocidad que su boca y tuviera que reducir todo a un mínimo de palabras —que, aun así, serán muchas—. Hacerle preguntas es como descorchar una botella tapada a presión.

Cuando le escribí por si podíamos vernos para conversar, me envió una respuesta de cinco páginas.

Me reuní con Paul y su esposa, Sharon, en el McDonald's de Pentonville Road, en Londres. Él acababa de regresar de la inmensa feria Food Ingredients Europe, en Fráncfort, así que comenzó a sacar innumerables folletos y artículos sobre ingredientes de compañías desconocidas para mí y los desplegó sobre la pegajosa mesa de plástico: «Muestra A. Santo cielo, esto es un espanto. ¡Caray! Mira la foto de este yogur».

Paul me enseñó una etiqueta que incluía comentarios extravagantes acerca de prebióticos, probióticos y omega 3, y me explicó que el yogur no es más que un vehículo para hacer afirmaciones sobre esos otros ingredientes: «Atraes al consumidor diciéndole que para corregir algún defecto de su dieta necesita ingerir un yogur lleno de aditivos».

Las conversaciones con Paul resultan agradables, aunque, incomprensiblemente, poco claras. Pero el yogur me pareció un buen punto de partida para preguntarle por qué el helado de Lyra no se había derretido. «Chris, podemos usar el helado como ejemplo para explicar casi todo sobre los ultraprocesados», me dijo. Me pareció una respuesta perfecta. Salimos de McDonald's y empezamos a caminar a lo largo del Regent's Canal hacia la estación donde Sharon y Paul tenían que tomar el tren para volver a su casa. Llevan cuarenta años casados, y es divertido pasar un rato con ellos; aún se escuchan el uno al otro con interés. Sharon es enfermera jubilada, y sus explicaciones me han ayudado a entender cosas que me confundían. Era el entorno perfecto para entrar de lleno en el tema del helado cuando Paul se puso a hablar de una conferencia sobre tortillas a la que había asistido. «Una empresa se jactaba, en broma, de que sus productos estaban prácticamente embalsamados y que duraban años», comentó. Supongo que lo miré horrorizado, porque se apresuró a aclararme: «¡Les encantaron a todos!».

Caminamos sin prisa junto al canal, pasando por debajo y por encima de los pequeños puentes y esquivando ciclistas. El sol intenso me dio la oportunidad de volver a hablar del helado. Mientras yo hacía de guía en Londres e iba señalando los sitios de interés, Paul me guiaba por el tema de los helados. Yo había observado los que vendían en el supermercado de mi barrio y casi todos contenían goma xantana, goma guar, emulsionantes y glicerina. ¿Podría él explicarme por qué? «Todo tiene que ver con el precio y los costes. Esos ingredientes ahorran dinero».

Esto es importante para los consumidores británicos que en 2017, incluso antes de la subida actual del coste de vida, gastaban apenas el 8 % de su presupuesto familiar en comida, incluso menos que en cualquier otra parte —salvo en Estados Unidos, donde la gente gasta el 6 %—. Nuestros vecinos europeos, como Alemania, Noruega, Francia o Italia, emplean entre un 11 y un 14 % de su presupuesto en comida, y las familias que viven en países de bajos recursos invierten el 60 % o más.[1 y 2]

En el Reino Unido, así como en muchos otros países, los costes de vivienda, combustible y transporte son altísimos y la gente se ve obligada a ajustar su presupuesto para comida. Evidentemente, para los ricos no es un problema.

Pero según un análisis de The Food Foundation,[3] el 50 % más pobre de las familias necesitaría gastar casi el 30 % de sus ingresos netos en comida si deseara mantener una dieta acorde a las pautas nacionales de alimentación saludable. El 10 % de familias con menores ingresos tendría que emplear casi el 75 %. En casi todo el mundo, los ultraprocesados suelen ser más baratos, rápidos y, supuestamente, igual de nutritivos —si no más— que las comidas que se preparan en casa. Es probable que todo —la combinación de bajos recursos, la escasez de tiempo y la promesa de algo delicioso— contribuya a que tengamos niveles tan altos de UPF en nuestra dieta. Tal vez no nos sorprenda saber que este tipo de productos se consumen en mayores cantidades en países como el Reino Unido y Estados Unidos, donde hay más desigualdad económica que en otras naciones de ingresos similares.

El caso es que Paul me explicó de qué manera los ingredientes como emulsionantes y gomas ayudan a fabricar los UPF… y a abaratar costes. En primer lugar, hacen que el helado tolere las altas temperaturas, lo cual facilita el proceso de transporte. De la fábrica al camión, del camión al supermercado, del supermercado al congelador de tu casa, el helado pasa de 18 °C a 5 °C y vuelve a bajar muchas veces. Las gomas, la glicerina y los emulsionantes evitan la formación de cristales de hielo porque retienen el agua. Esto significa que se puede producir el helado en una sola fábrica y luego transportarlo al resto del país. Así se permite que la cadena de suministro sea un poco menos apresurada en cada etapa y se reduce la necesidad de mantener el producto a temperaturas muy bajas. «¡A los clientes les gusta el helado cremoso, no cristalizado!», me explicó Paul. Con la fabricación centralizada, las compañías también pueden negociar un precio con un minorista para todo el país, lo cual reduce sus costes aún más.

Uno de los primeros trabajos que Paul tuvo en Unilever fue en un laboratorio de desarrollo de helados. Me describió la magnitud de lo que buscaban: el objetivo era fabricar bloques de espuma que fueran estables a temperatura ambiente, se pudieran distribuir a escala mundial y luego congelar en su destino. Si podían lograr eso, el ahorro sería inmenso. De hecho, muchos helados actuales están bastante cerca de esa meta, tal como yo había descubierto en el parque. «El único problema que queda —comentó Paul— son los insectos... les encanta el helado. Por eso todavía es necesario congelarlo».

Paul me dio un ejemplo de una marca artesanal, Cream o'Galloway, cuyo helado de vainilla parece hecho con más o menos los mismos ingredientes que uno podría usar en casa: leche, crema, azúcar, leche desnatada en polvo, yema de huevo y esencia de vainilla. Eso es fantástico, pero el resultado es que el producto no se vende en todo el país, porque ese helado tolera un poco menos todo el proceso de transporte. Esa elección de ingredientes también se refleja en el precio: la tarrina de 500 ml de helado de vainilla de Cream o'Galloway cuesta unos 4,15 euros. Es unas catorce veces más caro que, por ejemplo, el de Ms Molly, marca exclusiva de la cadena de supermercados Tesco: con solo 1,15 euros puedes llevarte dos litros. No es de extrañar que Ms Molly utilice en su receta ingredientes muy distintos: leche desnatada concentrada reconstituida, suero lácteo en polvo parcialmente reconstituido (leche), jarabe de glucosa, azúcar, dextrosa, estearina de palma, aceite de palma, aceite de almendra de palma, emulsionante (monoglicéridos y diglicéridos de ácidos grasos), estabilizadores (goma guar, alginato de sodio), saborizante y colorantes (carotenos).

Según Paul, otra razón por la cual estos ingredientes ahorran dinero es que muchos de ellos (la estearina de palma, el aceite de almendra de palma, las leches reconstituidas, los emulsionantes) no hacen sino imitar los verdaderos, que son más costosos, como la leche, la nata y los huevos.*

Esta clase de reemplazo molecular es la clave de todos los ultraprocesados. Los alimentos tradicionales —o, como sería más apropiado llamarlos, los alimentos, a secas— constan de tres amplias categorías de moléculas que les aportan su sabor, su textura y sus calorías: grasas, proteínas e hidratos de carbono.

El helado tradicional obtiene su textura de una compleja combinación de cristales de hielo, agua líquida —que se mantiene en ese estado porque contiene azúcar disuelto—, proteína láctea y glóbulos de grasa láctea que rodean una cantidad de celdas de aire. Es una espuma que, por lo general, contiene un 50 % de aire, por lo cual no se endurece demasiado aunque esté fría, y por eso no es fácil prepararla en casa, ya que hay que batirla continuamente mientras se congela.**

---

* Cuando se trata de alimentos, los fabricantes no pueden reducir el personal, los gastos fijos de manufactura ni los costes de energía; debido a la competencia con otras empresas, todos esos factores ya se han reducido al mínimo posible. «Lo único con lo que se puede abaratar costes son los ingredientes», me explicó Paul. Esto pone de manifiesto lo complejo que resulta resistirse a los UPF: estos costes menores de producción y distribución a veces se trasladan a los consumidores.

** En Estados Unidos, la fabricación industrial de helado se aceleró a partir de la década de 1850 para aprovechar la leche remanente que, de otro modo, se descartaría. Al fin y al cabo, la gente solo puede tomar cierta cantidad de leche fresca, y esta se echa a perder con bastante rapidez. Al convertir esa leche sobrante en helado, no solo se prolonga su vida útil sino que además se demuestra el valor que agrega el procesamiento. Tal como veremos una y otra vez, la reutilización de los residuos constituye una parte fundamental de los ultraprocesados y, además de su bajo coste, eses es otro motivo por el cual la llegada de estos productos se ha tomado en parte como un desarrollo positivo y no como un problema.

El secreto de esos helados ultraprocesados es que, como todos estos productos, están fabricados a base de versiones más baratas de esas tres moléculas esenciales: grasas, proteínas e hidratos de carbono.

A veces se crean texturas y productos completamente novedosos, como las gominolas o los chips de pasta de lentejas, pero, por lo general, los UPF se usan para reemplazar los ingredientes de un alimento tradicional que le encanta a la gente por alternativas más baratas y aditivos que prolongan su vida útil, facilitan la distribución centralizada y, como sabemos ahora, impulsan el consumo excesivo.

Pasteles, pollo frito, pizza, mantequilla, mezcla para panqueques, masas, salsas, mayonesa: todos fueron, en un principio, alimentos verdaderos. Pero sus versiones «no ultraprocesadas» son costosas; por eso a menudo se los reemplaza por alternativas baratas y, a veces, completamente sintéticas. Estas alternativas suelen ser moléculas que se extraen de cultivos destinados a la alimentación de animales, que en algunos países cuentan con subsidios considerables. Las moléculas se refinan y modifican hasta que, como me dijo Paul, se pueden usar para fabricar prácticamente cualquier cosa.

«Podemos reemplazar casi cualquier ingrediente por una alternativa modificada más barata —me comentó—. Te explicaré algo sobre el almidón y la mantequilla. Es muy simple». No lo era. Mientras nos deteníamos en la entrada del largo túnel de Islington y una pareja de libélulas se apareaban sobre unos juncos, Paul comenzó una explicación interesante pero densa de la química de los hidratos de carbono sintéticos.

Primero me habló de los almidones. Estos son el modo en que las plantas almacenan energía, ya sea en forma de combustible en una semilla para el crecimiento de la plántula, o en las raíces para el rebrote de un tubérculo.

Cuando enterramos una semilla o una patata, esencialmente lo que ocurre es que empieza a comerse a sí misma para producir raíces y hojas. El almidón se compone de gránulos microscópicos formados por cadenas de moléculas de glucosa. El modo en que estas cadenas se organizan y entrelazan afecta las propiedades del almidón en lo que tiene que ver con el calentamiento, el enfriamiento y la sensación que producen en nuestra boca. Es química compleja. Sin embargo, en los últimos diez mil años, aun sin comprender la naturaleza exacta de las moléculas, los seres humanos han perfeccionado la ciencia de los almidones mediante la cocción y la domesticación de los cultivos.

Veamos la patata, por ejemplo. Las variedades cerosas, como las Jersey Royal, tienen gránulos robustos de almidón, lo que hace que se mantengan firmes al hervirlas y que conserven su estructura en una ensalada. En cambio, las harinosas, como las Russet, contienen cadenas de moléculas de azúcar que no están tan bien adheridas entre sí. Por eso, aunque son excelentes para el horno, tienden a desintegrarse en una ensalada de patatas, que acabará por convertirse en un puré con mayonesa. Después tenemos variedades como la Maris Piper, cuyo almidón logra un buen punto medio entre las otras dos, es decir que se pueden usar para casi cualquier cosa; por algo son las preferidas en el Reino Unido.

Si se extraen los distintos almidones que generan las diferentes plantas, descubrimos que tienen propiedades que contrastan entre sí. Se pueden mezclar con agua para fabricar todo tipo de geles y pastas con diferentes texturas y a distintas temperaturas. En el siglo XIX, los científicos se dieron cuenta de que, al modificar químicamente el almidón, podían crear las propiedades exactas que necesitaban. Los almidones modificados, que empezarás a observar en tantas listas de ingredientes de los UPF, pueden sustituir las grasas y los lácteos, conservar agua durante el congelamiento y dar cuerpo a cualquier salsa. Con la domesticación del almidón, llegó la posibilidad de obtener sumas inimaginables de dinero a partir de cultivos muy baratos.

Al llegar la década de 1930, Kraft había empezado a usar una pasta de almidones de arruruz —una fécula que se extrae de las raíces de algunas plantas— y maíz en la producción de mayonesa, ingredientes que resultaban mucho más baratos que los huevos o el aceite, pero producían el mismo efecto cremoso en la boca. En los años cincuenta, gracias a científicos de extraordinarios nombres comerciales como Carlyle «Corky» Caldwell, Moses Konigsberg y Otto Wurzburg, el uso de los almidones modificados empezó a afianzarse.[4]

Una vez transformado un almidón, hay muy pocas cosas que no se puedan hacer con él.* Si se diluye con ácido, se puede usar en productos textiles y en lavandería. Si se trata con óxido de propileno, se obtiene esa textura pringosa de los aliños para ensaladas. Si se mezcla con ácido fosfórico, se mejora la estabilidad en múltiples ciclos de congelado y descongelado, lo que es perfecto para los rellenos de pasteles. Y las maltodextrinas (polímeros cortos de glucosa, una forma de almidón modificado) pueden, por ejemplo, dar cremosidad y superficie brillante a lo que la gente cree que es un «batido». Ya no se necesitan las caras grasas lácteas: estos almidones provienen de plantas que se cultivan a gran escala y por una fracción del coste original.

Luego, sin pausa, Paul pasó a hablarme de las gomas que yo había observado en la lista de ingredientes del helado de Lyra.

Tal vez reconozcas los nombres de algunas: goma guar, goma de algarrobo, alginato, carragenina y la casi ubicua goma xantana. Esta última no es otra cosa que un asqueroso exudado bacteriano: una especie de «baba» viscosa que producen las bacterias y que les permite aferrarse a las superficies. La próxima vez que limpies la mugre acumulada en el filtro de tu lavavajillas, acuérdate de la goma xantana.

Del mismo modo que los almidones modificados, estas gomas se pueden usar en sustitución de moléculas más costosas y para que los alimentos duren más. Paul tiene particular experiencia con estas sustancias. En la década de 1980, en Unilever, se sumó a un equipo de primera línea cuyo trabajo con esas gomas produjo inmensos adelantos en la textura de los productos bajos en grasas —e incluso en los que tenían cero grasas—, como salsas y productos untables. Es probable que muchas veces hayas comido las moléculas en las que él trabajó.

Esos productos bajos en grasas encajaban bien con las pautas que, en los años setenta, aconsejaban a la gente comer menos grasas. En la

* Los almidones modificados llegaron a ser casi universales en los primeros ultraprocesados de los años cincuenta, pero además se utilizaban en la minería y en la perforación de pozos petrolíferos, para regular la viscosidad de los lodos de modo que no quedaran demasiado espesos ni demasiado líquidos para su bombeo a la superficie.

actualidad, muchas personas consideran que las moléculas problemáticas son los hidratos de carbono; aun así, las salsas bajas en grasas siguen vendiéndose bien.

El Centre for Industrial Rheology —la reología es la ciencia que estudia cómo se deforman las sustancias hasta darles textura en nuestra boca— comparó las estrategias de sustitución de grasas en los productos de dos grandes fabricantes de mayonesa: Hellmann's y Heinz.[5] Retirarlas de un producto como la mayonesa, que es casi toda grasa, no es una tarea fácil. La grasa afecta al sabor y a la textura tan particular de la mayonesa tradicional, que se comporta como un sólido cuando está quieta y como un líquido «estructurado» cuando la tocas.

Los dos fabricantes optaban por soluciones diferentes: Hellmann's usaba gomas y almidón como espesantes, mientras que Heinz utilizaba solo almidón modificado. Estas diferencias se apreciaban en la textura. La mayonesa Heinz baja en grasas fluía de manera muy similar a la versión tradicional, mientras que la Hellmann's era mucho más espesa que la original. Esas gomas pueden aportar cierta viscosidad, como el moco, y una mayonesa semejante al moco no resulta atractiva. Sin embargo, si se las usa de manera apropiada, las gomas producen más lubricación, lo cual es muy deseable porque generan en la boca un efecto de aceite. En ambos casos, los almidones y las gomas permiten a los fabricantes reducir sus costes y, al mismo tiempo, afirmar que están mejorando la salud del consumidor.

No estoy diciendo que cada uno deba fabricar su propia mayonesa, sino que es probable que estas versiones no aporten ningún beneficio para la salud. De hecho, ya no hay dudas sobre estos sustitutos bajos en grasas. Así como los edulcorantes artificiales no parecen reducir la ingesta de calorías ni proteger de las enfermedades, tampoco parece ser efectivo el uso de moléculas sintéticas nuevas para elaborar esas variantes bajas en grasas de la mayonesa, así como de muchos otros productos. Los mejores estudios independientes demuestran que ultraprocesados como estos tienen mucho que ver con el sobrepeso y otras enfermedades relacionadas con la alimentación, como veremos en el próximo capítulo.

Además, desde la introducción y el uso generalizado de estos productos bajos en grasas, los índices de obesidad no han parado de crecer. Esto puede deberse a que ingerimos más de esos productos —ya que no nos dan toda la grasa que buscamos—, o bien a que algunas de las moléculas que sustituyen la grasa parecen tener una cantidad de efectos directamente nocivos; sobre esto también volveré más adelante... y mucho.

Con el tema de la mayonesa, Paul finalizó su explicación sobre almidones y gomas. Pero él quería seguir hablando de las grasas. De pie bajo el sol de la tarde, mientras la luz se reflejaba en el canal e iluminaba unas bonitas flores que había en la orilla, Paul empezó a contarme sobre perfiles de fusión y saturación de la cadena de carbono.

Casi todas las moléculas aromáticas que dan sabor a los alimentos en la boca, esas que se evaporan de la lengua y suben por la nariz, son liposolubles. Por eso, la grasa es importante. Porque la mantequilla hace que el pan sea una delicia, y los aliños con aceite hacen que la ensalada sea comestible. De hecho, cuesta pensar en un alimento que no mejore con una salsa cremosa o una pasta untable. Y hay mezclas muy precisas de grasa y azúcar que parecen ser apetitosas de por sí.

Pero las grasas, además de ser sabrosas y una fuente de calorías, dan cuerpo a los alimentos. La grasa sólida es útil sobre todo para este segundo fin, como sabe cualquier panadero. La mantequilla, en particular, tiene un perfil de fusión perfecto para muchos platos. Se elabora batiendo leche, con lo cual la grasa se separa en grumos y preserva todas las vitaminas liposolubles, a la vez que elimina el azúcar y las proteínas.

Paul me explicó el valor de la mantequilla en comparación con la leche, que es una emulsión líquida —significa que las grasas, los azúcares y las proteínas están dispersos en agua—: «Una bacteria puede moverse con facilidad en la leche, alimentarse y reproducirse. Es un medio de cultivo bacteriano casi perfecto. La mantequilla, en cambio... —Hizo una pausa para asegurarse de tener toda mi atención—. La mantequilla es una emulsión invertida».

Eso significa que la mantequilla es principalmente grasa con un poco de agua dispersa. Dado que no es un líquido, las bacterias no pueden moverse por ella; por eso dura mucho sin refrigeración y está llena de esas vitaminas liposolubles y ácidos grasos esenciales. «Es un alimento fantástico —concluyó mi amigo—. Debió haber transformado las sociedades humanas de la antigüedad». Paul estaba en lo cierto: las transformó.

* * *

Algunos de los indicios más antiguos de elaboración de mantequilla se encontraron en un sitio inesperado: una inmensa meseta de arenisca donde se juntan las fronteras de Libia, Argelia y Níger, en mitad del desierto del Sahara. Busca «Messak Mellet» en internet. Verás las rocas amarillas oscuras de los montes Tadrart Acacus, rodeadas por el gran mar de arena ocre. A juzgar por las imágenes de satélite, uno no esperaría encontrar en semejante lugar cuevas con pinturas rupestres y tallas de cocodrilos, elefantes y jirafas.[6] Sin embargo, allí están. Y hay otras imágenes aún más sorprendentes, como escenas donde se ven vacas y a algunas personas ordeñándolas.[7] Es difícil calcular la antigüedad de las pinturas, pero los huesos cercanos son una señal de que en la zona había vacas, ovejas y cabras desde hace ocho mil años y que ya eran muy comunes hace siete mil. La prueba irrefutable de producción láctea se encontró en 2012, cuando un equipo de la Universidad de Bristol halló, en el refugio rocoso de Takarkori, restos de leche en fragmentos de alfarería datados en cinco mil años antes de Cristo.[8] Los análisis indicaron que se estaba procesando para fabricar queso o un producto similar a la mantequilla.

En aquel entonces, los humanos adultos, como todos los demás mamíferos, dejaban de beber leche una vez destetados, por lo que no producían lactasa, la enzima que nos permite a muchos digerir la lactosa (el principal hidrato de carbono de la leche). Sin embargo, investigaciones más recientes demuestran que la incapacidad de producir lactasa influyó muy poco en nuestra capacidad de disfrutar de la leche.[9] El motivo principal para procesar la leche en la antigüedad probablemente fue su preservación: el yogur —que se hace cuando la bacteria *Lactobacillus* consume el azúcar de la lactosa y produce ácido láctico, que es un conservante natural— y la mantequilla duran mucho más que la leche. A lo largo de los siguientes milenios, la mantequilla se convirtió en un alimento esencial en culturas alimentarias de todo el mundo. Su problema es que siempre ha sido costosa: al fin y al cabo, para obtenerla hay que criar un animal y luego ordeñarlo. La grasa vegetal es mucho más barata, pero en su mayor parte es aceite líquido, más difícil de almacenar y menos útil para dar textura a las comidas. No es lo mismo. Por eso, no es de extrañar que la búsqueda de un sustituto artificial barato de la mantequilla que fuera grasa sólida comenzase ya en 1869.

En ese año, Napoleón III, sobrino del Napoleón más famoso,* ofreció un premio a quien pudiera conseguir esa alquimia grasa. El ganador fue un químico y farmacéutico francés llamado Hippolyte Mège-Mouriès, que ya había conseguido una medalla de la Legión de Honor por sus mejoras en la tecnología repostera. Su método de producción para sustituir la mantequilla bien puede considerarse el primer ultraprocesamiento.[10, 11, 12 y 13]

Mège-Mouriès tomó grasa de vaca sólida (sebo), la derritió calentándola con un poco de agua y la digirió con algunas enzimas del estómago de una oveja para descomponer el tejido celular que la mantenía unida. Luego la escurrió, la dejó solidificarse, la prensó entre dos platos para extrudirla, la blanqueó con ácido, la lavó con agua, la calentó y, por último, la mezcló con bicarbonato, proteína de leche, tejido de ubre de vaca y onoto (un colorante comestible amarillo derivado de las semillas del achiote).[14]

El resultado fue la margarina, un sustituto creíble y untable de la mantequilla.

* Napoleón III era el sobrino de Napoleón I (el que escondía la mano en el chaleco, que estuvo exiliado en Elba, escapó y luego perdió la batalla de Waterloo). El pueblo lo aceptaba, en general, y durante todo su reinado promovió proyectos para mejorar la vida de la clase obrera, hasta el punto de otorgar a los trabajadores franceses el derecho de huelga y de organizarse, y a las mujeres, el de ir a la universidad. Él no escondía la mano, pero sí siguió los pasos de su tío al menos en dos aspectos: perdió una batalla (Sedán) y murió en el exilio (en Inglaterra, no en Elba).

Mège-Mouriès dio a su creación la marca Oleomargarine, pero el pequeño detalle, como ya habrás notado, es que la receta original aún llevaba grasas animales.* Los avances que se produjeron en química industrial en el siglo XIX y comienzos del XX abrieron la puerta a la elaboración de margarina a partir de solo aceites vegetales.

La clave consistía en hallar la manera de solidificar los aceites vegetales, algo que se logró a comienzos del siglo XX mediante un proceso llamado hidrogenación. Se descubrió que, si se calienta el aceite en presencia de gas hidrógeno a alta presión, es posible modificar su estructura química y sus propiedades de fusión.

Si el aceite se hidrogena por completo, se obtiene una grasa dura como el hielo. Pero si se hidrogena solo parcialmente, se le puede dar el perfil de fusión que se desee, lo cual permite producir una grasa que es sólida a temperatura ambiente pero que se puede untar con facilidad apenas sacada del frigorífico.**

El siguiente paso fue encontrar el aceite más barato posible. Las semillas de algodón eran un subproducto sin valor de la industria del algodón, y hasta 1860 se las consideraba un desecho. Las desmotadoras de algodón se instalaban en las orillas de los ríos para que el agua se llevara las simientes. Pero en 1907, la innovadora empresa Procter & Gamble —que más tarde fabricaría las Pringles— ya había resuelto

* Ya en 1930, era posible producir una margarina sólida a partir de aceite de ballena líquido. La pasta untable se fundía a 30 °C y, por tanto, se derretía en la boca. En 1960, el 17% del total de grasas que se empleaban para la producción de margarina era aceite de ballena.[15]

** Eso sí, el proceso tiene un efecto secundario lamentable: crea grasas trans, a las que se ha relacionado con las cardiopatías y otros problemas de salud. En la actualidad, la hidrogenación parcial suele reemplazarse mezclando aceites diferentes, separando las moléculas de distintos tamaños (fraccionamiento) por medio del calor, y usando enzimas para hacer un intercambio de cadenas de hidratos de carbono entre distintas grasas (interesterificado enzimático). Sin embargo, a pesar de la preocupación por el daño que pueden provocar las grasas trans, algunos fabricantes de alimentos siguen usando el proceso de hidrogenación. En el Reino Unido, en 2010, el entonces secretario de Salud Andrew Lansley rechazó la prohibición de las grasas trans. Tanto Lansley como su asesor especial habían trabajado para empresas que asesoraban a muchas de las compañías que se habrían visto afectadas por la prohibición, como Pizza Hut, Kraft y Tesco. Esto se podría considerar un conflicto de intereses.

cómo convertir el aceite de semillas de algodón en grasa comestible sólida.* Una dificultad era que este aceite contenía una toxina llamada gosipol, que protege a la planta de los insectos pero también reduce la fertilidad en los hombres, además de otras impurezas que le daban un sabor desagradable.[16]

La solución para estos problemas fue un proceso que actualmente se conoce como RBD, por el cual los aceites se refinan, blanquean y desodorizan.

Veamos, por ejemplo, el aceite de palma. Cuando está recién prensado, tiene un color carmesí casi luminoso, es muy aromático, picante y sabroso, y está cargado de antioxidantes como el tocotrienol de palma. Pero, para los fabricantes de ultraprocesados, todo ese sabor y color es un problema, más que una ventaja. No se puede fabricar Nutella con un aceite rojo y picante. Para los UPF, el aceite debe ser desabrido, simple y sin sabor, para que se pueda usar en cualquier producto comestible; de allí el proceso de RBD. Así, los fabricantes calientan el aceite para refinarlo, usan ácido fosfórico para retirar todas las gomas y ceras, lo neutralizan con sosa cáustica, lo blanquean con una arcilla de bentonita y, por último, lo desodorizan con vapor a alta presión.** Este es el proceso que se emplea para fabricar aceite de soja, de palma, de canola (colza) y de girasol —los cuatro suman el 90 % del mercado global— y cualquier otro aceite que no sea «virgen» ni «prensado en frío».

---

* En *La vida en el Misisipí*, publicado en 1883, Mark Twain da una encantadora descripción de la ciencia incipiente: «Verás, en un galón de aceite de semilla de algodón, hay apenas una mota diminuta, una esencia, o lo que sea, que le da un olor, o un sabor, o algo... Si se elimina eso, problema resuelto; entonces es muy fácil convertir el aceite en cualquier clase de aceite que desees, y nadie puede distinguir el verdadero del falso. Pues bien, sabemos cómo retirar esa pequeña partícula, y somos la única firma que lo hace. Y producimos un aceite de oliva que es simplemente perfecto, ¡indetectable! También estamos haciendo un negocio estupendo, como podría demostrarte fácilmente con mi cartera de pedidos para este viaje. Puede que muy pronto estés untando el pan de todo el mundo, pero nosotros vamos a aliñar ensaladas con semillas de algodón desde el Golfo hasta Canadá, de eso no tengas dudas».

** Si bien el antioxidante tocotrienol de palma se retira durante el proceso de RBD, se vuelve a añadir más tarde para prevenir que se ponga rancio. Como me dijo Paul: «¡No te lo podrías ni imaginar!».

Una vez resueltos los problemas, P&G comenzó una gran campaña para comercializar el aceite neutralizado bajo la marca Crisco, que en inglés es un acrónimo de aceite de semilla de algodón cristalizado. (Pensaron en llamarlo Cryst, pero decidieron no hacerlo por sus posibles connotaciones religiosas). En 1920, el uso de este producto ya estaba muy difundido. Es posible que la grasa para cocinar Crisco —que es, en esencia, un falso sebo— haya sido el primer ultraprocesado producido a gran escala.*

La larga lista de grasas —muchas de las cuales nunca habían sido parte de la dieta humana— que empezarás a advertir en todo, desde bizcochos hasta helados, son la herencia de esa tecnología de procesamiento: grasa de karité, de palma, de semilla de mango, de coco y estearina de palma. Una vez sometidos al tratamiento RBD, son esencialmente intercambiables. Salpicado de sol, mientras Sharon miraba la hora, Paul me explicó la ventaja que esto tiene para todos los fabricantes de UPF, no solo los que hacen helados: «Pueden usar el que tenga el precio de mercado más bajo. Y para evitar el coste de reimprimir los envases, pueden poner en la etiqueta una lista de todas esas grasas».

Si ves alguna de estas grasas en una etiqueta, de esas que no usarías en tu casa (cualquier grasa de palma modificada, por ejemplo), se trata de un producto ultraprocesado. Es posible que, por las fluctuaciones en los precios de mercado, acabemos por ver ingredientes aún más insólitos en nuestros alimentos. Debido a la guerra en

* Al principio, la gente detestaba la margarina y las nuevas imitaciones de la mantequilla. Conforme empezaron las importaciones y la fabricación en Estados Unidos, comenzaron también las guerras por la margarina. Maine, Míchigan, Minnesota y otros estados cuyos nombres no empiezan con M la prohibieron. Otros le impusieron aranceles altísimos. Lucius Hubbard, el gobernador de Minnesota, que es un estado lechero, declaró que «la inventiva de la depravación humana ha culminado en la producción de oleomargarina y otras abominaciones similares». El senador Joseph Quarles —de Wisconsin, otro estado productor de lácteos— dijo: «Quiero una mantequilla que tenga el aroma natural de la vida y la salud. Rehúso aceptar como sustituto la grasa visceral, madurada al frío de la muerte, mezclada con aceites vegetales y saborizada con trucos químicos». La revista *Harper's Weekly* comentó: «A los asustados sibaritas, les informamos de que están comiendo sus viejos restos de velas y sebo para cirios disfrazados de mantequilla».

Ucrania, subió el precio del aceite de girasol, y al mismo tiempo, Indonesia prohibió temporalmente la exportación de aceite de palma para reducir los altísimos costes de los productos alimenticios nacionales. Esto podría hacer que el precio de algunas de estas grasas vegetales empiece a acercarse al de la mantequilla. «Ya están más o menos al mismo nivel que el sebo clarificado y el *schmaltz*, que es grasa de pollo —agregó Paul—. Así que, dentro de poco, podremos llegar a ver grasa de pollo en un helado. ¡Imagínate!».

Y con ese último comentario repugnante, Paul y Sharon se fueron a tomar su tren.

2

Prefiero comer cinco raciones de Choco Krispies: el descubrimiento de los ultraprocesados

Exactamente siete días antes de que el helado de Lyra no se derritiera, yo había iniciado mi dieta a base de ultraprocesados con un desayuno de Choco Krispies.

—¿Es para mí? —preguntó Lyra.

—No —le respondí. Ella estaba comiendo gachas de avena.

—¡Quiero los cereales de Mickey Mouse! —protestó Lyra, señalando al Mono Coco.*

Yo había dado por sentado que, como ella nunca había probado los Choco Krispies, no iban a interesarle. Pero Kellogg's la había seducido incluso antes del primer bocado. Lyra sabía que ese era un producto diseñado para niños de tres años. Una vez más, le dije que

* Esta mascota vende Choco Krispies con entusiasmo en el Reino Unido desde antes de que yo naciera, y —según Gabe Fonseca, youtuber aficionado a la historia de las mascotas de los cereales— también en otros países donde se los conoce como Coco/Choco Pops o, como en España, Choco Krispies. En Estados Unidos, donde se vende con el nombre Cocoa Krispies, han tenido monos y elefantes, pero las mascotas actuales son Snap, Crackle y Pop, que también representan los Cocoa Krispies en Canadá.

no, entonces se tiró al suelo llorando y gritando de rabia, hasta que atrajo a Sasha a la habitación (en brazos de Dinah).

Yo le había preparado gachas de avena porque mi instinto me decía que los Choco Krispies no eran un desayuno saludable para alguien de tres años, aunque todo en el envase pareciera indicar lo contrario. La caja estaba recubierta de información nutricional tranquilizadora: «50 % de tu dosis diaria de vitamina D», «30 % menos de azúcar».* En el Reino Unido, tenemos «semáforos» que indican si un alimento es saludable. La información nutricional de los Choco Krispies mostraba dos luces verdes (para grasas y saturados) y dos amarillas (para sal y azúcar). Además, la caja tenía esa caricatura del mono que sugería que los cereales no solo eran inocuos para los niños, sino que estaban deliberadamente dirigidos a ellos. Tal vez no eran tan malos.

De todos modos, las dudas que aún tenía eran irrelevantes. Mientras yo pensaba en todo esto, Lyra había salido de debajo de la mesa, había llenado su tazón y ya estaba comiendo grandes puñados de Choco Krispies en seco, extasiada, con los ojos como platos. Derrotado, le serví la leche y leí los ingredientes: arroz, jarabe de glucosa, cacao en polvo bajo en grasas, pasta de cacao, sal, extracto de malta de cebada, saborizantes.

Los Choco Krispies encajan en la definición de UPF por el jarabe de glucosa, la pasta de cacao y los saborizantes. Son un triunfo espectacular de la ingeniería.

Si comes arroz inflado todos los días, es probable que ya no repares en todos esos pequeños chasquidos, crujidos y estallidos en la boca, pero esa mañana me sentí transportado a los desayunos de mi niñez. Lyra arrimó el oído al tazón y cerró los ojos, embelesada. Luego, empezó a comer a cucharadas.

Y otra. Y otra más. Yo la observaba y me daba la impresión de que ella no controlaba del todo sus actos. La caja decía que la porción recomendada para un adulto es de 30 gramos (más o menos un puñado).

---

* Hay un pequeño asterisco junto a esa afirmación del «30 % menos de azúcar»: resulta que los Choco Krispies tienen un 30 % menos de azúcar que otros cereales de arroz tostado con sabor a chocolate, lo cual, esencialmente, no significa nada.

Pero 30 gramos después, Lyra apenas había parado para respirar. Por lo general, tengo que insistirle un poco para que coma, pero el primer tazón de Choco Krispies desapareció en un abrir y cerrar de ojos. Cuando intenté sugerirle que un tazón era suficiente, abandoné la idea de inmediato. Era como aconsejar a un fumador que fumara un solo cigarrillo. Ella no solo estaba comiendo sin conciencia, sino que parecía estar en un trance.

* * *

Ya sé que los Choco Krispies no parecen un alimento típico de dieta, pero yo los tomaba porque ya había iniciado el experimento de un mes que llevé a cabo con la ayuda de colegas del UCLH, donde trabajo. La idea surgió de dos artículos que una compañera, la productora de televisión Lizzie Bolton, me había instado a leer. Hacía varias semanas que los tenía entre un montón de papeles sobre mi escritorio cuando por fin los leí. A primera vista, no parecían particularmente interesantes, pero resultaron ser dos de los artículos más importantes que he leído jamás.

El primero se había publicado en portugués más de una década atrás, en una revista de salud pública de Brasil relativamente desconocida. Tenía un título modesto, bastante específico: «Nueva clasificación de los alimentos según el grado y objeto de su procesamiento». El autor principal era Carlos Monteiro, profesor de nutrición en São Paulo.

El segundo artículo parecía aún menos atractivo. Hablaba de un experimento sobre el aumento de peso que, tal vez, promovía otra moda pasajera: «Las dietas ultraprocesadas provocan una ingesta excesiva de calorías y aumento de peso: estudio clínico controlado de ingesta de alimentos a voluntad con selección aleatoria de pacientes hospitalizados» (autor principal: Kevin Hall).

En el primer artículo, Monteiro proponía una teoría; en el segundo, Hall describía un experimento que ponía a prueba esa hipótesis y, al menos a primera vista, parecía confirmarla. La teoría es la siguiente: la causa principal del rápido aumento de la obesidad y del exceso de peso en todo el mundo, en especial desde la década de 1980, es el aumento igualmente rápido de la producción y el consumo de alimentos y bebidas ultraprocesados.

Yo nunca había oído hablar de los UPF y desconfiaba de que hubiera una única razón que explicara la pandemia de obesidad, que, como bien se sabe, es compleja y multifactorial.

Sin embargo, en el sistema de clasificación que proponía Monteiro había algo que me resultaba novedoso e interesante.

El sistema de clasificación se llama NOVA y divide los alimentos en cuatro grupos.[1] El primero es el de los alimentos no procesados o con un mínimo de procesamiento: son aquellos que se encuentran en la naturaleza, como la carne, las frutas y los vegetales, pero también incluye otros como la harina y las pastas. El segundo grupo es el de los ingredientes culinarios procesados, e incluye los aceites,* la grasa de cerdo, la mantequilla, el azúcar, la sal, el vinagre, la miel, los almidones: alimentos tradicionales que bien se podrían preparar con tecnologías industriales. No podemos sobrevivir a base de ellos, porque suelen tener pocos nutrientes y mucha energía. Pero si los mezclamos con alguno del primer grupo, obtenemos la base para una comida deliciosa. El tercer grupo es el de los alimentos procesados, mezclas de los grupos 1 y 2 listas para consumir, tratadas principalmente para su conservación: latas de legumbres, frutos secos salados, carne ahumada, pescado en conserva, frutas en almíbar y pan fresco.

Y luego llegamos al cuarto grupo: los alimentos ultraprocesados. Su definición es larga, tal vez la mejor que haya leído en una categoría científica:

---

* Paul Hart sugiere que la mayoría de los aceites modernos, que han sido refinados, blanqueados y desodorizados, deberían incluirse en el cuarto grupo. Es razonable, pero la clasificación proviene de datos que aporta Monteiro sobre Brasil y que sugieren que el uso de estos aceites tiene que ver con que la gente prepara sus comidas; es decir que, igual que el azúcar en la mesa, son señal de salud. Hay nuevos indicios muy sugerentes de que, en las cantidades que consumimos, estos aceites de semillas son perjudiciales en muchos aspectos. Aun así, hay una diferencia abismal entre cocinar con aceite de girasol y comer un producto industrial que utiliza esa grasa como uno más de sus muchos ingredientes. Este debate sobre lo que debe estar o no en cada grupo NOVA es un tema sobre el que hablaré más veces.

> Formulaciones de ingredientes, en su mayoría de uso exclusivamente industrial, elaboradas mediante una serie de procesos industriales, muchos de los cuales requieren tecnología y equipos sofisticados.

Esa es solo la primera parte. Continúa así:

> Algunos procesos utilizados para elaborar alimentos ultraprocesados son el fraccionamiento de alimentos enteros en sustancias, modificaciones químicas de esas sustancias…

Tal como lo describió Paul: los granos como el maíz y la soja se convierten en aceite, proteína y almidón, que luego se vuelven a modificar. Los aceites se refinan, decoloran, desodorizan, hidrogenan e interesterifican; las proteínas se pueden hidrolizar y los almidones se modifican. Estas fracciones de alimentos modificadas se combinan después con aditivos y se unen mediante técnicas industriales como el moldeo, la extrusión y los cambios de presión. Este es un patrón que encontraba en toda mi dieta. Las listas de ingredientes de todo, desde pizzas hasta chicles, empezaban a parecer iguales. La definición de UPF continúa un buen rato, hasta que concluye de un modo que, de pronto, me llamó la atención:

> Los procesos e ingredientes utilizados para elaborar los alimentos ultraprocesados tienen la finalidad de crear productos altamente rentables (ingredientes de bajo coste, larga vida útil, *branding* enfático), prácticos (listos para consumir), hiperpalatables, que pueden desplazar las comidas y los platos preparados con todos los demás grupos NOVA.

La primera vez que leí el trabajo de Monteiro, apenas reparé en la idea de que la finalidad de un alimento pudiera tener importancia; sin embargo, a partir de ahí comenzó a cristalizar una serie de ideas que llevaba muchos años flotando en mi mente. Hasta entonces, entendía que, al menos en teoría, los procesos físicos y químicos modifican la manera en que los alimentos interactúan con el cuerpo. Pero que se incluyera, como parte de la definición, la «finalidad» del procesamiento —«crear productos altamente rentables»— era algo completamente nuevo.

La posibilidad de que los alimentos tradicionales pudieran tener un propósito distinto al de las sustancias fabricadas por las corporaciones transnacionales con ingresos de cientos de miles de millones habían estado casi completamente ausente de las discusiones científicas y políticas sobre alimentación y nutrición. No era necesario pensar mucho para descubrir que aquellos productos que subvierten los mecanismos evolucionados que indican al cuerpo cuándo dejar de comer podrían sobrevivir más tiempo en el mercado.

Tras leer el trabajo de Monteiro, vi que el sistema NOVA y los UPF despertaban mi interés inicialmente, pero que eran solo una hipótesis. Luego leí el experimento de Hall, que ponía a prueba esa premisa.

Se había publicado en *Cell Metabolism*, una revista científica respetable, aunque muy especializada. El experimento en sí era muy simple. A los voluntarios se les daba una dieta ultraprocesada o bien una que era idéntica en cuanto a su contenido en grasas, sal, azúcar y fibra pero sin UPF. Al cabo de dos semanas, cada grupo pasaba a recibir la otra dieta. Durante ambas etapas, los participantes podían comer tanto como quisieran. Con la dieta ultraprocesada, los voluntarios comieron más y aumentaron de peso, mientras que con la no procesada bajaron de peso, a pesar de tener acceso a toda la comida que desearan. Por aquel entonces, yo no tenía mucha experiencia en este tipo de experimentos, así que me resultaba difícil evaluar los resultados. Pero el informe era muy sólido y los datos parecían contundentes.

Aun así, no me convencía. Hasta las revistas científicas más prestigiosas —tal vez especialmente las más prestigiosas— están llenas de ideas atractivas, bien presentadas y, en apariencia, respaldadas por datos prometedores que, a la larga, resultan totalmente equivocados. De hecho, hay estimaciones creíbles de que la mayoría de los artículos científicos están equivocados.[2] Dos informes no bastan para cambiar radicalmente todo un campo de investigación. Además, me resultaba extraño que de las decenas de expertos en nutrición del Reino Unido a los que había entrevistado mientras investigaba otros artículos y documentales, ninguno hubiese mencionado jamás a Carlos Monteiro, Kevin Hall ni los UPF. Ni las pautas nutricionales del Reino Unido ni las de Estados Unidos mencionan el procesamiento. Las etiquetas de los envases no especifican si se trata de alimentos ultraprocesados.

No obstante, recuerdo el cauto entusiasmo que sentí al leer esos informes aquella noche, después de acostar a Lyra y Sasha. El enfoque teníamos de la comida hasta entonces no había dado muestras de resolver el creciente problema de las enfermedades relacionadas con la alimentación.

Al día siguiente, fui a ver a una amiga y colega del UCLH, Rachel Batterham. Es especialista en obesidad, diabetes y endocrinología, y se la reconoce internacionalmente por sus investigaciones sobre la primera. Ha publicado algunos de los artículos científicos más importantes sobre la regulación del apetito y las conductas alimentarias, incluso un informe sumamente innovador en la revista *Nature*. Es inteligente y graciosa, y ha transformado mi modo de pensar en la obesidad y en las personas que viven con ella.*

Le mostré los informes a Rachel. Como yo, ella casi no había oído hablar de los UPF, pero conocía el trabajo de Kevin Hall de un modo más general y de inmediato supo relacionar cómo el procesamiento físico de los ingredientes influye en la cantidad de un alimento que se puede comer antes de que el cuerpo diga basta. Además, siempre dispuesta a encarar las grandes preguntas con rigor absolutamente científico, enseguida empezó a elaborar un método para poner a prueba esas hipótesis.

Decidimos hacer un experimento: yo haría una dieta a base de ultraprocesados durante un mes, y el equipo de Rachel haría un seguimiento de cómo reaccionaban mi cerebro y mi cuerpo. Si los resultados eran interesantes, los utilizaríamos como datos piloto, con el

* Como consecuencia, ya no uso el término obeso para describir a alguien. Las personas «tienen» sobrepeso y obesidad del mismo modo que tienen cáncer o diabetes. No es su identidad. Hay una tendencia en este sentido en la medicina en general. La gente vive con algo, pero no lo necesita para definirse.

fin de obtener financiación para una investigación más amplia.* En aquel momento, el único estudio que analizaba cómo respondía el cuerpo a una dieta a base de UPF era el de Hall, que lo había llevado a cabo en el entorno de un laboratorio. Nosotros haríamos el experimento en el mundo real.

Las reglas de mi dieta eran simples: yo tenía que comer como un joven. En el Reino Unido, una de cada cinco personas obtiene al menos el 80 % de sus calorías de los UPF, y esta cifra también es habitual en niños y adolescentes.[3] En la población en general, la cantidad media es del 60 %.[4, 5, 6 y 7]

Por tanto, yo debía comer un 80 % de ultraprocesados, pero no por obligación; no era como en el documental *Super Size Me* (*Súper engórdame*). Comería cuando quisiera. Francamente, ni Rachel ni yo esperábamos que ocurriera mucho en un mes, pero sí pensábamos que tal vez encontraríamos algo que justificara continuar la investigación.

El primer paso fue dejar de comer UPF durante cuatro semanas, a modo de preparación. Yo todavía conservaba aquella idea de que los ultraprocesados son sinónimo de comida basura. Por eso, mientras registraba todo lo que comía, me sorprendió descubrir que, en una semana típica, los UPF representaban alrededor del 30 % de las calorías que ingería.

Tras años de escribir y difundir información sobre alimentación —y de aumentar de peso sin prisa pero sin pausa—, mi dieta habitual era algo así: café negro para el desayuno, un sándwich con patatas fritas para el almuerzo y una cena bastante saludable de comida casera —pollo, arroz y brócoli son platos muy frecuentes en casa—, seguida de un postre de supermercado. Cada pocas noches, en lugar de preparar en casa el plato principal, comíamos lasañas o pizza ultraprocesadas, ya fuera calentadas en el microondas o en el horno. Más o menos una vez a la semana, pedía comida a domicilio; por lo

* Los estudios pequeños y bien realizados proporcionan mucha información, pero es necesario comprobar sus conclusiones de manera meticulosa en grupos más amplios. Históricamente, muchísimos descubrimientos —desde los efectos del sildenafilo (Viagra) hasta la eficacia de las vacunas— se han realizado primero en estudios sobre una cantidad ínfima de pacientes.

general, también eran productos ultraprocesados, debido a que contenían abundantes almidones modificados y acentuadores del sabor.

Me sorprendió lo difícil que era dejar estos UPF. Ansiaba esos platos de microondas, los *snacks* para picar y la comida a domicilio. Pero cuando empecé a estudiar las etiquetas y las listas de ingredientes, también descubrí que no podía comer casi nada de lo que vendían en los establecimientos de comida rápida o en la cafetería del hospital. No podía comprar un bocadillo para el almuerzo por los emulsionantes que se usan en el pan, ni por la maltodextrina y los conservantes que contienen las salsas. Entonces, tenía que preparar mis propios sándwiches: principalmente queso y mantequilla en pan de masa madre de una panadería local. Ni siquiera podía agregarle mi mayonesa Hellmann's preferida.*

El cinturón empezó a quedarme más flojo, claro, pero tenía muchos deseos de empezar mi dieta a base de ultraprocesados. Los alimentos que estaban prohibidos se volvieron inmensamente apetecibles. Comencé a obsesionarme por cosas en las que habitualmente no pensaba, pues mi mente se concentraba más que de costumbre en todas las opciones tentadoras que me rodeaban, especialmente del McDonald's y del KFC que estaban enfrente del hospital.

Un día antes de iniciar la dieta, fui al laboratorio del UCL, donde me pesaron y midieron durante media jornada. Subí a la báscula de composición corporal. Peso: 82 kilogramos. Estatura: 185 centímetros. IMC: 24,2. Grasa corporal: 17 %. En general, me encontraba en unas condiciones deprimentes para un hombre de mi edad. El equipo de Rachel me extrajo sangre para medir mis niveles de inflamación y verificar cómo respondía mi cuerpo a la comida. Estaba en ayunas. Me dieron un delicioso batido de plátano con las cantidades precisas de grasa, proteína y azúcar, y después observaron cómo aumentaban mis hormonas de saciedad y cuál era mi respuesta a la insulina. Además, me realizaron pruebas psicométricas y me hicieron completar

---

* Hellmann's: aceite de colza (78 %), agua, huevo y yema de huevo pasteurizados, vinagre de vino, sal, azúcar, saborizantes, zumo de limón concentrado, antioxidante (EDTA cálcico disódico), extracto de pimentón.

cuestionarios sobre mi apetito y mi estado de ánimo. Por último, me sometí a una resonancia magnética nuclear (RMN) para obtener un mapa de cómo se interconectaban las distintas partes de mi cerebro. Recuerdo que, mientras estaba acostado en el escáner, pensaba que aquel estudio me parecía absurdo. No encontraríamos cambios observables en una resonancia después de tan solo cuatro semanas siguiendo una dieta que es absolutamente normal para millones de personas en el país.

Mientras veía a Lyra terminar su primer tazón de Choco Krispies y servirse otro con torpeza, empecé a preguntarme cuándo pararía. Mientras comíamos, seguí pensando en la comparación con el tabaquismo. La primera cucharada fue una delicia para los dos. Los cereales resultaban sustanciosos, complejos, y tenían un intenso sabor a chocolate, mucho más de lo que yo recordaba. La textura del primer bocado era extraordinaria; algunos copos se ablandaban casi al instante, mientras que otros seguían crocantes y crujían sobre la lengua.

Pero a la tercera cucharada, perdían la gracia: lo que quedaba era un espeso caldo marrón que solo consumíamos para calmar la ansiedad. Lyra y yo necesitábamos la siguiente dosis, del mismo modo que los fumadores necesitan la siguiente calada. No se podía replicar la experiencia de la primera cucharada, pero había algo en esos cereales que nos hacía seguir buscando esa sensación inicial.

Lyra no estaba muy conversadora, así que me puse a estudiar la caja, que parecía ilustrar claramente el enfoque que tenemos de los alimentos en el Reino Unido y en Estados Unidos: destacaba un único punto de vista, su «perfil nutricional». Los alimentos contienen ingredientes «buenos» y «malos», y el perfil nutricional detalla las cantidades de cada uno. Cuando queremos averiguar si un alimento es saludable, por lo general nos fijamos en su contenido de grasa saturada, sal, azúcar, fibra, vitaminas y minerales. ¿Cuántas calorías tiene una porción? ¿Contiene vitamina C? Es una costumbre que tenemos tan incorporada que nos cuesta ver la comida de otra manera.

Este enfoque de los alimentos recibió el apodo algo desdeñoso de «nutricionismo» por parte de Gyorgy Scrinis, profesor adjunto de Política Alimentaria de la Universidad de Melbourne —y uno de los primeros en proponer la idea de que tal vez la comida constituye algo más que la suma de sus componentes—. Pero es cierto que el nutricionismo resuelve un problema importante. Cada vez que decidimos estudiar algo, necesitamos conceptualizarlo. Esto es una parte significativa de la ciencia moderna en general: a menudo necesitamos definir lo que no podemos medir desde el punto de vista de lo que sí podemos. La riqueza y la salud constituyen dos buenos ejemplos. La riqueza es fácil: se mide directamente y se le adjudica una cifra. La salud, sin embargo, es más escurridiza: existe, pero no hay una unidad específica para cuantificarla. Por eso, optamos por definirla según el índice de fragilidad, el índice de masa corporal (IMC), la tensión arterial, la presencia de enfermedades crónicas, los niveles de hierro y otros parámetros.

La comida es como la salud, en el sentido de que no tiene una dimensión mensurable. Para estudiarla científicamente, hay que desglosarla en elementos medibles, como los componentes nutricionales que sí tienen dimensiones, como las calorías o los gramos de vitamina C. Cuando en todo el mundo estallaron los casos de enfermedades relacionadas con la alimentación, documentamos exhaustivamente los efectos de esos nutrientes en casi todos los aspectos de nuestra fisiología. Sin embargo, antes de Carlos Monteiro, nadie del sector de la salud y la nutrición había dedicado mucho tiempo a preocuparse por describir la dieta de otra manera.

Mientras Lyra levantaba su segundo tazón para sorber sin cuidado lo que quedaba de leche marrón, me puse a pensar que el nutricionismo no ayudaba mucho a la hora de decidir cuánto o qué cosa debería comer ella. Por ejemplo, ¿acababa de ingerir demasiado azúcar para una criatura de su edad? Yo estaba casi seguro de que sí, pero no cabía intervención alguna por mi parte. El envase incorporaba una pequeña tabla con datos que indicaban el contenido de azúcar y sal por gramo, pero yo no sabía cuántos gramos había comido Lyra. Además, la caja no decía cuántos gramos de Choco Krispies eran adecuados para alguien de tres años, lo cual era llamativo, ya que habían dedicado mucho espacio a incluir la caricatura de un mono que vende el producto directamente a los niños.

Luego, observé el contenido de sal. Los Choco Krispies llevan un 0,65 % de esta sustancia, pero yo no tenía ni idea de qué significaba eso. Entonces, en busca de alguna referencia, averigüé el contenido de sal de otros alimentos. Creo que es más útil explicar la cantidad de cloruro de sodio de los Choco Krispies de la siguiente manera: este cereal lleva un 20 % más de sal por gramo que las típicas lasañas de microondas. Esa increíble proporción de sal está presente en la mayoría de los cereales de desayuno, porque contribuye a darles un sabor delicioso. Entonces, ¿por qué no se incluye una advertencia?

Yo creo que es porque la cantidad máxima recomendada para un adulto es de treinta gramos, o sea, cuatro cucharadas grandes. Si uno es adulto y consume esa cantidad, no ingiere demasiada sal; pero yo estaba seguro de que Lyra había tomado más de treinta gramos de cereal mientras yo leía las tablas de nutrición de las lasañas.

Al observarla, aquel semáforo nutricional (dos luces verdes, dos amarillas) empezó a parecerme cada vez más absurdo. En el Reino Unido, ese sistema de destacar los niveles de grasas, grasas saturadas, sal y azúcar es totalmente voluntario —muchos países de la UE tienen modelos similares, como España, que utiliza el Nutri-Score, basado en cinco categorías, de la A a la E, señaladas con colores—. Pero imagina que vas conduciendo un coche con una criatura de tres años en el asiento trasero y te topas con un semáforo de cuatro luces, dos de las cuales son verdes y dos, amarillas. ¿Sigues adelante o no?

Además del sistema de semáforos, en el Reino Unido existe otro modo de calificar la comida, y aparece con bastante frecuencia en la prensa británica: la designación de alimentos altos en grasas (saturadas), sal y azúcar, o HFSS (por sus siglas en inglés, *high in fat, salt or sugar*). En el Reino Unido, según las reglas del *marketing*, los alimentos envasados se categorizan formalmente como HFSS o no según algo que tiene la confusa denominación de «modelo de perfil de nutrientes» (o NPM 2004/5), una herramienta para regular la publicidad de alimentos destinados a los niños.*

Si te cuesta entender la tabla de datos nutricionales que figura en los envases para orientarte y dar a tus hijos una alimentación sana, el NPM 2004/5 va a suponerte muchos quebraderos de cabeza. No resulta fácil saber la puntuación NPM de un alimento, sino que hay que calcularla mediante los tres pasos siguientes, que voy a describirte tan solo para ilustrar su complejidad.

Primero, adjudicas una cifra a los elementos malos: calorías, grasas saturadas, azúcares y sodio. Estos se llaman puntos A. Segundo, le sumas el valor de los elementos buenos: frutas, vegetales, frutos secos, fibra y proteína. Estos se llaman puntos C. (Por cierto, es posible que, para recabar toda esta información, tengas que pagar por acceder a una base de datos nutricional como la de NielsenIQ Brandbank). Una vez calculados los puntos A y C, hay que tomar en cuenta otros factores: «Si un alimento o una bebida tiene once o más puntos A, no puede tener puntación de proteínas a menos que también cuente con cinco puntos de frutas, vegetales y frutos secos».

¿Me sigues hasta ahora? Bien, a los puntos A después les restas los C para calcular una calificación sobre un máximo de treinta. Todo alimento cuya puntuación sea más de cuatro se clasifica como HFSS. Pero, aunque hagas todo eso, no te quedará claro si los niños deberían ingerir esos alimentos HFSS ni en qué cantidades. La designación solo determina si un alimento se puede «publicitar» ante un espectador infantil en cierto horario y de cierta manera.

* El modelo NPM 2004/5 fue desarrollado por la Food Standards Agency, el organismo de normas alimentarias del Reino Unido. Pretendía proporcionar a Ofcom, la agencia observadora de telecomunicaciones, una herramienta para diferenciar los alimentos según su composición nutricional y regular así la publicidad de alimentos para niños en las cadenas de televisión. HFSS es una de las categorías del sistema NPM 2004/5. En la actualidad, si un alimento se califica como HFSS, se restringe la publicidad de ese producto a los niños, tanto en internet como en televisión. Sin embargo, los pequeños sí pueden ver anuncios del vendedor (McDonald's o CocaCola, por ejemplo), así como juguetes o personajes de dibujos animados que publicitan esa marca en un comercio.

Según una revisión de 2018 del método de cálculo NPM 2004/5, «no hay una única medida simple que defina estos alimentos como "más saludable" o "menos saludable"».[8] Sin embargo, mientras Lyra se limpiaba un poco de leche chocolatada que se le había derramado sobre el pijama, me parecía que la definición que daba Carlos Monteiro de los ultraprocesados podía ser un poco más sencilla... siempre y cuando las pruebas respaldaran su definición y la relación con la salud, claro está.

Sin duda, tanto los semáforos y las tablas de datos nutricionales como la designación HFSS parecen representar una manera engañosa de elegir y consumir alimentos. No se trata solo de que la gente normal no entienda la información que se mezcla con las afirmaciones de los fabricantes; el engaño también radica en la idea de que podemos comer basándonos en números más que en el apetito.

Los seres humanos, como todos los animales, han desarrollado sistemas de control de la ingesta nutricional. Mientras continuaba leyendo, comencé a preguntarme si no será que los ultraprocesados alteran esa regulación normal del hambre, de manera que seguimos comiendo, diga lo que diga la caja.

Me parecía que el artículo original, que describía la hipótesis de Monteiro, tenía tanta importancia como algunos de aquellos artículos que leíamos en el club de publicaciones del laboratorio, aquellos que cambiaron para siempre mi concepción del mundo. Pero ¿cómo había llegado Monteiro a esa idea de categorizar la comida según su grado de procesamiento?

Para responder a esa pregunta, empecé a revisar sus trabajos publicados. El resultado fue un viaje por la historia de la nutrición y la obesidad.

Monteiro nació en 1948, en una familia que ocupaba una posición muy particular en la jerarquía social brasileña, en el límite superior de la pobreza y el inferior de la riqueza. Carlos podía mirar en ambas direcciones. Quizá su interés en la justicia social provenía de la idea de que sería muy fácil —tal vez cuestión de suerte, más que nada— caer en la pobreza desesperante que tanto veía a su alrededor.

Fue el primero de su familia que asistió a la universidad, e ingresó en la facultad de Medicina en 1966, justo después del golpe militar apoyado por Estados Unidos. Inició su trayectoria como médico entre los sucesivos regímenes militares y la creciente violencia del Estado, mientras se interesaba cada vez más por la salud de las comunidades más marginales.

Su carrera como investigador comenzó en una de las regiones más empobrecidas: el Valle de la Ribeira, cerca de São Paulo. Empezó por estudiar de qué manera la clase social, más que la educación o los ingresos, afectaba al estado nutricional de los obreros de las plantaciones. Era un proyecto con límites poco claros: no es fácil definir «clase social» y «estado nutricional». Así que, combinando sus conocimientos de matemática, medicina, antropología y economía, Monteiro organizó y analizó diversos conjuntos de datos. De este modo, comenzaba a aprender las habilidades que más tarde aplicaría en su creación de la categoría de ultraprocesados.

Sus primeros trabajos, a partir de 1977, trataban sobre la desnutrición, que por aquel entonces era un problema enorme en Brasil. Investigó la lactancia materna, la atrofia del crecimiento y la suplementación con hierro en los niños. Era prácticamente inimaginable una crisis de sobrepeso.

Así comenzó la ciencia de la nutrición en todo el mundo: estudiando las enfermedades causadas por deficiencias. El escorbuto en los marinos que buscaban el paso del Noroeste. El bocio por carencia de yodo. Beriberi, pelagra, raquitismo: nombres familiares de enfermedades provocadas por la falta de vitaminas. La ciencia de la nutrición se forjó en un mundo donde la cuestión más urgente era obtener los requisitos mínimos para tener un cuerpo sano, un mundo donde bastaba agregar un solo nutriente para aliviar sufrimientos espantosos. Es probable que esto tenga mucho que ver con el surgimiento de la idea de que una dieta sana se puede desglosar en sustancias químicas individuales, cada una con su dosis exacta.

Sin embargo, nuestra comprensión de cómo responde el cuerpo a los excesos quedó muy rezagada. Y Monteiro comenzó a observar desmesuras desde mediados de la década de 1990. De pronto, la otrora imposible crisis del sobrepeso se había vuelto no solo creíble, sino también evidente allá donde mirara. Monteiro vio lo que él llamó una «transformación nutricional», un desconcertante aumento de la obesidad entre las comunidades más pobres al mismo tiempo que empezaban a disminuir estos mismos índices en las zonas más prósperas.

Aunque sus trabajos están llenos de ecuaciones complejas, el contenido no resulta fuera de lo común. No es como si hablara de la cura del cáncer o la secuenciación del genoma; es como mirar recibos de compras, pero utilizando modelos de regresión lineal múltiple. A pesar de mi formación científica, mientras leía superficialmente el trabajo de Monteiro, me pareció que había algo que le restaba claridad, lo mismo que a menudo obstaculiza tantas ideas importantes: resultaba complicado y aburrido. Pero al tomar distancia de la sección de métodos estadísticos de cualquiera de sus artículos y observar la obra completa, me di cuenta de que él estaba documentando meticulosamente algo extraordinario: la transformación nutricional de Brasil, que pasaba de ser un país donde la obesidad era un tema de interés solo académico a ser otro donde esta se había convertido en el principal problema de salud pública.

La razón por la cual esta transformación me entusiasmó tanto es que, en países como el Reino Unido y Estados Unidos, no llegamos a tomar conciencia del momento en que dejamos de comer alimentos mayormente sin procesar y adoptamos una dieta a base de ultraprocesados. Casi no contamos con datos individuales recabados directamente acerca de lo que comía la gente en los años cincuenta, sesenta o setenta, más allá de las estadísticas nacionales sobre el consumo en los hogares. Pero Monteiro sabía lo que había ocurrido en Estados Unidos y en el Reino Unido, y estaba observando que en Brasil estaba sucediendo lo mismo a pasos agigantados.

Alrededor de 2003, comenzó a publicar más trabajos sobre la cantidad de grasa y azúcar que estaba consumiendo la gente, informes que analizaban los datos de un modo poco común. En efecto, sus estudios acerca del sobrepeso, la obesidad, el azúcar y la grasa revelaron una paradoja peculiar.

Tradicionalmente, se aconseja una dieta basada en hidratos de carbono, como cereales, pan, arroz, pastas y patatas, además de frutas y vegetales. En cambio, los aceites, las grasas, la sal y el azúcar refinado debían consumirse con mucha moderación. Sin embargo, Carlos descubrió que, desde mediados de la década de 1980 hasta la de 2010, el período durante el cual habían explotado los índices de obesidad en Brasil, se habían estado comprando cada vez más alimentos supuestamente saludables (cereales, pastas, pan), a la vez que se había producido una enorme caída en las ventas de ingredientes en apariencia poco saludables, como el aceite y el azúcar.[9] Mirándolo desde una perspectiva convencional, era un cambio hacia una dieta mejor, no peor.

Interesado en resolver esa aparente paradoja, decidió estudiar, en lugar de cada nutriente o alimento por separado, todo el «patrón» nutricional. Él y su equipo abordarían la tarea de trazar un límite distinto en torno a los «alimentos malos». En lugar de empezar por el comienzo, por el nivel microscópico, lo harían por el final. Identificarían cuáles eran los alimentos que estaban causando los problemas, y de allí irían hacia atrás para ver qué tenían en común.

Para eso, necesitaban métodos estadísticos que nunca se habían usado en nutrición. Lo que revelaron las matemáticas fue que en Brasil había dos patrones distintos de alimentación: uno que comprendía principalmente las comidas tradicionales, como arroz y frijoles, y otro que constaba en su mayor parte de alimentos como bebidas gaseosas, galletas dulces, postres preparados, fideos instantáneos y cereales. El segundo llevaba la delantera y estaba desplazando a los alimentos tradicionales. En Brasil, el consumo de galletitas había aumentado un 400 % entre 1974 y 2003, al igual que la venta de bebidas gaseosas. Estaba claro que había un vínculo entre aquellos productos tan populares que causaban el problema: todos estaban fabricados con ingredientes deconstruidos, modificados, mezclados con aditivos, y a menudo se publicitaban muy intensamente.

Al analizar las compras de alimentos que se relacionaban con la salud, Monteiro vio que incluían azúcar y aceite. No era que estas dos sustancias fueran saludables, sino que, más bien, indicaban que se trataba de un hogar donde aún se cocinaba arroz con frijoles.

Con esto, Monteiro y su equipo se toparon con un asunto de larga duración. Cuando de obesidad se trata, el problema es, en efecto, la comida. Lo difícil desde 1980 —en realidad, desde 1890— es determinar qué tipo de comida.

Está claro que hay alimentos malos, pero ¿cómo los definimos?

Quizá te parezca que esto no es nada nuevo. Muchas personas inteligentes han expresado desde hace mucho tiempo su preocupación por la «comida procesada», pero se han encontrado con que no es un concepto fácil de precisar; por ejemplo, mi madre.

Más o menos en la época en que Monteiro estudiaba a los obreros de las plantaciones en el Valle de la Ribeira, mi madre trabajaba como correctora en *Time Life*. Trabajó en muchos libros distintos, pero el proyecto que la apasionaba era una serie llamada *The Good Cook* (El buen cocinero), escrita por un purista de la comida: Richard Olney. Era la clase de cocinero que cultivaba trigo para fabricar su propia harina. Las personas como él y como mi madre hablaban ya de «comida basura».

Cuando mis hermanos y yo empezamos a interesarnos por la ciencia, discutíamos con ella y le decíamos que su actitud nos parecía pedante. Le recordábamos que ella también cocinaba unos platos —deliciosos— con tanta sal y tanta grasa como aquellos de McDonald's que casi nunca nos permitía comer. El modo de enfrentarnos a la comida que aprendimos en la facultad de Medicina no distingue entre los platos salados y grasosos que cocinaba mamá y sus equivalentes industriales. Pero los datos de Carlos Monteiro sí hacían una distinción, que ahora resulta más clara que nunca.

Piensa en una pizza, por ejemplo. Desde el punto de vista de la nutrición, una pizza es una pizza: harina, tomates y queso. Puedes comprar una en Sweet Thursday, la pizzería que está al final de mi calle, por unas diez libras. Lleva unos seis ingredientes y no es un ultraprocesado. Pero tiene más o menos el mismo perfil nutricional que la pizza de 2,5 euros que venden en el supermercado de al lado, que contiene conservantes, estabilizadores y antioxidantes. Las dos tienen aproximadamente la misma cantidad de calorías, grasa, sal y azúcar. Pero una de ellas es una comida tradicional no asociada a la obesidad ni a enfermedades relacionadas con la alimentación, mientras que la otra no.

Cada vez que se habla de comida, se cae rápidamente en un lodazal de esnobismo, pues la gente más adinerada tiende a comprar alimentos más variados que quienes tienen menos dinero. Y esto, como veremos más adelante, contribuye a que las personas de menor poder adquisitivo tengan índices más altos de obesidad. Además, es uno de los pilares del argumento de que la obesidad y otras enfermedades relacionadas con la dieta no son una cuestión de elección.

La generación de mi madre no fue, en absoluto, la primera en preocuparse por la comida basura o procesada. El tema ya despertaba inquietudes incluso antes de que este tipo de alimentación se relacionara con la pobreza. Hugh Macdonald Sinclair, el padre de gran parte de nuestra comprensión de la grasa y su metabolismo en el cuerpo, ya se preocupaba por el procesamiento años antes de que mi madre empezara a corregir libros o que Monteiro entrara en escena. En 1956, Sinclair, un excéntrico y carismático bioquímico de Oxford, envió un texto a *The Lancet* que, posteriormente, él mismo describió como «la carta más larga e irrespetuosa que haya publicado esta revista médica».

En ella, vinculaba la carencia crónica de ácidos grasos esenciales con el cáncer de pulmón, la trombosis coronaria y la leucemia. Afirmaba que esa carencia se debía al alto grado de procesamiento del trigo y a la elaboración de la margarina:

> Sin compasión alguna hacia el naturalismo más recalcitrante, ruego humildemente que reflexionemos e investiguemos más antes de extraer y «mejorar» el trigo y fabricar margarina, antes de imponer a la población alimentos sofisticados que incautamente acepta.

Incluso antes de Sinclair, hubo una pediatra de Chicago llamada Clara Davis que fue una figura encumbrada aunque misteriosa de la nutrición humana —la conoceremos mejor más adelante—. En la década de 1920, le preocupaba la harina refinada, los productos de repostería y el azúcar. Y antes de ella, en la década de 1820, se publicó el primer artículo académico importante sobre los efectos perjudiciales de la modificación y el procesamiento de la comida: «Muerte en las cacerolas: Tratado sobre la adulteración de los alimentos y los venenos culinarios, y métodos para detectarlos», del químico alemán Friedrich Accum.

Y bien podemos suponer que hace seis mil años, cuando un pastor norteafricano decidió guardar leche en el estómago de un animal y, sin quererlo, inventó el queso, no todos habrían recibido con agrado esa nueva forma de procesamiento, a pesar de que prolongaba la duración del producto.

Dividir los alimentos en procesados y no procesados es tarea imposible. Intenta pensar en uno solo que verdaderamente no sea procesado, que se pueda ingerir entero y crudo y que no sea el fruto de un cultivo selectivo. Algunas bayas silvestres, las ostras, la leche cruda, algunos hongos, y no muchos más. El procesamiento se inició apenas un millón de años después de que evolucionáramos de los chimpancés. ¿Cortar un trozo de carne del cadáver de un mamut? Eso es procesamiento. ¿Cocinar con fuego? También. ¿Modificar genéticamente los cultivos y animales reproduciéndolos de forma selectiva, un método anterior a la escritura? Procesamiento.

En cierta medida, es probable que el hecho de que casi toda nuestra comida sea procesada tenga mucho que ver con la razón por la cual las pautas nutricionales nunca han abordado la cuestión del procesamiento en relación con la salud. La comida basura se consideraba nociva simplemente porque contenía demasiados ingredientes «malos» —sal, grasa saturada y azúcar— y muy pocos de los buenos.

En 2007, mientras Monteiro investigaba este problema, se publicaron dos artículos que influyeron mucho en él y su equipo. El primero, de Michael Pollan, apareció en *The New York Times* y empezaba con estas famosas líneas: «Coman comida. No demasiada. Principalmente plantas».[10] Pollan hacía hincapié en que casi cualquier tipo de dieta tradicional parecía estar asociada a la salud, sin importar lo que contuviera; incluso en el caso de los franceses, por ejemplo, con grandes cantidades de alcohol y grasas saturadas, o en el de los italianos, con montones de pizzas y pastas.

El segundo artículo, escrito por David Jacobs, epidemiólogo de la Universidad de Minnesota, y Linda Tapsell, de la Universidad de Wollongong (Australia), se publicó en un medio más bien menor: *Nutrition Reviews*. Se titulaba: «La comida, y no los nutrientes, es la unidad fundamental de la nutrición», y señalaba un fenómeno por entonces aún no explicado: que una cantidad de estudios serios habían identificado ciertos alimentos —como los cereales integrales, los frutos secos, las aceitunas y los pescados grasos— que parecían reducir el riesgo de padecer enfermedades crónicas, pero que el beneficio del nutriente en cuestión —betacaroteno, aceite de pescado, vitamina B, etc.— desaparecía apenas se extraía del alimento y se tomaba como suplemento.

En resumen, no hay suplementos que den resultado en las personas sanas. Parece ser que los nutrientes beneficiosos solo nos ayudan cuando los consumimos en su contexto. El aceite de pescado no nos beneficia, pero los pescados grasos, sí. Parece increíble, lo sé. No hay suplemento, vitamina ni antioxidante que reduzca el riesgo de muerte, o incluso el de cualquier tipo de enfermedad, en las personas sanas. Casi todos los estudios independientes a gran escala de los suplementos vitamínicos y antioxidantes han demostrado que, en todo caso, aumentan el riesgo de muerte. Esto se da especialmente en relación con la vitamina E, el betacaroteno y las altas dosis de vitamina C.[11, 12 y 13] Si puedes entender que, fuera del contexto de una posible carencia, los suplementos vitamínicos no dan resultado, habrás comenzado a darte cuenta de que no es lo mismo un alimento que un extracto de ese alimento. Recuerda el efecto de las carreras armamentistas: la comida es compleja.

Estos dos artículos sentaron las bases intelectuales para el siguiente paso de Monteiro: describir formalmente los alimentos malos, para así poder estudiarlos. Era una tarea para la que se sentía preparado tras pasar largo tiempo en las plantaciones. Él y su equipo estudiaron los alimentos que, según sus datos, se asociaban a la mala salud, e intentaron describirlos. En 2010, habían elaborado la clasificación NOVA. El propio Monteiro niega que la idea fuera suya e insiste en que constituyó un trabajo colectivo. Además, asegura que no se produjo ningún «momento ¡Eureka!». Dice, en cambio, que la definición fue el resultado de muchos años de analizar los datos a conciencia. Nadie del equipo de Monteiro supo decirme con exactitud cómo o cuándo llegaron a la definición; tan solo que el nombre «NOVA» se le ocurrió a JeanClaude Moubarac un día, en la cafetería de la universidad.

* * *

Durante el desayuno, empecé a tararear inconscientemente la melodía del viejo anuncio de televisión: «¡Prefiero comer un tazón de Choco Krispies!». Resultó que Lyra prefería un tazón de esta marca de cereales a cualquier otra cosa. Comió hasta que su barriga estuvo tan tirante como un tambor. Cuando por fin paró, había consumido dos porciones de adulto cubiertas con leche entera: la mayor parte de sus calorías del día. Después, tomé mi balanza digital, volví a llenar el tazón de Lyra y pesé todo lo que habíamos comido. Tengo un medidor de este tipo porque muchas de mis mejores recetas son de colegas del laboratorio que las escriben como si fueran el protocolo de un experimento, con los pesos detallados gramo a gramo. Una colega llegó a medir las especias con una balanza de precisión, de modo que sus recetas dicen cosas como «100 mg de clavo de olor molido». Pero no me he comprado una balanza de precisión.

Al mismo tiempo, yo había comido cinco porciones, un desayuno adecuado a mi dieta a base de ultraprocesados. Los Choco Krispies, inventados a finales de la década de 1950, eran un ingrediente básico de los desayunos de la generación de mis padres y, sin duda, los cereales más populares en mi niñez. Lejos de verlos como algo por lo que deba preocuparme, casi han empezado a parecerme un alimento «tradicional».

Desde la primera publicación del sistema de clasificación NOVA de Monteiro, se han producido muchas reacciones en contra. ¿Cómo es posible, se preguntaban sus detractores, que un grupo de procesos que no añaden calorías ni modifican la composición química de un alimento* provoque sobrepeso o mala salud? Es una objeción comprensible. Es probable que tú también hayas tenido alguna inquietud con respecto a otro hecho: ¿Te parece que la definición de UPF es un poquito… arbitraria?

Eso fue exactamente lo que arguyó el periodista Christopher Snowdon en enero de 2022, cuando escribió en un blog una nota titulada «¿Qué son los alimentos ultraprocesados?»,[14] en la que mostraba su disconformidad. Según Snowdon, lo había hecho inspirado por un artículo de opinión «desquiciado» acerca de los UPF en *The British Medical Journal*. Él resume esa «arbitrariedad» de la definición así:

> El término «comida basura» es demasiado limitado, ya que, en general, la gente lo identifica como la «comida rápida» de un puñado de cadenas de restaurantes. Por eso, a falta de una causa dietética obvia, el grupo de presión de la «salud pública» apuesta por una cruzada contra los «alimentos ultraprocesados».

Snowdon criticaba en particular las reglas empíricas que citaba el artículo para identificar los UPF: que estos suelen contener más de cinco ingredientes. «¿Qué clase de umbral arbitrario y ridículo es ese? —escribió—. ¡Esto no tiene ningún fundamento científico!».

De hecho, es fácil entender lo que quiso decir. ¿Por qué no seis ingredientes? ¿Por qué no cuatro? Pero la arbitrariedad no tiene importancia si uno es científico.

Imaginemos que el equipo de Monteiro hubiera empezado por algo explícitamente arbitrario, como los signos del zodíaco. En lugar de los ultraprocesados, podrían haber sugerido que la causa de la obesidad era ser del signo de leo; en términos científicos, no tiene importancia, siempre que esa afirmación se pueda sustentar con pruebas.

Imaginemos que alguien hubiera observado que, en efecto, los leo padecen un mayor índice de obesidad. Pues bien, en ese caso, los investigadores tendrían que desarrollar un modelo intelectual para explicar a qué podría deberse eso: a las estaciones, a las condiciones

---

* La cocción sí modifica la composición química, pero muchos de los otros procesos no.

meteorológicas en el momento de la concepción, a la dieta materna, a los virus que estuviesen circulando el día del nacimiento, y así sucesivamente. Podrían haber realizado experimentos en animales, criado ratones que nacieran entre el 23 de julio y el 22 de agosto y luego haberlos comparado con otros nacidos en fechas diferentes. Después, imagina que, tras haber puesto a prueba su modelo hasta el límite, descubren que el hecho de haber nacido mientras el sol transita los grados 120 a 150 de la longitud eclíptica —la constelación de Leo—, sí que influye y se impone a otros factores. Bueno, pues tendríamos que aceptarlo. Sería extraño, pero no dejaría de ser cierto, aun cuando el punto de partida hubiera sido absolutamente arbitrario.

Los filósofos de la ciencia no están del todo de acuerdo en cuál es el origen del conocimiento, pero la mayoría acepta que cualquier investigación científica comienza con una observación, seguida por el desarrollo de un modelo y una puesta a prueba de los hechos observados. A veces, los datos provenientes de la observación resultan muy técnicos: medidas del movimiento de los objetos celestes o números emitidos por una máquina compleja, como un colisionador lineal. Pero otras veces, un paseador de perros encuentra un ganso muerto en un parque y esa resulta ser la primera muestra de una pandemia de gripe aviar.

Obviamente, en un caso real, la propuesta astrológica arbitraria no hallaría sustento en ninguno de los datos, por lo que el modelo colapsaría. Los investigadores tendrían que buscar otra causa, como un sistema de alimentación que obligara a la gente a consumir muchos alimentos de producción industrial, o el hecho de ser del signo sagitario. El poder de la buena ciencia es que puede manejar una hipótesis mala, equivocada o arbitraria. Esa es, en realidad, la característica que define la ciencia.

En la vida real, es frecuente que una investigación científica parta de algo arbitrario. Metemos cosas en cajas. Agrupamos cosas. Les damos nombres. En alguna parte, tenemos que trazar una línea y describir el objeto de interés. En las ciencias físicas, los límites suelen ser más claros. En física, las partículas se agrupan y describen según su comportamiento en los campos gravitacionales o electromagnéticos.

En química, los elementos se ordenan en la tabla periódica según su composición subatómica y su comportamiento químico. Los sistemas son objetivos y discretos.

En las biociencias, a veces también tenemos categorías bien definidas. El VIH es, en la actualidad, un diagnóstico binario: lo tienes o no lo tienes. Pero muchos de los problemas más acuciantes distan mucho de ser tan claros. La obesidad en los adultos se define, arbitrariamente, por el hecho de tener un IMC de 30 o más. No importaría si el umbral fuese de 29 o 31.* No es que haya un cambio repentino de salud que se da exactamente a los 30, sino que los riesgos aumentan de forma gradual. Casi todas las mediciones biológicas (la tensión arterial, la hemoglobina, la capacidad pulmonar) se establecen dentro de unos límites. En algún punto trazamos una línea, más o menos arbitraria, y decimos que las personas que están de un lado tienen hipertensión arterial, anemia u obesidad, y las que están del otro lado no.

Esa fue la genialidad del equipo de Monteiro: trazó una línea. O quizá su genialidad fue decidir que se podía trazar una línea, que hay alimentos que hacen daño y que se pueden definir. Y si bien el punto exacto donde se establece el límite es arbitrario, no lo es la idea de que existen unos patrones de alimentación que causan enfermedades y otros que no. Esa idea proviene de una enorme cantidad de datos meticulosamente recabados y analizados. Y tampoco es arbitrario proponer que los alimentos producidos con fines de lucro quizá estén diseñados, deliberadamente o no, para llevarnos a consumirlos en exceso.

El sistema de clasificación NOVA era una hipótesis, un modelo que dividía los alimentos en categorías para ser sometidos a prueba por Kevin Hall y muchos otros. Y esquiva, al menos en parte, el campo de minas del estudio social de los alimentos. Saber si una pizza en

* Las limitaciones que implica el uso del IMC generan demasiados problemas para entrar en detalles aquí. Por ahora, sigue siendo la mejor herramienta que tenemos para pensar en las poblaciones. Para un análisis minucioso de los problemas del IMC, recomiendo leer *The bizarre and racist history of the BMI*, de Aubrey Gordon.[15]

particular provoca un consumo excesivo no tiene nada que ver con cuánto cuesta o quién la come. Lo único que importa es si es un ultraprocesado.

Habiéndose creado la definición en 2010, la teoría de los UPF estaba lista para su estudio. Pero ¿resistiría la hipótesis un examen a fondo?

3

Eso de «comida ultraprocesada» suena mal, sí, pero ¿es realmente un problema?

En la segunda semana de mi dieta, fui de acampada con mi hermano Xand y mis dos cuñados, Chid (Richard) y Ryan. Salimos de Londres en dirección al oeste, hacia Gales, y nos detuvimos en un comercio llamado Leigh Delamere que era un festín de ultraprocesados. Compré Doritos, dos latas de Red Bull y varios paquetes de Skittles y gominolas Haribo Supermix para el resto del viaje.

Pasamos la noche en un lugar precioso, cerca de una cascada, en el Parque Nacional Brecon Beacons, una experiencia en que lo único malo fueron las pesadillas que tuve sobre la comida y mi cuerpo. Imaginaba que mi sangre se había vuelto espesa y pegajosa, como si se hubiese concentrado demasiado por la sal y el azúcar. Me desperté temprano, sintiéndome triste y enfermo.

Intenté diluir mi sangre tomando un poco de agua y recuperé el ánimo mientras desayunaba contemplando las montañas. Comimos Crunchy Nut Clusters de Kellogg's —cereales integrales, sin colorantes ni saborizantes artificiales, que incluían una entrada libre para adultos a Legoland como promoción— y Alpen Receta Original, «muesli naturalmente sano».

Ryan, psicólogo australiano de renombre internacional, se asombró al verme comer Alpen como parte de mi dieta a base de ultraprocesados:

—¿Qué tiene de malo Alpen? Es natural y saludable.

Le respondí que, técnicamente, era un UPF porque contenía suero lácteo en polvo, un ingrediente que normalmente no se usa en la cocina casera.

Ryan estaba muy desconcertado:

—¡Pero si tiene esas montañas tan bonitas en la caja!

Le dije que, aun así, era un ultraprocesado. Chid y Xand estaban de acuerdo conmigo.

—Pero está muy rico —insistió Ryan.

Si el envase puede persuadir a mi cuñado, puede persuadir a cualquiera.

Mientras regresábamos, recibí una llamada de un productor de radio de la cadena BBC. Querían que hiciera un breve documental radiofónico que diera a conocer a la gente la idea de los ultraprocesados. Supuse que ese reportaje tal vez nos ayudaría a conseguir la financiación para nuestro estudio, en caso de que descubriéramos algo interesante con mi dieta de un 80 % de UPF —a quienes invierten en estos estudios les encanta saber que la investigación que patrocinan se difundirá ampliamente—. Además, sería una oportunidad de establecer relación con posibles colaboradores para nuestro proyecto. Entonces me puse en contacto con Kevin Hall, el autor del artículo que había puesto a prueba la hipótesis de Monteiro para verificar si realmente los ultraprocesados provocaban aumento de peso.

Llamé a Hall desde una cabina insonorizada en la sede de la BBC y le pregunté por su experimento. «Cuando me topé por primera vez con esta idea —de que lo preocupante no eran los nutrientes de nuestra comida, sino el grado y propósito de su procesamiento—, me pareció una tontería», me dijo. Fue un comienzo sorprendente.

Hall estaba en su oficina en Bethesda, Maryland, donde trabaja como investigador sénior en el National Institute of Diabetes and Digestive and Kidney Diseases, de Estados Unidos, que investiga la diabetes y las enfermedades digestivas y renales. Su cargo tiene un nombre algo burocrático —«jefe de la sección de fisiología integradora, Laboratorio de Modelado Biológico»— y parece ocultar el hecho de que es una de las figuras primordiales de la ciencia de la nutrición en el siglo XXI, a pesar de no tener formación como nutricionista. Es médico doctorado en modelado matemático, algo que se denomina dinámica no lineal.

Nacido en Canadá pero de origen británico humilde —su padre era un operario cualificado que construía turbinas para algunas de las primeras instalaciones nucleares, mientras que su madre era auxiliar administrativa en el consultorio de un psicoterapeuta—, Hall fue, como Monteiro, el primero de su familia en ir a la universidad. Destacó en sus estudios de grado en Física en la Universidad McMaster, y era casi el primero de su clase en física de partículas de alta energía. Cuando habla de sus logros allí, lo hace con una modestia poco habitual: «El que estaba en primer lugar tenía tanta facilidad para todo que pronto me di cuenta de que yo tendría que encontrar algo en lo que me fuera mejor».

Así que consiguió un empleo de verano en un laboratorio de electrofisiología, donde estudió cómo organizan sus contracciones los intestinos de los perros. Allí empezó a desarrollar modelos matemáticos de los procesos biológicos, tarea que lo llevó al campo de la investigación nutricional, que más tarde habría de transformar con sus descubrimientos.

«A mí se me conoce por una de tres cosas, según con quién hables», me dijo Hall antes de exponerlas con minuciosidad.

En primer lugar, está su modelo matemático del metabolismo humano adulto.[1] Utilizando modelos como ese, hace varios años Hall predijo que la dieta que restringe los hidratos de carbono no tendría un efecto importante en el peso corporal.

Su siguiente logro fue poner a prueba ese modelo en comparación con la idea que venía creciendo desde el cambio de milenio: que, cuando se trata de obesidad, el principal problema es el azúcar. Colaboró en el trabajo definitorio sobre el modo en que el azúcar afecta a nuestro metabolismo, lo cual veremos más adelante. Luego estaba su estudio *Biggest Loser*,[2] para el que Hall siguió durante seis años a los participantes de la exitosa serie de televisión estadounidense *The Biggest Loser*. Todos comenzaban el programa con un IMC superior a 40 —obesidad clase 3, conocida por entonces con la horrenda denominación de obesidad «mórbida»— y luego se los aislaba durante varios meses en un establecimiento rural, donde se los sometía a un programa de ejercicios y restricción extrema de calorías. Al final de la competencia, habían perdido, de media, 60 kg. Seis años más tarde, la recuperación media de peso era de 41 kg, a pesar de mantener altos niveles de ejercicio. El estudio de Hall puso de manifiesto la enorme dificultad de mantener la pérdida de peso.

«Y, por último, mi trabajo sobre los alimentos ultraprocesados... En realidad, creo que son cuatro cosas», concluyó Hall. De ese último estudio quería hablar con él. Lo que menos había esperado yo era que comenzara diciendo que al principio la teoría de Monteiro sobre los UPF le había parecido una tontería. Me contó que la primera vez que oyó hablar de los ultraprocesados fue en una conferencia, sentado junto a un ejecutivo de Pepsi. Fue en 2017, cuando apenas empezaban a aparecer algunos artículos sobre ellos. «El ejecutivo de Pepsi me habló de una nueva manera de ver los alimentos que les preocupaba, y quería conocer mi opinión al respecto. Mi primera reacción fue: "¿Cómo alguien puede tomarse eso en serio?"».

Desde la perspectiva de Hall, habían transcurrido décadas de importantes descubrimientos en torno a qué nutrientes de nuestros alimentos nos hacen bien —o mal— y cómo curar las enfermedades por carencia de nutrientes. «La ciencia de la nutrición —prosiguió— se llama así porque estudia los nutrientes, ¿verdad? Pero entonces aparece este grupo de Monteiro diciendo: "No, no, no, lo has entendido todo mal"».

En particular, a Hall no le agradaba que el científico brasileño describiera los ultraprocesados como «formulaciones de fuentes industriales de nutrientes y energía alimentaria mayormente baratas, más adictivas debido a una serie de procesos y con el mínimo contenido de alimentos integrales». Le parecía una definición insatisfactoria y poco clara que no decía nada de cuál era en realidad el problema de esos alimentos.

Hall tenía algunas preguntas que creía que era necesario plantear:

1. ¿No será que esos UPF hacen daño porque están hechos de sal, grasa y azúcar y no contienen mucha fibra? Y, en ese caso, ¿no es «ultraprocesado» sino simplemente otra manera de decir «con alto contenido de grasa, sal y azúcar»?
2. ¿O acaso aquellas personas decían que eran malos porque hacían que la gente consumiera menos alimentos buenos?
3. ¿O era un indicador de otras cosas, como el tabaquismo y la pobreza?
4. ¿O una combinación de todo eso?
5. ¿O quizá Monteiro y sus colegas afirmaban que el problema era otro? ¿Algo relacionado con el procesamiento en sí: los productos químicos, los procesos físicos, los aditivos, el *marketing* y así sucesivamente?

Buscó respuestas en quienes le habían informado primero sobre los ultraprocesados —que no eran parte del equipo de Monteiro—. Le respondieron que el problema era el alto contenido de sal, azúcar y grasa, combinado con la falta de fibra. En este punto de nuestra conversación, Hall se entusiasmó mucho: «Les dije: "Un segundo, amigos... ¡no puede ser ambas cosas! ¡No pueden decir que no se trata de los nutrientes y luego, cuando les pido un mecanismo, me dicen que sí se trata de nutrientes como la sal, el azúcar, la grasa y la fibra!"». A Hall, la idea misma de los UPF le resultaba confusa, por lo que decidió hacer un experimento para refutar esa hipótesis. Quería demostrar que nada que tuviera que ver con el procesamiento influía en absoluto, que lo único que importaba era la composición química, nutricional, de un alimento.

El experimento que ideó era de una sencillez muy atractiva: puso dos dietas distintas frente a frente.[3] Una constaría en un 80% de alimentos del grupo 1 de la clasificación NOVA (cosas como leche, frutas y vegetales), más algunos de los grupos 2 (ingredientes de cocina, como aceite y vinagre) y 3 (alimentos procesados, como productos enlatados, mantequilla y queso), pero ningún UPF (grupo 4 de

NOVA). La otra dieta consistiría al menos en un 80% de alimentos del grupo 4 de NOVA, es decir, de ultraprocesados.

Era esencial que las dietas tuvieran exactamente el mismo contenido de sal, azúcar, grasa y fibras, y que los participantes pudieran comer tanto como desearan. Todos los voluntarios usarían ropa holgada para que no pudieran ver con facilidad si estaban aumentando de peso. En el estudio participaron veinte hombres y mujeres de distintas tallas y formas, y con peso relativamente estable. La edad media rondaba los treinta años. Los voluntarios pasaron un mes viviendo continuamente —veinticuatro horas al día, siete días a la semana— en el centro clínico de los National Institutes of Health. La mitad del grupo empezó la dieta a base de ultraprocesados, y la otra mitad, lo que Hall denominaba «la dieta no procesada».* Al cabo de dos semanas, se invertirían los grupos, de manera que todos siguieran cada dieta durante una quincena. Los UPF se compraron en tiendas: una típica dieta estadounidense. Las otras comidas fueron preparadas por el talentoso equipo de nutricionistas y chefs internos del centro de investigación, utilizando solo ingredientes integrales y enteros.

«Cuando les dije que quería que igualaran con exactitud los ingredientes de la dieta ultraprocesada, me miraron como si estuviera loco», recordó Hall. En la información complementaria del artículo sobre el experimento hay una lista detallada de las comidas con fotografías de cada una. En las imágenes, la dieta no procesada se ve apetitosa, mientras que la ultraprocesada me parece francamente repulsiva.**

Veamos, por ejemplo, el almuerzo del día 5 de la dieta UPF: un sándwich de carne enlatada acompañado por una limonada dietética. El sándwich estaba cortado en triángulos y se veían trozos desiguales de carne que caían sobre el plato. Hasta la limonada tenía un aspecto gris y desolador, como si fuera el agua de lavar los platos. Y las cenas

* En realidad, esta dieta sí contenía algunos «alimentos procesados», como queso, pastas, etc., pero ningún ultraprocesado.

** Al preguntar a Hall por esta cuestión, me dijo que, en realidad, mucha gente prefería el aspecto de la dieta a base de UPF.

no eran mejores: dos hamburguesas mustias con judías de un verde grisáceo, maíz dulce de lata y macarrones con queso que parecían el pus de una herida: un desfile incesante de tonos beis y marrón, exagerados por el florido mantel individual sobre el cual se fotografiaban los platos. Me hacían sentir estreñido con tan solo mirarlos. Debido al bajo contenido de fibra de los ultraprocesados, a la mayoría de las comidas se les agregaba una porción extra de fibra NutriSource.

En comparación, los platos no procesados parecían sacados de la publicidad de un nuevo y fantástico restaurante. El almuerzo del primer día consistía en una ensalada de espinacas con pechuga de pollo, rodajas de manzana, trigo bulgur, semillas de girasol y uvas. Llevaba una vinagreta hecha con aceite de oliva, jugo de limón exprimido, vinagre de manzana, semillas de mostaza molidas, pimienta negra y sal. La cena era carne de ternera asada con arroz basmati, brócoli cocido al vapor, ensalada de tomates con vinagre balsámico, algunas rodajas de naranja y nueces de pecán. Todo se presentaba como si el talento del equipo de cocina no se hubiese agotado en la preparación, de modo que las lonchas de carne estaban colocadas en el plato formando un abanico decorado con pequeñas guarniciones.

Independientemente de lo que mostraran las fotos, los participantes dieron una calificación casi idéntica a los platos en cuanto a familiaridad y atractivo. Sin embargo, nadie pudo acabarse nunca las raciones. Esto es importante. La prueba se parecía mucho a la «vida normal» en Estados Unidos, donde la mayoría de las personas tiene acceso a tantas calorías como desee.

Cuando llegaron los resultados, Hall se llevó una gran sorpresa. Había demostrado que estaba equivocado y Monteiro tenía razón. En la dieta gris, enlatada, ultraprocesada, los participantes ingirieron, de media, quinientas calorías más al día que los que seguían la dieta no procesada, con un aumento de peso acorde. Quizá lo más sorprendente sea que los voluntarios que estaban en la dieta no procesada bajaron de peso, a pesar de poder comer tanto como quisieran. Como ya mencioné, tampoco es que los UPF fueran más deliciosos. Había algo más, aparte de un sabor agradable, que impulsaba al grupo de los ultraprocesados a comer en exceso. En todo caso, es probable que el estudio subestime el efecto de este tipo de comida. Al fin y al cabo, durante el estudio, no se hizo campaña a favor de los UPF entre los participantes. No había carteles ni anuncios de que fueran saludables, y los alimentos se habían fotografiado de modo atractivo fuera de sus envases. En el mundo real, parte del procesamiento está justamente en los embalajes y la publicidad, que, en el caso de los ultraprocesados, siguen pautas prácticamente universales. Casi nunca se ve un anuncio publicitario de carne, setas o leche, y en sus envases no suele haber afirmaciones de que sean saludables. Pero las cajas de los UPF sí están cubiertas de personajes de dibujos animados y letreros que resaltan que están enriquecidos con vitaminas. Más adelante hablaré de los sólidos indicios que demuestran que el *marketing*, en todas sus formas, impulsa el consumo excesivo.

Asimismo, los participantes del estudio no necesitaban pagar por su comida ni prepararla. Al equipo de Hall le costó unos cien dólares a la semana proporcionar dos mil calorías al día de ultraprocesados; para la dieta no procesada, el coste equivalente estuvo más cerca de los 150 dólares. Es decir, los UPF resultan muchísimo más baratos, y además ahorran mucho tiempo. Hall destacó la capacidad de los chefs del centro. Ellos pueden cocinar cualquier tipo de plato, de cualquier manera; sin embargo, mucha gente no tiene tiempo para mezclar muesli fresco, cortar cuatro frutas y verduras diferentes para cada comida o preparar aliños saludables con frutos secos. Probablemente, habría sido más justo comparar los UPF con esa clase de platos sencillos no procesados que todos preparamos en casa cuando tenemos prisa. Mis intentos de hacer pizza casera suelen terminar en rebanadas de pan tostado con queso y tomate cocinadas en el microondas —no es de extrañar que Lyra prefiera una opción ultraprocesada congelada—.

El hecho de que, a pesar de estos factores, Kevin Hall demostrara que él mismo estaba equivocado otorga mayor solidez a sus hallazgos. Las repercusiones del experimento son innegables. Aunque se trató de un estudio reducido, se llevó a cabo tan bien que brindó indicios muy prometedores de que, en efecto, la teoría de Monteiro puede explicar el aumento de la obesidad en todas las poblaciones.

El trabajo de Hall dio peso científico al sistema de clasificación NOVA, y muchos profesionales comenzaron a verlo como una manera legítima de definir la categoría de los alimentos en relación con la obesidad. Parecía capaz de resolver las observaciones contradictorias que desde hacía tanto tiempo confundían a quienes investigaban la nutrición: la confusión en torno a la grasa y el azúcar, el hecho de que los productos dietéticos no ayudaban a bajar de peso, el aumento incesante de la obesidad en todo el mundo. Los resultados del estudio de Hall fueron el catalizador de numerosas investigaciones y han sido citados en cientos de artículos científicos y decenas de documentos políticos.

Los estudios clínicos como el de Hall cuestan millones de euros y solo se pueden llevar a cabo en unos pocos centros especializados de algunos países. No obstante, no dejan de crecer los indicios epidemiológicos del «mundo real» que respaldan el experimento de Hall. Desde 2010, se han ido acumulando cada vez más datos que sugieren que es muy probable que los ultraprocesados sean la causa principal no solo del rápido aumento de la obesidad en el mundo, sino también, potencialmente, de muchos otros problemas de salud. Lo que empezó como unos indicios a cuentagotas pasó a convertirse en un aluvión de sugerentes datos tras la publicación del estudio de Hall en 2019. Yo aún estaba siguiendo mi dieta cuando Rachel Batterham decidió incorporar a su grupo de investigación a alguien que se encargaría específicamente de estudiar la inmensa cantidad de publicaciones relativas a los UPF: un joven científico llamado Sam Dicken. Sam cursó sus estudios en Cambridge y en la actualidad cuenta con la prestigiosa financiación del Medical Research Council.

Lo conocí un día en la oficina de Rachel en el UCL, que, casualmente, da a un espacio abierto justo enfrente del consultorio donde atiendo pacientes todas las semanas. Sam había preparado una presentación de sus investigaciones para mí, y apenas colocó la primera diapositiva, comenzó a hablar. En total, había analizado unos 250 artículos, porque está especializado justamente en esa clase de estudios. Abordó de forma sistemática todas aquellas preguntas que había planteado Hall y que probablemente se te han ocurrido a ti también.

Mientras avanzaba, hablaba cada vez más rápido y sin pausas. Era como si no necesitara tomar aire.

Una de las principales críticas a la clasificación NOVA es que los ultraprocesados no son más que alimentos bajos en nutrientes y con alto contenido de grasas saturadas, sodio y azúcar añadido, de ahí que perjudiquen la salud. Otra crítica es que, como la gente que toma muchos UPF consume menos comida mínimamente procesada, como frutas, vegetales, cereales, legumbres y mariscos,[4] la relación entre los ultraprocesados y la mala salud puede deberse a que estos están desplazando de la dieta a los alimentos buenos. ¿Tal vez si la gente consumiera UPF junto con muchas lentejas y mucho brócoli desaparecerían esos efectos? ¿O quizá se deberían reformular este tipo de productos, ponerles menos azúcar y grasas y añadirles vitaminas y minerales?

Existe también el argumento de que, dado que los ultraprocesados son en general bastante baratos, podría ser que quienes los ingieren en grandes cantidades tengan menor poder adquisitivo, lo cual, trágicamente, tiene una relación muy directa con la mala salud. En las regiones más pobres del Reino Unido, se registra casi el doble de prevalencia de la obesidad, tanto en adultos como en niños, que en las zonas más ricas.[5] ¿Acaso la verdadera importancia del consumo de ultraprocesados radica en que son indicativos de pobreza?

¿O podría ser que, dado que las conductas insanas tienden a ir de la mano, el mayor consumo de UPF indica una dieta o un estilo de vida pernicioso en general? Es decir, ¿sería probable que las personas que comen muchos ultraprocesados también beban más alcohol o fumen más? En ese caso, parecería que el problema es este tipo de comida cuando, en realidad, lo son el tabaquismo y el alcohol.

Los epidemiólogos como Sam son muy conscientes de todos esos problemas, y su trabajo consiste, precisamente, en resolverlos. Además, como señaló Sam, se ha dedicado mucho tiempo a dilucidar si existe un vínculo real entre los ultraprocesados y los problemas médicos que parecen causar.

Veamos, por ejemplo, un estudio realizado con más de cien mil personas, publicado en *The British Medical Journal*, que sugería una relación entre los UPF y el cáncer.[6] Los equipos de Francia y Brasil analizaron el riesgo de cáncer de mama, de próstata, colorrectal y general, y descubrieron que, con un 10 % de aumento en la proporción de ultraprocesados en la dieta, se incrementaba casi un 10 % el riesgo general de padecer cáncer y, específicamente, cáncer de mama. Este «efecto de dependencia de la dosis» es un factor que da verdadero peso a los datos.

Sin embargo, eso no era todo. Como los científicos tenían acceso a datos sobre la composición nutricional exacta de las dietas de los participantes, pudieron analizar si el aumento en el riesgo de cáncer se debía simplemente al hecho de que los UPF suelen tener un alto contenido de azúcar, sal y grasas, pero contienen poca fibra. Estudiaron, además, si los ultraprocesados formaban parte de un patrón alimentario general que no era saludable. En cierto modo, estaban respondiendo las mismas preguntas que había planteado Kevin Hall, pero a una escala mucho mayor.

Así, descubrieron que, incluso después de regular el contenido nutricional, el resultado seguía siendo relevante en las estadísticas. Una vez más, parecía que los nutrientes no eran tan problemáticos como el procesamiento en sí.

«Y no fue el único estudio que concluyó eso», me dijo Sam mientras ponía otro artículo en pantalla: el de un grupo chino que analizó datos de 92.000 estadounidenses.[7] Cuando los investigadores se fijaron en los factores habituales —edad, sexo, etc.; es decir, cuando los tuvieron en cuenta para estar seguros de que el efecto de los UPF no era simplemente que los consumen personas mayores—, descubrieron que el aumento en el consumo de ultraprocesados está relacionado con un mayor índice de muerte por enfermedades cardiovasculares. Después, añadieron controles de grasa, sal y azúcar, y el resultado fue el mismo. Cuando los investigadores sumaron aún más controles para ver si este tipo de productos indicaban simplemente una mala dieta, al margen de las grasas y el azúcar, no se produjeron cambios en el efecto.

A estas alturas, Sam ya estaba entrando en calor. Pasaba diapositiva tras diapositiva, con tal densidad de números y datos que era casi apabullante. Todas mostraban lo mismo, respaldando el estudio de Hall: los UPF no son dañinos únicamente por contener grasas, sal y azúcar.

Rachel intervino para hacer hincapié en eso y para dar a Sam un respiro: «Algunos piensan que los ultraprocesados son muy malos desde el punto de vista de la nutrición, y que los consume la gente que, en general, se alimenta mal. Pero cuando se corrige todo eso, los efectos en lo que respecta a muerte, depresión, sobrepeso y ataques cardíacos siguen presentes». El problema es, en efecto, el ultraprocesamiento, no el contenido nutricional.

Sam presentó con todo detalle decenas de estudios con cincuenta resultados diferentes en cuanto a efectos sobre la salud. Incluso con el ritmo acelerado que llevaba, la presentación duró casi dos horas,* en las que analizó meticulosamente cómo cada estudio incluía medidas específicas para asegurar que los resultados relativos a los ultraprocesados no se debieran al contenido de grasas saturadas, sal y azúcar, ni a los hábitos alimentarios.

Y los datos se habían verificado de muchas maneras. Como es inevitable, la mayoría de los estudios se concentraban en la obesidad, pero también había fuertes indicios de que el consumo de UPF tiene mucho que ver con un aumento en el riesgo de padecer:

- Muerte (denominada mortalidad por toda causa).[8, 9, 10, 11 y 12]
- Enfermedades cardiovasculares (accidentes cerebrovasculares y ataques cardíacos).[13, 14 y 15]
- Cáncer (todos los tipos en general y, específicamente, el de mama).[16]
- Diabetes tipo 2.[17 y 18]
- Hipertensión arterial.[19, 20 y 21]
- Esteatosis hepática.[22]
- Enfermedad inflamatoria intestinal (colitis ulcerosa y enfermedad de Crohn).[23 y 24]

---

* Esto supuso la preparación para escribir lo que sería una gran reseña sobre los UPF, que se publicaría aproximadamente un mes más tarde.

- Depresión.[25]
- Peor perfil lipídico.[26]
- Debilidad (medida según la fuerza de agarre).[27]
- Síndrome del intestino irritable y dispepsia (indigestión).[28]
- Demencia.[29]

Esta última puede resultar más alarmante para quienes tengan antecedentes de demencia en su familia. En 2022, un estudio publicado en la revista médica *Neurology* analizó datos de más de 72.000 personas.[30] Un aumento del 10% en el consumo de UPF se asociaba con un incremento del 25% en el riesgo de demencia, y del 14% en el riesgo de contraer la enfermedad de Alzheimer.

Estos efectos en tantos problemas distintos de salud no son desdeñables. En un estudio a gran escala realizado en Italia, incluso después de los ajustes relativos a los hábitos alimentarios, la cuarta parte de los participantes —los que consumían más UPF— tuvo un 26% de aumento en el riesgo de muerte, en comparación con la cuarta parte que los consumía menos.[31] Un estudio estadounidense con los mismos ajustes obtuvo resultados similares.[32] En otra investigación sobre sesenta mil pacientes del Reino Unido, el riesgo de mortalidad por toda causa aumentó un 22%.[33] En un estudio español, este mismo riesgo se incrementó en un 62%.[34] Casi todas las investigaciones han arrojado resultados como estos.

Sam señaló otra cosa importante: dado que nuestras pautas alimentarias nacionales no toman en cuenta el procesamiento, es perfectamente posible que alguien siga una dieta con alto contenido de ultraprocesados pero relativamente baja en grasas, sal y azúcar.

Según esas pautas, la dieta de esa persona sería saludable, aunque todo indique que podría ocasionarle problemas de salud.

Veamos, por ejemplo, el sistema Nutri-Score, otra etiqueta con semáforo de uso difundido en gran parte de Europa en los envases de alimentos. Es el utilizado, por ejemplo, en España, y abarca alimentos de alta a baja calidad nutricional. Sin embargo, un cuarto de los alimentos denominados «de alta calidad» en este sistema son ultraprocesados:[35] suelen ser de origen vegetal y están reformulados para que tengan bajo contenido de grasa, azúcar y sal. Es decir, podrías estar comiendo sano según el envase y, no obstante, estar consumiendo altísimas cantidades de UPF. Esto es así para muchas personas que consumen bebidas y batidos dietéticos que afirman ayudar a la pérdida de peso.

A juzgar por el torrente de estudios que Sam presentó, junto con el estudio clínico de Hall, me pareció que NOVA explicaba los efectos sobre la salud de una manera que el sistema tradicional de clasificación nutricional no podía hacerlo. Pero es importante señalar que NOVA no ha tenido aceptación universal.

Hay un puñado de artículos que lo critican. Uno muy conocido, titulado «Los alimentos ultraprocesados en la salud humana: una evaluación crítica», se publicó en 2017 en *The American Journal of Clinical Nutrition.*[36] La principal objeción de los autores era que NOVA es un sistema rudimentario y simple.

Puede que así sea, aunque yo respondería que también es bastante simplista describir los alimentos en términos de tres macronutrientes y sal, que es lo que hacemos en la actualidad.

El artículo comienza afirmando que «en el último medio siglo, la identificación de posibles factores dietéticos que contribuyen a enfermedades crónicas no transmisibles ha beneficiado a la salud pública nutricional». No estoy seguro de que esto sea cierto. Al fin y al cabo, siguen aumentando los índices de obesidad y metabolopatía (enfermedades que afectan al metabolismo y que suelen tener un origen congénito), y los enfoques convencionales de la nutrición no han hecho gran cosa para mitigar esta situación. El problema no se ha resuelto con la reducción de grasas y azúcar.

Pronto los autores pasan a criticar directamente el sistema NOVA y afirman que «no se ha propuesto argumento alguno en cuanto a cómo el procesamiento de los alimentos constituye un riesgo —ni si lo constituye— para la salud del consumidor mediante la ingesta de nutrientes adversos, peligros químicos o microbiológicos». Eso tampoco me parece cierto. Varios capítulos enteros de este libro contienen datos que revelan por qué y cómo el procesamiento perjudica la salud. Además, antes de 2017 se publicaron decenas de artículos sobre este tema, que fueron mencionados en una reseña de 2021.[37]

De hecho, las críticas al sistema NOVA no abordan nada de la literatura epidemiológica. Se trata de un comentario, no de una reseña formal de la ciencia, como la que escribió Sam. Sin embargo, los autores sí se las ingeniaron para encontrar el único artículo que no demostraba un vínculo claro entre los ultraprocesados y la obesidad.

Entonces, ¿por qué estoy mencionando este comentario? Por su sección sobre «conflictos de intereses», la parte de los artículos científicos donde los autores revelan las relaciones, laborales o personales, que podrían sesgar los resultados. Uno de los autores, Mike J. Gibney, reconocía su «participación en comités científicos de Nestlé y Cereal Partners Worldwide», pero los otros autores declaraban que no tenían ningún conflicto de intereses. Lo cual es llamativo porque uno de ellos, Ciarán Forde, había ocupado durante varios años diversos puestos en la industria alimentaria; más recientemente, fue investigador científico principal en el Centro de Investigaciones de Nestlé durante cinco años. Una parte de sus trabajos sobre hábitos alimentarios en la infancia fue financiada por Nestlé, y también participa en el consejo científico asesor de Kerry Group, una empresa de alimentos que factura casi nueve mil millones de euros y fabrica grandes cantidades de ultraprocesados, como las salchichas Wall's y las piruletas de yogur Yollies.* Cabe mencionar que Forde sí envió una corrección unos cuatro meses después de la publicación del artículo, en la cual aclaraba que, hasta 2014, fue «empleado de Centro de Investigaciones de Nestlé», que «recibió un reembolso por gastos de viaje de Kerry Taste and Nutrition, y que parte de sus investigaciones sobre hábitos

---

* Salchichas Wall's: carne de cerdo, agua, biscote de trigo, proteína vegetal (soja), almidón de patata, sal, dextrosa, saborizantes, estabilizadores (difosfatos), especias, hierbas aromáticas, extracto de levadura, cebolla en polvo, extracto de hierbas (salvia), conservante (metabisulfito de sodio), antioxidantes (ácido ascórbico, alfa-tocoferol), tripa (colágeno vacuno).

Yollies: crema, yogur, concentrado de proteína de suero (leche), jarabe de glucosa deshidratado, azúcar, puré de fresas procedente de concentrado, almidón, inulina, estabilizadores (agar, goma de algarrobo, goma guar), fosfato de calcio, saborizantes naturales, ácido cítrico, color (carmín), vitamina D.

alimentarios infantiles cuenta con financiación del Centro de Investigaciones de Nestlé».[38]

En cierto modo, esto no es gran cosa. No hace falta buscar demasiado para averiguar que Forde trabajó en Nestlé. Pero lo mínimo que exige la credibilidad es una declaración absolutamente clara y transparente de todos los intereses, porque es fundamental saber si la industria influye en los resultados de una investigación. Y te lo adelanto: sí influye.

Este tipo de injerencias es común. Otro trabajo[39] que se opone a la idea de los ultraprocesados afirma que «el sistema NOVA no logra demostrar los criterios necesarios para una orientación alimentaria: debe ser comprensible, asequible, factible y práctico». Oficialmente, ese trabajo se atribuye a Julie Miller Jones, pero escondida al final hay una declaración sobre cómo se escribió el artículo en realidad: «El concepto y gran parte de los antecedentes de este informe provienen del grupo de trabajo conjunto *ad hoc* de soluciones científicas sobre alimentos y nutrición».

Resulta ser que ese «grupo de trabajo» representaba a la Academia de Nutrición y Dietética —cuyos patrocinadores cuentan con importantes compañías de nutrición como Abbott y BENEO, subsidiaria de la mayor empresa azucarera del mundo—, la Sociedad Estadounidense de Nutrición —algunos de cuyos «socios colaboradores» son Abbott, Danone, Mars, Mondelēz, Nestlé, PepsiCo y General Mills—, y muchas otras instituciones financiadas por compañías productoras de ultraprocesados.

Además, aunque Jones hubiese sido la única autora, tampoco habría sido irreprochable, ya que es asesora científica de compañías como Quaker Oats y Campbell Soup Company, y ha dado charlas y escrito informes para el Centro Internacional de Mejoramiento de Maíz y Trigo de México (CIMMYT) y para Tate & Lyle, el gigante azucarero.

Otro artículo más que critica los ultraprocesados y la definición de NOVA sostiene que términos como UPF son más equívocos que explicativos. Está escrito por Heribert Watzke, que fue quien organizó el departamento de ciencia de materiales alimentarios de Nestlé en Suiza.[40] Otro trabajo, que sugería que las dietas pobres en ultraprocesados también superan la cantidad recomendada de calorías, tenía como autores a Christina Sadler y varios colegas.[41] Ella y otro de los autores son empleados del Consejo Europeo de Información sobre la Alimentación, un tercio de cuya financiación proviene de la industria de alimentos y bebidas. La investigación de Sadler está parcialmente financiada por Mondelēz y McCain Foods.

No resulta sorprendente la participación de empresas productoras de ultraprocesados en informes que ponen en tela de juicio la relación entre este tipo de productos y la mala salud.

También hay una enorme cantidad de datos sobre las farmacéuticas, además de otros negocios a gran escala, que demuestran que, cuando un sector industrial financia la ciencia, los resultados siempre le son favorables.[42, 43, 44, 45, 46 y 47]

Por supuesto, no todos los artículos que critican el sistema NOVA tienen conflictos de intereses identificables. Sin embargo, todas las críticas citan datos de otros informes escritos por autores que sí tienen conflictos de intereses, y ninguno presenta una explicación que llegue a socavar los sólidos indicios que relacionan los UPF con la mala salud.

Yo llevaba una semana siguiendo la dieta cuando hablé con Rachel y Sam, y ya me resultaba evidente que existe una categoría de alimentos —no importa cuáles son individualmente; me conformo con identificar que están en una zona oscura— que tres sólidas fuentes de datos asocian con la mala salud.

En primer lugar, existen datos biológicos fundamentales que otorgan credibilidad a esa relación. Hay una cantidad cada vez mayor de indicios que sugieren que ciertos ingredientes que se usan habitualmente para elaborar ultraprocesados pueden ser nocivos, y que algunas características peculiares de este tipo de comida —como su textura blanda y su densidad energética— tienen que ver con el aumento de peso y la mala salud. De todo esto vamos a hablar en el libro.

Después, está el estudio clínico de Kevin Hall, reducido pero indiscutible, llevado a cabo por un escéptico, reconocido por su rigurosidad.

Por último, están todas las pruebas epidemiológicas: decenas de análisis realizados con solvencia y sin financiación de la industria que demuestran vínculos convincentes entre los ultraprocesados y una cantidad de problemas de salud, incluida la muerte prematura.

Ahora comprendía las pruebas del perjuicio que causan los ultraprocesados y, tras mi conversación con Paul Hart, la lógica de la razón por la que se han apoderado de nuestro sistema alimentario. No obstante, algo que había dicho Paul sobre la historia de la elaboración de grasa sintética me llevó por otro camino, en el que quiero que me acompañes. Yo estaba buscando lo que resultaría ser el mayor ultraprocesado, una sustancia que me ayudaría a entender algo completamente nuevo sobre el universo de los productos que pueblan nuestras despensas. Te contaré la historia desde el final.

4

Mantequilla de carbón: el mayor ultraprocesado

Si hubieras tenido en tus manos un ejemplar de *The New York Times* del 21 de febrero de 1989, te habrías encontrado con la que debe ser una de las entradillas con más gancho en la historia del periodismo de negocios:

> Una empresa de Alemania Occidental, sospechosa de haber participado en la construcción de una fábrica de gas venenoso en Libia, ha confirmado hoy que produjo y envió a Estados Unidos una droga ilegal conocida como éxtasis.

La firma en cuestión se llamaba Imhausen-Chemie. Un portavoz de la empresa confirmó que, en efecto, habían fabricado y despachado la droga, pero que no tenían conocimiento de que la sustancia estuviese regulada por las leyes sobre drogas de Alemania Occidental. Desde luego, las compañías químicas fabrican una variedad de moléculas para otras firmas sin ser necesariamente conscientes de los fines para los cuales se van a utilizar, y el éxtasis no llegó al imaginario público como droga peligrosa hasta mediados de la década de 1990, de modo que podríamos concederle a Imhausen-Chemie el beneficio de la duda. O incluso podríamos darle directamente credibilidad, de no ser por la inquietante mención de esa fábrica de gas tóxico.

Apenas un mes antes, el mismo periódico había publicado otra nota sobre la misma empresa, con el siguiente titular: «Acusan a Alemania de ayudar a Libia a construir un planta de gas neurotóxico». El presidente de Imhausen-Chemie, Jürgen Hippenstiel-Imhausen (Hippi, para sus amigos y colegas), reconoció en una entrevista que su compañía había intentado cerrar un contrato en ese Estado norteafricano para la fabricación de bolsas de plástico, pero negó toda conexión con lo que él llamaba «la planta que supuestamente fabricaba armas químicas en Libia».

Resultó ser una de las mayores factorías de armas químicas del mundo, con una producción diaria estimada de entre 10 y 38 toneladas de gas mostaza y agentes nerviosos.

Hippi no era de los que dan su brazo a torcer, y menos aún, de los que facilitan las cosas a su equipo de comunicación, por lo que declaró que se había empleado mal el nombre de la empresa:

> Todo se ha basado en sospechas y rumores. Los libios no tienen dinero para cosas como esa. Negamos categóricamente toda participación. Los libios son demasiado estúpidos para manejar una planta así. Todos los árabes son vagos, por lo que se traen esclavos del extranjero para que hagan el trabajo.[1]

Al año siguiente, lo condenaron a cinco años de cárcel. El fiscal describió a Hippi como «el supremo vendedor de muerte».

Sin embargo, aunque resulte sorprendente, ese episodio no fue el peor de la historia de la empresa. Ni de lejos. Para eso, tenemos que ir más atrás, a 1912, cuando el abuelo de la esposa de Hippi, Arthur Imhausen, tomó el control de una firma de jabones y empezó a fabricar productos químicos,[2] incluso explosivos, durante la Primera Guerra Mundial. Después de la contienda, el nuevo jabón de la empresa —bautizado con el improbable nombre de Warta— ganó aceptación en toda Alemania.

Mientras Warta se vendía como churros, dos científicos del Instituto Kaiser Wilhelm, Franz Fischer y Hans Tropsch, se encontraban trabajando en un proceso para lograr que Alemania dejara de depender del petróleo extranjero, necesario para los tanques, aviones y automóviles.[3] El país no tenía petróleo propio, pero sí contaba con enormes depósitos de carbón de baja calidad, un mineral llamado lignito que contenía apenas un 30 % de carbono.

La idea de Fischer y Tropsch era bastante simple: descomponían el carbón con vapor y oxígeno para convertirlo en monóxido de carbono e hidrógeno, que son los ingredientes básicos que se necesitan para obtener un rango casi ilimitado de moléculas útiles. Luego, pasaban los gases por un catalizador, que hacía que el carbono, el hidrógeno y el oxígeno se recombinaran en forma de combustible líquido. Poco a poco, fueron perfeccionando el método* y a comienzos de la década de 1940 ya había nueve plantas que producían seiscientas mil toneladas de combustible al año a partir del carbón. Un subproducto de este proceso era algo llamado *gatsch*, la sustancia que conocemos como parafina.[4]

Arthur Imhausen, que seguía ganando mucho dinero con Warta, oyó hablar de la parafina residual y pensó que tal vez podría ser útil para el partido nazi, al cual pertenecía. Su idea se basaba en que, además de carburantes, en Alemania escaseaba la grasa comestible. En la década de 1930, el país consumía alrededor de un millón y medio de toneladas de grasa al año, pero solo alcanzaba a producir la mitad de esa cantidad. Dependían de la importación de lino de Sudamérica, soja de Asia oriental y aceite de ballena de la Antártida.[5 y 6] Imhausen estaba investigando técnicas para convertir la parafina en jabón y se dio cuenta de que, como este tiene una composición química muy similar a la de la grasa, si podía fabricar uno, podría fabricar la otra.**

Imhausen contactó con Wilhelm Keppler, político y figura clave para conectar a las compañías alemanas con el régimen nazi.[7] Este se encargaba de un aspecto específico del plan que intentaba hacer de Alemania un país autosuficiente: lograr que se bastara a sí mismo en

* En 1925, lograron un gran avance. Utilizando óxido de zinc (el mismo que se encuentra en los protectores solares y la crema para la dermatitis del pañal), fabricaron metanol, el alcohol más simple. Luego, sencillamente añadieron hierro y cobalto y lograron producir así moléculas más complejas.

** Ambos parten de una molécula llamada ácido graso, una larga cadena de carbonos e hidrógenos con un par de oxígenos al final. Si se hace reaccionar el ácido graso con un álcali, se obtiene jabón. Si se combina con glicerina, se obtiene triglicérido, la grasa presente en animales y plantas.

grasas y aceites industriales. Así que escuchó con atención la propuesta de Imhausen de producir grasa comestible a partir de la parafina subproducto de la conversión del carbón en combustible líquido.[8]

Imhausen se asoció con Hugo Henkel, inventor del detergente Persil, y juntos fundaron la Deutsche Fettsäure Werke en 1937. Esta se fusionó con IG Farben, un gigante químico alemán, y, apenas un año después, ya estaban produciendo ácidos grasos de alta calidad. A partir de ahí, solo faltaba un simple paso: añadir glicerina para producir *Speisefett*, grasa comestible.

La *Speisefett* era blanca, insípida y cerosa, y aún le faltaba mucho para asemejarse a la mantequilla. Pero ese era un problema trivial para un químico como Imhausen. El sabor de la mantequilla proviene de una sustancia llamada diacetilo, que aún hoy se usa como saborizante para las palomitas de maíz de microondas.* Al mezclar la grasa con diacetilo, agua, sal y un poco de betacaroteno para darle color, Imhausen completó la transformación del carbón alemán en «mantequilla de carbón»: el primer alimento completamente sintético.

Keppler estaba encantado y quería convertir ese logro en propaganda que inspirara confianza. Pero había dos problemas. El primero, que la madre de Imhausen era judía. En 1937, cuando se estaba habilitando la Deutsche Fettsäure Werke, Keppler había escrito al líder nazi Hermann Göring para preguntarle si estaba seguro de querer participar en la inauguración, teniendo en cuenta que Imhausen era de origen «no ario». Göring consultó a Hitler, quien supuestamente respondió: «¡Si ese hombre realmente ha creado ese producto, lo haremos ario!».[10, 11]

Y así fue cómo Göring envió la siguiente respuesta a Imhausen.

> Dados los grandes servicios que ha prestado con el desarrollo del jabón sintético y la grasa sintética de cocina a partir del

* Los operarios de las fábricas de palomitas de maíz contraen una enfermedad que les destruye los pulmones. Oficialmente se denomina bronquiolitis obliterante, pero este trastorno se conoce también como «pulmón de palomitas de maíz». En algunos líquidos para vapeo también se han detectado muy bajos niveles de diacetilo.[9]

> carbón, el Führer, a instancias mías, ha aprobado que se le reconozca a usted como ario.[12, 13, 14 y 15]

El primer problema, entonces, estaba resuelto. El segundo era la inocuidad de la mantequilla de carbón: si se iba a usar para alimentar a las tropas, no podía afectar su desempeño.

En 1943, Imhausen escribió un artículo para *Colloid and Polymer Science* titulado: «La síntesis de ácidos grasos y su importancia para el aseguramiento de la provisión de grasa en Alemania».[16] El texto describía con gran detalle el proceso de elaboración de grasa sintética y hacía una referencia indirecta a los test de inocuidad:

> Miles de pruebas, encabezadas por el director, el Prof. Dr. Flössner, han confirmado el alto valor de la grasa sintética para cocinar y la han convertido en el primer alimento sintético del mundo que se aprueba para consumo humano.

Otto Flössner era el jefe del Departamento de Fisiología del grupo de trabajo del Reich sobre nutrición pública. Y, si bien es cierto que hizo muchas pruebas con la grasa sintética, lo que se conoce menos es el contexto de esos experimentos, que se llevaron a cabo sobre más de seis mil prisioneros de los campos de concentración.[17, 18 y 19]*

A la larga, el régimen aprobó el invento para consumo humano, aunque, después de la Segunda Guerra Mundial, la inteligencia británica reveló datos que los nazis no habían hecho públicos: por ejemplo, que algunos estudios habían demostrado que la ingesta crónica de esa grasa sintética provocaba graves problemas renales y descalcificación ósea en animales. Los perros, aparentemente, rehusaban comerla.[20 y 21] Las tripulaciones de los submarinos en el Atlántico Norte consumían la grasa, pero como, hacia el final de la guerra, un tripulante de submarino no

---

* Los resultados de estas pruebas se presentaron en una conferencia realizada en Berlín en 1944. Entre los participantes, había expertos en nutrición como Richard Kuhn, ganador del Premio Nobel de Química en 1938, y, por supuesto, también estaba Flössner. El voto fue unánime a favor de continuar los experimentos.

vivía más de sesenta días desde que los abordaban, es posible que los datos de inocuidad a largo plazo no se consideraran relevantes.

La planta de mantequilla sintética que Imhausen había dirigido en el valle del Ruhr fue descubierta por los aliados después de la guerra. Un informe del *Chicago Tribune*[22 y 23] muestra una fotografía donde se ve la gigantesca maquinaria detenida en mitad del proceso de producción, con un chorizo de treinta centímetros de grasa saliendo de la boca de la extrusora. Hay enormes cilindros de mantequilla sintética enrollados en una batea de aluminio. Cita a un funcionario británico: «Es una mantequilla excelente y dudo que alguien pueda darse cuenta de que es sintética».

La transformación del carbón en mantequilla revela los problemas inevitables que plantea la creación de alimentos sintéticos. Hay peligros inherentes al consumo de mezclas complejas de moléculas no habituales como fuente de calorías; una sustancia que nunca habíamos conocido puede afectar nuestra fisiología de maneras imprevisibles. Esto significa que es necesario realizar pruebas exhaustivas en seres humanos y en animales, lo cual resulta, cuando menos, éticamente cuestionable, salvo que no exista otro modo de producir alimentos. Y para que esta comida sintética resulte atractiva para muchas personas, aparentemente se necesita un *marketing* fraudulento, ya sea sobre el linaje del inventor o sobre los beneficios que los aditivos modernos presuntamente tienen para la salud. Pero, más que nada, me parecía que la historia de la mantequilla de carbón revelaba algo acerca de la naturaleza de las corporaciones.

Después de la guerra, las potencias aliadas ocupantes permitieron que Imhausen-Chemie siguiera en funcionamiento y colocaron a Arthur Imhausen como presidente de la Asociación de Cámaras de Industria y Comercio de Alemania.[24] Su hijo Karl-Heinz (el suegro de Hippi) se hizo cargo de la compañía química que, bajo diversas formas, existe aún hoy. La empresa jabonera original cambió de manos varias veces y en la actualidad es parte de Evonik Industries,* una de

---

* Evonik tiene en su sitio web una importante sección sobre su participación en la «era nacionalsocialista». Entre otras cosas, organiza excursiones a Auschwitz para sus empleados, para ayudarlos a comprender la historia del Holocausto y asumir el papel desempeñado por las compañías que la precedieron.

las principales corporaciones especializadas en productos químicos del mundo.[25]

Y Evonik no es la única heredera de las compañías de Imhausen. Recordarás que su socia original era IG Farben, quizá la más notoria de las empresas alemanas. Durante la Segunda Guerra Mundial, funcionó como fábrica de goma sintética en Auschwitz, y toda su fuerza laboral consistía en mano de obra esclava. El gas Zyklon B que se usaba en el mismo campo de concentración se producía en una subsidiaria de IG Farben, Degesch.[26, 27 y 28]* Tuvo mayor participación que cualquier otra entidad corporativa en el apoyo a la actividad bélica nazi. Muchos de sus empleados pasaron a ocupar puestos en las compañías en las que se dividió IG Farben, que aún hoy son muy conocidas: BASF, Bayer y Hoechst (ahora parte de la francesa Sanofi).[29, 30, 31 y 32]

De la disolución de IG Farben, quedó una empresa fantasma que cotizaba en bolsa y cuyo objeto era dar a las víctimas una entidad a la cual pudieran reclamar una indemnización. Tras un pago inicial de alrededor de diecisiete millones de dólares en la década de 1950, la empresa suspendió las compensaciones y se negó a integrar un fondo nacional de reparación a las víctimas que se estableció en 2001 para resarcir a otros que habían sufrido. Los abogados de la firma culparon a quienes habían sido trabajadores esclavos por sostener la disolución de aquella.[33 y 34]

Las acciones de la empresa cotizaron en la bolsa de valores de Fráncfort desde el fin de la guerra hasta 2011. Por tanto, estas compañías existen y no existen a la vez, según desees invertir en sus acciones para hacer dinero (cuando existen) o intentes obtener una indemnización por el trabajo esclavo (cuando no). Pero la riqueza generada por las empresas sí que se encuentra en alguna parte.

---

* Hay consenso general en que tanto los directivos como los empleados estaban al tanto de estas y otras actividades de la empresa. Después de la guerra, veinticuatro empleados de IG Farben fueron llevados a juicio. De ellos, la mitad resultaron absueltos, y la condena más larga fue de tan solo ocho años.

Hippi —el elegante nieto político de Arthur Imhausen— fue liberado de la cárcel de Bruchsal una soleada mañana de primavera en 1993.[35, 36 y 37] El procurador público calculó que había ganado unos noventa millones de marcos (unos 46 millones de euros) en la década de 1980 por el acuerdo con Libia. Tenía una deuda de alrededor de cuarenta millones de marcos (unos 20,5 millones de euros) con las autoridades impositivas alemanas. Sin embargo, Hippi había sabido aprovechar su doctorado en ciencias económicas para su carrera armamentista contra la ley. Mediante lo que los fiscales denominaron «un gigantesco carrusel financiero», que comprendía cuentas en Suiza y cinco empresas fantasmas constituidas en Liechtenstein, el dinero desapareció.

* * *

Mientras investigaba todo esto, empecé a ver a estas corporaciones como organismos de un ecosistema que funciona a base de dinero. Parece inútil despotricar contra empresas que son descendientes directas del régimen nazi: es obvio que no bastan el escarnio y la indignación para limitar la supervivencia de compañías que fueron cómplices de atrocidades. Y la idea del ecosistema parecía explicar el porqué: la conducta de esas organizaciones cambia solamente cuando se desvía el flujo de energía, el dinero. Es posible que el señalamiento público interrumpa el flujo de dinero, pero, si no lo hace, no cumple ninguna función práctica para limitar la conducta corporativa.

Resulta que, para describir la supervivencia corporativa en las carreras armamentistas financieras, los economistas usan las mismas ecuaciones que emplean los ecologistas para explicar la supervivencia o la extinción de las especies en las carreras armamentistas biológicas. Las empresas y los grupos de organismos vivos (especies, familias, etc.) están supeditados a las mismas leyes, independientemente de que el funcionamiento de su ecosistema se base en el dinero o en la energía.[38, 39, 40, 41 y 42]

Tengo la impresión de que hay otra idea más escurridiza sobre el efecto de fabricar alimentos a partir del carbón, o de cualquier proceso sintético industrial: destruye el significado de los alimentos más allá de su capacidad de sostener la vida —incluso de forma temporal, como en el caso de la mantequilla de carbón y los tripulantes de submarinos—. La comida debe convertirse en una sustancia técnica, sin significado cultural ni histórico: el nutricionismo en su expresión más extrema.

Y este parece ser el caso, a juzgar por un artículo de Hans Kraut de 1949. Publicado en *The British Journal of Nutrition* (de donde aún se puede descargar),[43] «El valor fisiológico de las grasas sintéticas» es uno de varios trabajos en la literatura científica que citan los experimentos de Flössner sin mencionar que se llevaron a cabo con prisioneros de los campos de concentración. El autor da argumentos a favor de seguir produciendo grasa sintética:

> Quienes realizan trabajos pesados no pueden ingerir suficientes calorías a menos que una buena proporción de estas sea en forma de grasa... Esto tiene particular importancia para aquellos que hacen turnos largos en la industria moderna, sin descanso para tomar una comida completa. El aumento del consumo de grasa en todos los países industrializados durante los últimos cien años no es, por consiguiente, solo cuestión de gusto, sino una necesidad que impone la vida moderna; por eso, me parece bien que continúe la investigación sobre las grasas sintéticas.

He aquí la lógica inexorable de todo alimento industrial: reducir el tiempo que necesitan los trabajadores para comer. Siempre que veo alguna oferta para la hora del almuerzo, pienso en esto. Patatas fritas ultraprocesadas, bebida gaseosa ultraprocesada, sándwich ultraprocesado.

Cuando entrevisté al equipo brasileño que dio con la definición de UPF y que tanto ha trabajado en ese concepto, les pregunté por sus hábitos alimentarios. Todos respondieron específicamente sobre el almuerzo. Destacaron que todos los días se sientan a almorzar y comen arroz con frijoles. Cuando yo trabajaba en Brasil, también lo hacía. En el mundo de hoy, comer sentado a una mesa es señal de salud y buen vivir.

En las últimas décadas, los ultraprocesados han reemplazado a la comida tradicional a una velocidad casi inimaginable en nuestra historia evolutiva. Esto es preocupante porque, en la jerarquía de las actividades de la vida biológica, el comer ocupa el primer lugar, junto con la reproducción. Casi todo lo demás que hacemos está al servicio de esos dos proyectos. Para comprender los efectos de los ultraprocesados, tuve que retroceder en el tiempo y plantear preguntas que nunca me habían molestado mucho: ¿Qué entendemos exactamente por «comer» y cómo hemos evolucionado para hacerlo? Volvamos al comienzo mismo, cuando las rocas eran alimento, a lo que yo llamo «la primera era de la alimentación».

SEGUNDA PARTE

¿Pero no puedo controlar lo que como y ya está?

5

Las tres eras de la alimentación

A mí me resulta útil ver la alimentación como algo que se dio en tres eras definidas pero que se superponen y coexisten en la actualidad.

En la primera era de la alimentación, los organismos vivos comenzaron a comer cosas que nunca estuvieron vivas, como rocas y metales. Este proceso continúa desde el principio de los tiempos hasta hoy. Durante la segunda era, los organismos vivos empezaron a alimentarse de otros organismos vivos, quizá tras algo de procesamiento. Esto sucede desde hace cientos de millones de años —y para los seres humanos en concreto, unos dos millones de años—.

Durante la tercera era de la alimentación, una sola especie —junto con sus mascotas y su ganado— comenzó a comer ultraprocesados, elaborados mediante moléculas nuevas y técnicas industriales desconocidas hasta entonces. En comparación, esta era lleva apenas algunas décadas. Por eso, al estudiar los efectos de los UPF, resulta útil tomarlos dentro del contexto de la larguísima historia de cómo nos mantenemos con vida.

Volvamos al comienzo.

La Tierra tiene aproximadamente 4.500 millones de años. De esos, los primeros setecientos millones fueron una época fascinante: un bombardeo continuo de asteroides, incluso uno del tamaño de un planeta, que formó la Luna. El núcleo líquido de la Tierra gira constantemente y afecta a la superficie hasta ahora, de modo que las pruebas de esos impactos se han perdido. Pero, para tener una idea de la dimensión del bombardeo, basta observar los cráteres de la superficie lunar. Por algo los primeros quinientos millones de años se conocen como eón hádico.

Sin embargo, es posible que el término *hádico*, que nos trae a la mente a Hades, dios griego del inframundo, y un paisaje infernal de lava hirviente, no sea del todo preciso.

No es mucho lo que queda de la superficie original de la Tierra, pero algunos cristales de silicato de zirconio, descubiertos en Australia Occidental, nos dan un indicio de que las condiciones pueden haber sido menos extremas de lo que se creía. Esos zirconios, que datan de hace unos 4.400 millones de años, delatan la presencia de agua líquida, lo que sugiere que los océanos podrían haberse formado en los primeros 150 millones de años posteriores al nacimiento del planeta.[1]

Eso sí: habrían sido bastante calientes. La densa atmósfera de la Tierra, cargada de dióxido de carbono, habría creado una cubierta de presión; es decir que, a pesar de ser líquidos, los océanos podrían haberse calentado a más de 200 °C. Entonces, se trató de un período hádico hasta cierto punto, pero no un mar de roca derretida. Y la atmósfera también habría sido más benigna, compuesta principalmente de gases volcánicos: dióxido de carbono, nitrógeno y dióxido de azufre. Lo que más faltaba era oxígeno.

Otro de esos zirconios australianos de hace cuatro mil millones de años contenía rastros de algo aún más sorprendente: carbono con «biofirma»,* el primer indicio indirecto de vida.[2]

Estamos seguros de que los organismos unicelulares surgieron hace 3.500 millones de años. Las señales son pequeñas pero inconfundibles: microfósiles en una formación de hierro en bandas en el norte de Canadá, restos de colonias microbianas en estromatolitos con carbono de características similares a la vida en el sudoeste de

---

* El elemento carbono tiene varios tipos diferentes, que se usan en proporciones particulares cuando las células fabrican proteínas.

Groenlandia y tapetes de depósitos bacterianos en piedra arenisca en Australia Occidental.

Hace 3.200 millones de años, la vida estaba replicándose y modificando la geología de la Tierra, creando rasgos del tamaño de municipios, inmensas bandas de hierro, de cientos de kilómetros cuadrados, depositadas como residuos por las primeras bacterias.[3, 4, 5 y 6] Las mayores formaciones de hierro en bandas se encuentran en Australia y nos dan pistas sobre la primera era de la alimentación, que comenzó con el surgimiento de estas primeras formas de vida.

En aquel entonces, los océanos estaban llenos de hierro disuelto que provenía de los volcanes submarinos y que servía de alimento a las antiguas bacterias. Así como nosotros respiramos oxígeno, aquellas bacterias tomaban dióxido de carbono. El residuo que dejaban era óxido. Es probable que esas gigantescas formaciones de hierro en bandas, que aportan el metal para tantos objetos que vemos a nuestro alrededor, sean inmensos depósitos de excrementos bacterianos.[7, 8 y 9]

Si te cuesta aceptar la idea de que el metal pueda ser alimento, no te preocupes. Tiene que ver con los átomos.

Todo está compuesto de átomos, y estos, a su vez, están formados por protones y electrones.* Los distintos elementos tienen diferentes cantidades de protones y electrones, y eso les da sus propiedades particulares (algunos son gases claros, otros son sólidos negros, etc.). Pero cada elemento siempre debe tener el mismo número de protones que de electrones. El oxígeno contiene ocho protones y ocho electrones. El carbono, seis protones y seis electrones. Pero no todos los átomos están conformes con lo que les tocó en suerte.** Al carbono, por ejemplo, le gustaría regalar electrones, mientras que el oxígeno se

* Y neutrones, que no tienen carga y por eso no afectan mucho al comportamiento químico del átomo.

** Algunos químicos preferirían usar otros términos en lugar de conformes, pero a otros no les molesta. En el nivel subatómico, las palabras tienen significados más bien frágiles. El sistema se comporta como si tuvieran esos deseos, de manera que me parecen expresiones aceptables a modo de aproximación.

desespera por conseguir más.* Estos átomos disconformes pueden juntarse y compartir, de manera que ambos sean más felices: es un matrimonio perfecto que forma el dióxido de carbono. En la ceremonia, se libera un poco de energía; esa es la reacción química que, por ejemplo, hace funcionar los automóviles.

Es fácil imaginar que, cuando Lyra se pone a llorar al caer la tarde, es un poco como un coche que se queda sin combustible. Y el principio básico es el mismo. Lyra incorpora electrones de su comida (átomos de carbono de, digamos, una porción de pizza), se los pasa al oxígeno del aire que inhala y exhala dióxido de carbono. En el automóvil, esta reacción produce una explosión, pero la vida consiste en asegurarse de que la energía que se libera se extraiga con más cuidado.

Dentro de casi todas las células de Lyra hay pequeñas proteínas que extraen electrones de los átomos de carbono de la pizza (en las moléculas de azúcar de la harina de trigo). Esas proteínas entregan los electrones a una cascada de otras proteínas que se encuentran en unos órganos diminutos que están dentro de las células, llamados mitocondrias. Cuando los electrones van saltando por esas proteínas, se mueven como pequeñas bombas que llenan las mitocondrias como globos con carga eléctrica. Eso crea un voltaje de treinta millones de voltios por metro, lo que equivale aproximadamente al voltaje que impulsa los rayos entre el cielo y la tierra. En la última proteína, el electrón se entrega al oxígeno sin fuego ni humo.

Ahora, el globo de las mitocondrias está lleno de carga eléctrica; sin embargo, tiene unos poros, como molinos diminutos que permiten que la carga escape impulsada por ese inmenso voltaje. Mientras

* Esta donación de electrones se conoce como oxidación. Resulta que el oxígeno quiere electrones, la cantidad exacta para que la vida pueda aprovecharlos. A pesar de su nombre, no es el oxidante más potente. El oxígeno pide amablemente un electrón, mientras que otros gases, como el flúor o el cloro, le arrancan un electrón a casi cualquier otro átomo sin pedir permiso. Por eso son tan tóxicos: si inhalas cloro o flúor, oxidarán todo tu cuerpo (le robarán electrones). Por un feliz accidente de la química, el oxígeno puede quemar toda la materia orgánica del planeta, pero para hacerlo necesita un chispazo. En las células, las enzimas aportan esa chispa que permite que la reacción se produzca de manera controlada y que se pueda utilizar la energía extraída.

esta sale, los molinos extraen la energía para formar una nueva molécula, el ATP, que luego se usa para generar todas las reacciones de todas las células de tu cuerpo. Cuando agregas un ATP a una proteína y se replica el ADN, se abre un poro, se contrae un músculo, se mueve una célula. Una sola célula utiliza unos diez millones de moléculas de ATP por segundo. Por cada gramo, nuestras mitocondrias producen diez mil veces más energía que el sol.

Y eso, como se dice, es la vida. Toda la vida. Desde las bacterias que viven en las fumarolas en el fondo del océano hasta mis dedos, que escriben estas palabras en mi teclado, eso es lo que sucede: la vida capta la energía que liberan los electrones al pasar de la comida a la respiración.* Por tanto, alimento puede ser cualquier cosa que desee un electrón menos de lo que lo desea la respiración.

Así, en algún momento de los primeros cientos de millones de años de la Tierra, la geoquímica se convirtió en bioquímica y comenzó la primera era de la alimentación, con organismos unicelulares que comían rocas para crear vida. Ahora tenemos la geoquímica y la bioquímica completamente divididas en departamentos separados, a menudo en distintos edificios, pero no hay un momento exacto en que la química de las rocas pasara a ser la química de la vida. No obstante, como todas las fronteras difusas, no deja de ser un límite: la vida es muy diferente de la ausencia de vida. Y, del mismo modo que cuando se clasifican los alimentos, hay que trazar una línea.

Esa primera era de la alimentación, en la cual los alimentos nunca estuvieron vivos, continúa hoy en día. Las bacterias siguen comiendo rocas, y nosotros seguimos tratando de comprender los procesos fundamentales. Pero en algún momento, quizá cuando el acceso a recursos como el hierro crudo se volvió demasiado competitivo, surgió un atajo: dejar que otro obtuviera la energía de la roca o del sol y luego comerse a ese otro o a sus residuos. Desde aquel primer atajo,

---

* Ahora puedes decirle a la gente, con aires de sabio: «La vida no es más que un electrón en busca de un sitio donde descansar», una cita del húngaro Albert Szent-Györgyi, ganador del premio Nobel. Si quieres entender esto mejor sin tener que estudiar bioquímica (o si, como yo, ya olvidaste la bioquímica que alguna vez aprendiste), te recomiendo leer *The Vital Question*, de mi colega del UCL Nick Lane.

todos los animales han desarrollado su cuerpo del mismo modo: consumiendo otra vida. Esa es la segunda era, la era de alimentarse con comida.

No se sabe con exactitud cuándo se inició esa segunda etapa, y la literatura científica al respecto es tan amena como retorcida. En una serie de artículos, el árido lenguaje académico apenas logra disimular su furia por no saber si las marcas observadas en rocas de setecientos mil años se deben a una activa conducta alimentaria de algún animal antiguo; o si, en cambio, fueron hechas por piedras sujetas a los rizoides de las algas kelp en aguas poco profundas o por hojas de eucalipto arrastradas sobre la arena por las olas que generaba el viento.[10 y 11]

No obstante, existe un consenso general acerca de que un día, hace unos 560 millones de años, una pequeña criatura se arrastró lentamente por el lodo del fondo del mar en el borde del antiguo continente de Rodinia.[12] De longitud similar a la de tu dedo, era plana y ovalada, y tenía una estructura de nervios que le surgían de una cresta central. Si se la ampliara, resultaría un diseño atractivo para una alfombra. Aunque no poseía esqueleto, extremidades, ojos ni nada más que el sistema nervioso más básico, para aquel entonces tenía una complejidad fabulosa, la cumbre de miles de millones de años de evolución. El fango en sí estaba vivo, como todo fango: arena unida por una especie de «baba» segregada por incontables organismos unicelulares. Cuando esa «alfombra», que más tarde se denominaría *Dickinsonia costata*, se arrastraba por aquel fango microbiano, dejaba atrás una pequeña huella y, a veces, unos túneles diminutos en los que se sumergía, para después volver a la superficie.[13 y 14]

Sin duda, aquel día había muchas criaturas haciendo lo mismo. Pero esta se lleva la palma porque murió de manera repentina, y, gracias a las circunstancias de su muerte —quedó cubierta casi de inmediato por una capa de polvo o ceniza— y a los acontecimientos geológicos de los siguientes setecientos millones de años, se mantuvo preservada a la espera de ser descubierta en 1946 por un hombre llamado Reg Sprigg, un geólogo que trabajaba en las colinas de Ediacara, en Australia Meridional.[15] Una publicación científica describe el movimiento de la «alfombra» por el fango como «interacciones moderadamente complejas con tapetes microbianos para aprovechar sus nutrientes y recursos de oxígeno». Pero lo que supone, en realidad, es el primer indicio registrado de la segunda era de la alimentación.

Estas alfombritas *Dickinsonia* nos recuerdan que comer es ser parte de un ecosistema. Además de alimentarse ellas mismas, estaban preparando otros tipos de vida para ser comidos, mientras modificaban el ecosistema como si fueran ingenieros: cambiaban activamente su relación con el sedimento en que vivían al removerlo, ararlo y fertilizarlo con sus desechos. Fueron algunas de las primeras criaturas que estuvieron en una carrera armamentista entre sí, al competir para extraer la energía del sistema.

* * *

Al desarrollarse la segunda era, las cosas se volverían mucho más complejas. Durante este período, mediante la carrera armamentista por la energía, nuestros ancestros pasaron de ser organismos unicelulares a multicelulares; después, aparecieron los peces primitivos, y más tarde, por medio de unas criaturas semejantes a las musarañas que sobrevivieron a lo que fuera que extinguió a los dinosaurios, llegamos a ti y a mí.

La alimentación evolucionó y se convirtió en un proceso mucho más complejo de lo que en general pensamos. Tenía que satisfacer dos necesidades distintas a la vez: darnos la energía que requerimos para mantenernos con vida, y proporcionarnos los materiales de construcción, los elementos y las moléculas, que nos permiten desarrollar nuestro cuerpo.

Toda materia viva que existe en la tierra se compone casi por completo de cuatro elementos: oxígeno, carbono, hidrógeno y nitrógeno. En los seres humanos y otros mamíferos, estos componentes corresponden aproximadamente al 99 % de los átomos del cuerpo. Sin embargo, hay otros elementos, alrededor de veinte, que también se sabe que son esenciales. Y, como no podemos fabricarlos nosotros mismos, necesitamos incorporarlos por medio de la alimentación.

Además de los cuatro principales, mi cuerpo contiene aproximadamente un kilo de calcio y uno de fósforo.* Luego, hay alrededor de 200 g de azufre y otro tanto de potasio, 120 g tanto de sodio como de cloro y unos 40 g de magnesio. Además de eso, contengo casi 5 g de hierro —el volumen de un clavo pequeño, para que mi sangre sea roja y mis mocos, verdes—, unos pocos miligramos de flúor para que mis dientes sean duros y zinc para fabricar ADN, construir proteínas y todo tipo de funciones inmunitarias.

Los últimos elementos que me mantienen vivo pesan menos de un gramo entre todos: estroncio, que se encuentra principalmente en los huesos; yodo, esencial para fabricar la hormona tiroidea; cobre, para la función de una enorme variedad de enzimas, y, por último, cantidades de manganeso, molibdeno y cobalto casi imposibles de medir de tan pequeñas que son. La carencia de cualquiera de estos elementos podría ser letal, pero su exceso resultaría igualmente tóxico.

Es una lista de requisitos muy precisos que demuestra lo complicado que es el proyecto de alimentarse para todos los organismos complejos. Aun así, mientras que los seres humanos intentamos comprender la ciencia y medir las cosas con precisión, los animales deben arreglárselas como pueden. Si eres carnívoro, otro animal habrá realizado el trabajo difícil por ti: las vacas están hechas básicamente de lo mismo que los animales que se las comen. Pero para un herbívoro, la vida es muy diferente. Este tipo de animales tienen que buscar la lluvia, evitar a los carnívoros e ingerir la cantidad correcta de, por ejemplo, selenio. ¿Cómo lo hacen?

Para entender esto, fui a visitar a Eddie Rixon, ganadero de cuarta generación de Oxfordshire. Eddie vive en una colina que está en medio de su granja, con tres generaciones de su familia y unas cien vacas. Parece idílico y lo es... aunque mientras hablábamos, él trabajaba constantemente, llenando bolsas con alimento e inspeccionando las patas de las vacas.

---

* Nota para quisquillosos: dado que hay una diferencia de masa entre los distintos átomos, yo soy aproximadamente un 1,5% de calcio por masa, pero solo el 0,2% de mis átomos son de calcio.

Eddie hizo hincapié en la complejidad de los hábitos alimentarios de su ganado: «Muchas de las plantas que comen los herbívoros, incluidas mis reses, no solo están llenas de nutrientes, sino también de toxinas. La vaca tiene que lograr un equilibrio preciso entre la energía que incorpora y la carga de toxinas, además de obtener la cantidad exacta de nutrientes».

En su carrera armamentista con las plantas, las vacas han tenido que evolucionar y desarrollar unos mecanismos increíbles para eliminar la toxicidad. Las bacterias intestinales o las potentes enzimas presentes en el hígado son las encargadas de destruir las toxinas, si bien otras se eliminan a través de los riñones. Pero, mientras comen, las vacas también aprenden sobre cada una de las plantas. Prueban un poco, memorizan el sabor y el olor, y lo relacionan con el efecto que produce un determinado vegetal en su organismo. Las vacas de Eddie amplían constantemente un banco de recuerdos de cómo interactúan las plantas con sus cuerpos —cuánta energía se liberó en forma de azúcares y proteína, si las toxinas les provocaron náuseas, y así sucesivamente— e incluso pueden aprender qué variedades funcionan bien al combinarlas.

Porque es un error, como señaló Eddie, pensar que las vacas y otros herbívoros solo comen pasto y no mucho más. Al imitar a sus madres y probar pequeñas cantidades de diferentes plantas, los herbívoros desarrollan una dieta de extraordinaria diversidad.[16 y 17] En algunos estudios, los científicos han perforado el pescuezo y el estómago de cabras y vacas criadas en campo abierto —esto parece un procedimiento extremo, pero los animales lo toleran bien y se realiza con anestesia—, para recolectar muestras de lo que elegían comer.[18] Estas investigaciones han indicado que a menudo comen entre veinticinco y cincuenta variedades distintas en un día; todos los elementos químicos de todas esas plantas interactúan entre sí y las reses registran recuerdos de todos ellos para el futuro.

Mientras Eddie y yo conversábamos, las vacas se acercaron al límite del campo para saludarnos, olfatear y resoplar, y entregarse a una rascadita detrás de las orejas. Eddie mantiene una diversidad deliberada en los arbustos que rodean su granja: «Si observas a las vacas, verás que comen de distintas plantas a lo largo de los setos. No entendemos con exactitud lo que hacen, pero se nota que son decisiones conscientes».

Por ejemplo, las lombrices —las intestinales, no las de tierra— son un gran problema para las vacas. Muchas de las plantas que Eddie tiene en los setos contienen taninos que matan a estos parásitos, lo que significa que necesita menos fármacos para combatirlas. Otro aspecto positivo de esto es que se evitan los productos que se usan para desparasitar, que también matan a las lombrices de tierra y, en consecuencia, reducen la salud del suelo.

Los taninos no solo aniquilan las lombrices: también pueden neutralizar otras toxinas. Si ingieren un poco de esparceta, una planta perenne con grandes flores rosadas, los taninos neutralizarán los tóxicos terpenos de un plato principal de artemisa. Los taninos ingeridos en un bocado de trébol criollo pueden adherirse a los alcaloides tóxicos de la cañuela alta e inactivarlos. Hay miles o tal vez millones de esas combinaciones.[19 y 20]

Quizá lo más notable de las vacas es que no son capaces de digerir la fuente principal de energía de las plantas: los azúcares estructurales como la celulosa, el xilano y la pectina. Ningún mamífero puede. Por eso recurrimos a las bacterias. Me refiero al microbioma, los billones de bacterias, hongos y otros microorganismos que viven en nosotros, por dentro y por fuera. La mayoría de esos microorganismos se encuentran en nuestros intestinos, donde hacen más o menos lo mismo, seamos humanos o vacas. (Más adelante hablaremos del efecto que tienen los ultraprocesados en el microbioma, posiblemente una de las maneras de perjudicarnos). El microbioma de las vacas es tan fundamental para su supervivencia que bien podríamos cambiar nuestra idea de lo que es uno de estos animales y verlo simplemente como un vehículo, un recipiente de cuatro patas que transporta los microorganismos a las plantas de su elección. Una vez hecho eso, podemos imaginarnos a nosotros mismos del mismo modo.

Las vacas pasan mucho tiempo moliendo las plantas antes de depositar ese material vegetal en unas cámaras de fermentación, donde las bacterias descomponen el almidón y la fibra para crear energía y moléculas residuales llamadas ácidos grasos volátiles de cadena corta. Habrás oído hablar de ellos en otros contextos: las bacterias de tus intestinos también los fabrican casi todos.

El acetato es el principal ácido del vinagre. El propionato se usa como conservante de los alimentos. El butirato se utiliza como aditivo de alimentos y perfumes. El valerato se encuentra en la planta medicinal valeriana y se emplea como aditivo de alimentos para darles sabor a carne. Las vacas pueden usar estos ácidos grasos para obtener energía y para desarrollar su cuerpo —y nosotros también—. Tanto ellas como todos los rumiantes viven de los productos residuales de las bacterias que habitan en sus intestinos.*

Las carreras armamentistas de la segunda era, entre los organismos que competían para comer y evitar ser comidos, dieron impulso a sistemas complejos fabulosos como el microbioma.

Salí de la granja de Eddie con un nuevo respeto por la complejidad del proyecto herbívoro y la cabeza llena de pensamientos acerca de cómo los seres humanos nos diferenciamos de las vacas, y de todas las demás formas de vida, en lo que respecta a nuestros hábitos alimentarios.

Durante casi toda la segunda era de la alimentación, en todas las especies, los alimentos se consumían crudos, frescos y, a menudo, aún vivos. Más tarde, hace unos dos millones de años, una única especie comenzó a procesar su comida externamente: a romperla, molerla y, lo más importante, cocerla.

Hoy se acepta ampliamente que la cocción es un aspecto fundamental de lo que nos hace humanos. Ahora puede resultar obvio, pero, hasta hace apenas unos años, una cantidad considerable de antropólogos seguían afirmando que la importancia de la cocción era puramente cultural. A mi modo de ver, la cuestión se habría podido zanjar con un simple concurso de comida, un bistec crudo y patatas

* El hecho de que algunos de estos no solo se produzcan en nuestro organismo sino que además se usen para procesar alimentos no significa que sean inofensivos. En el cuerpo humano, estas moléculas se liberan en lugares y momentos precisos, y no surtirán el mismo efecto si los ingerimos en grandes cantidades.

sin cocer. Pero se resolvió de un modo más científico en 2007, cuando un equipo en el que participaban Rachel Carmody y Richard Wrangham, de Harvard, pusieron a prueba esta hipótesis nada menos que en serpientes. Pitones de Birmania, más concretamente.[21] (El artículo, que tiene un grado casi excesivo de detalle en todos los demás aspectos, no explica por qué usaron estos reptiles). A las pitones se les dio carne de vaca cruda y cocida, y carne de vaca molida cruda y cocida. La molida cocida generó un 25 % más de energía disponible, lo cual no fue tan sorprendente.* Con este experimento, Carmody y Wrangham convencieron a casi todo el mundo de su hipótesis de que el tubo digestivo humano se extiende fuera del cuerpo, hasta la cocina.** El calor y el procesamiento mecánico no son solo parte de nuestra cultura: son parte de nuestra fisiología.

Esta necesidad de cocción significa que ocupamos un nicho alimentario único. Una publicación de 2015 sugería que el ser humano es el único «cucinívoro»: un animal que está obligado a cocinar.[22] En realidad, somos los únicos «procesívoros»: no solo necesitamos cocer la comida, sino también procesarla. Desde la prehistoria, hemos molido, golpeado, fermentado, desecado, salado, enfriado y enterrado

---

* Las proteínas de los músculos empiezan a descomponerse apenas se superan los 40 °C, una de las razones por que son tan peligrosos los golpes de calor. Y, alrededor de los 70 °C, todo el colágeno del tejido conectivo (nervios, tendones y ligamentos) comienza a convertirse en un gel, con lo cual la carne se vuelve más fácil de cortar con los dientes. Más allá de eso, la cocción también mata los parásitos que infestan la carne y que pueden imponer un alto coste energético a su huésped. No existe otro carnívoro que pueda evitar esos parásitos, y esto dio a los primeros humanos que dominaron el fuego una ventaja espectacular sobre todos los demás animales que querían comer herbívoros.

** Wrangham propone la hipótesis de que el *Homo erectus*, con sus pequeños molares, boca, estómago e intestino grueso, debe de haber controlado el fuego más de un millón de años antes de los primeros rastros hallados de fogones y fogatas controladas (hace entre doscientos mil y cuatrocientos mil años en la cueva de Qesem, en Israel). Se han encontrado fogones con rastros de cocción de similar antigüedad en África, Francia, España, China y Gran Bretaña. Pero la teoría de Wrangham es convincente. Con sus piernas largas y la forma de su torso, es probable que el *Homo erectus* tuviera dificultades para trepar. Los chimpancés descansan en los árboles principalmente por los leopardos, y, en comparación con los depredadores de la antigua sabana, un leopardo moderno se parecería a mi gato Winston. Para los primeros homínidos, el fuego debió haber sido esencial para ahuyentar a los depredadores.

nuestra comida. Nuestro cuerpo es testigo de la larga historia del procesamiento de los alimentos.[23] Esto se nota en la cantidad de genes que tenemos para que las enzimas digieran el almidón, la leche, el azúcar y el alcohol, y en el tamaño de nuestro aparato digestivo: nuestros dientes, mandíbulas e intestinos son diminutos en comparación con los de otros mamíferos, alrededor de la mitad del tamaño en relación con nuestro peso.[24] El procesamiento es necesario para nuestra supervivencia y nos ha hecho humanos,* y por eso forma parte de la segunda era de la alimentación, que continúa en todas partes.

Puedes hacer las compras en un supermercado y seguir siendo un organismo de la segunda era que compra carne, frutas y verduras, aunque, desde luego, te costará dinero y tiempo. En el Reino Unido y Estados Unidos, la mayoría de los humanos han entrado en lo que yo llamo la tercera era de la alimentación, en la cual la mayor parte de nuestras calorías provienen de productos alimenticios que contienen moléculas nuevas, sintéticas, que nunca se encuentran en la naturaleza.

Cuándo se inició es cuestión de debate. Un candidato es el año 1879. Un doctor en química llamado Constantin Fahlberg se encontraba trabajando en un laboratorio de la Universidad Johns Hopkins. En una entrevista publicada en *Scientific American* en 1886, se lo describía como alto, fornido y bien parecido. Un busto conmemorativo que está en su cenotafio en Alemania parece confirmarlo: lo muestra como el típico empresario industrial del siglo XIX, con ceño fruncido, peinado perfecto, barba y bigote encerado. En el momento de la entrevista, era muy famoso aunque, según el entrevistador, seguía siendo «modesto y reservado».

Fahlberg intentaba producir compuestos médicos a partir del alquitrán de carbón, un líquido negro pegajoso que es el subproducto tóxico del procesamiento de este mineral. Aún hoy se usa en champús y jabones para tratar la psoriasis y las micosis. Yo uso uno para la caspa, con eficacia variable, aunque me deja un olor a asfalto recién

* Ahora están de moda las dietas crudas. Por lo general, está demostrado que los resultados no son buenos, ya que causan una pérdida extrema de peso y problemas de fertilidad.[25]

colocado. Nadie sabe a ciencia cierta cómo funciona el alquitrán de carbón, pero es probable que sus efectos se deban a que contiene enormes cantidades de toxinas: fenoles, hidrocarburos aromáticos policíclicos y otros venenos. En dosis pequeñas, matan patógenos y células humanas indeseadas. En grandes dosis, está demostrado que provocan cáncer.

Según algunas versiones del relato del descubrimiento de Fahlberg, él se lamió las manos en el laboratorio, pero esto no es del todo cierto. Sospecho que, incluso en el siglo XIX, los químicos eran más cuidadosos, aunque solo un poco más, según lo cuenta él mismo:[26]

> Una noche, estaba yo trabajando con tanto interés en mi laboratorio que me olvidé de la cena hasta que era bastante tarde; entonces salí a toda prisa sin detenerme a lavarme las manos. Me senté, tomé un trozo de pan y me lo llevé a los labios. Tenía un sabor horriblemente dulce. No me pregunté a qué se debía, quizá porque pensé que era un bizcocho o una golosina. Me enjuagué la boca con agua y me sequé el bigote, y me sorprendí al sentir en la servilleta un sabor aún más dulce que el pan. De pronto, entendí que la causa de aquella dulzura generalizada era yo; probé la punta de mi dedo pulgar y descubrí que superaba cualquier golosina que hubiese comido jamás. Entonces lo vi todo claro: había descubierto o fabricado con alquitrán de carbón alguna sustancia que era más dulce que el azúcar. Dejé la cena y regresé corriendo al laboratorio. Entusiasmado, probé el contenido de cada vaso de precipitado y cada placa de evaporación que había en la mesa. Por suerte para mí, ninguno contenía líquidos venenosos ni corrosivos.

Fahlberg había creado la sacarina, el primer edulcorante artificial y, debido a la escasez de azúcar provocada por la Primera Guerra Mundial, el primer compuesto completamente sintético que se añadió a nuestra dieta a gran escala. Es trescientas veces más dulce que el azúcar y constituye un triunfo de la química sintética. Fahlberg se hizo inmensamente rico. Y es un edulcorante que aún se usa hoy: si alguna vez has ido a un restaurante o a un motel en Estados Unidos, habrás observado que siempre hay sobres de Sweet'NLow en cada mesa.

La invención de la sacarina cayó en medio de una nueva era: la de la química de los alimentos sintéticos. Hacía ya más de medio siglo que se estaba trabajando en un hidrato de carbono sintético. Un artículo de 1885 comienza afirmando que el estudio de la modificación del almidón ha atraído a más trabajadores que ninguna otra área de la química.[27] Durante el siglo siguiente, miles de moléculas nuevas se incorporaron a nuestra comida.

Y las ingerimos en cantidades enormes. En países industrializados como el Reino Unido, cada habitante consume ocho kilogramos de aditivos al año. Cuando leí esa estadística, me pareció imposible. Para ponerla en perspectiva, cada año compramos, de media, apenas dos kilos de harina para cocinar en casa. Pero todo esto es compatible con la observación de Carlos Monteiro: estamos usando cada vez menos ingredientes crudos, pues nuestra comida está cada vez más industrializada y procesada.

Está claro que es preocupante comer ocho kilos de moléculas sintéticas al año, sin mencionar las grasas, las proteínas y los hidratos de carbono sintéticamente modificados, pero el temor a los aditivos resulta bastante infundado, como explicaré más adelante. Lo importante es que los aditivos no son dañinos en sí mismos, sino que son indicadores de los ultraprocesados. Señalan un método y un propósito en la producción de alimentos que ahora sabemos que está vinculado a las enfermedades. Los ingredientes de los UPF pueden ser perjudiciales individualmente, pero hacen más daño cuando están combinados. A este consumo de ultraprocesados, yo lo llamo la tercera era de la alimentación, porque es un cambio muy reciente en relación con nuestro pasado evolutivo.[28]

* * *

Aunque sigas comiendo alimentos integrales y mínimamente procesados, como han hecho los seres humanos durante millones de años, lo harás con mucha más conciencia nutricional que la gente que vivió hace apenas unos cientos de años.

Comer ha llegado a ser, en parte, un proyecto intelectual más que algo puramente instintivo. Muchos tenemos en cuenta las calorías, el tamaño de las porciones, la buena y la mala comida, las vitaminas, etc. Para muchas personas, es casi inimaginable comer exclusivamente por instinto, como lo hace una vaca, en lugar de intentar seguir los consejos de los envases de alimentos o de los nutricionistas. La idea de que los humanos podamos tener un sistema interno como el de las vacas de Eddie, que nos permite autorregularnos y equilibrar nuestra dieta, resulta improbable si tenemos en cuenta lo poco que confían las autoridades en que seamos capaces de comer sin una orientación. ¿Acaso los humanos podríamos basarnos realmente en el instinto para alimentarnos?

La primera respuesta científica creíble a esta pregunta se logró en 1928, con la ayuda de tres bebés llamados Donald, Earl y Abraham. Ellos fueron los sujetos de uno de los estudios nutricionales más importantes y menos conocidos del siglo XX, el que llevó a cabo una pediatra de Chicago llamada Clara Davis.

Esta doctora debió de haber sido una persona extraordinaria, aunque no sabemos mucho de ella. Fue una de las diez mujeres que se graduaron de su facultad de Medicina en 1901 y, en 1926, se encontraba trabajando en el Hospital Monte Sinaí de Chicago, preocupada por los consejos que daban los médicos a los padres sobre cómo alimentar a sus hijos. Durante toda la segunda era de la alimentación, las crías de todos los mamíferos habían comido más o menos lo mismo que los adultos. Tal vez se les ablandaban o desmenuzaban un poco más los alimentos, y quizá se los condimentaba menos, pero no había «comida para bebés»: solo leche y, después, sólidos.

Sin embargo, al llegar la década de 1920, la alimentación infantil se había convertido casi en una ciencia en Estados Unidos. «Nadie que no tenga conocimiento de la composición de un alimento puede prescribirlo para un bebé», declaraba un artículo publicado en el *Journal of the American Medical Association*.[29] A las madres estadounidenses les daban listas de alimentos basadas en la ciencia nutricional más moderna, pero a sus hijos no parecían importarles los datos y rehusaban comérselos. Llegó a ser un problema tan grande que la mayoría de las consultas a los pediatras durante la década de 1920 eran sobre los niños que no querían comer.[30] La profesión reaccionó con sensatez... y aconsejó a los padres que dejaran que los niños pasaran hambre y los trataran con «firmeza». El libro de Alan Brown de 1926, *The Normal Child, Its Care and Feeding* (El niño normal: su cuidado y alimentación), nos da un buen ejemplo:

> Si un niño escupe la comida o vomita voluntariamente, es necesario emplear la fuerza. Hay que darle una pequeña cantidad de esa comida; si vomita, se le da más, y se continúa hasta que deje de hacerlo.

A Davis le disgustaba esa tendencia autoritaria. Ella era consciente de que en la historia no había evidencia alguna de ese enfoque. Además, sabía que los animales salvajes parecían mantenerse sanos sin que la ciencia les dijera qué comer. Pensaba que los médicos debían hacer caso a lo que los niños intentaban decirles.

Pero no era eso lo único que inquietaba a Davis. También le preocupaba la nueva comida de los años veinte, de un modo que aún hoy, casi cien años más tarde, parece moderno.

En un artículo, describe la «mala nutrición de los bebés que pasan de la leche a los pasteles, las conservas, las salsas, el pan blanco, el azúcar y los alimentos enlatados que se encuentran comúnmente en la mesa de los adultos». Ella pensaba que esas comidas eran «incompletas y adulteradas», y observaba que «no formaban parte importante de la dieta hace cien años». De hecho, sospechaba que esos productos más o menos altamente procesados podían ser la causa de muchos de los problemas alimentarios que veía como médica.[31]

De algún modo, Davis logró convencer a una cantidad de madres para que llevaran a sus hijos al laboratorio durante meses —y, en un caso, durante más de cuatro años— con la intención de que participaran en el ensayo clínico nutricional más largo que se haya llevado a cabo jamás. El plan era simple pero revolucionario. Davis dejaría que los niños eligieran su comida y luego mediría si estaban tan sanos como aquellos a los que les daban las dietas indicadas por los médicos, basadas en los mejores consejos nutricionales de la época. Eligió a niños que, hasta el comienzo del experimento, habían sido alimentados exclusivamente con leche materna, de modo que no tuvieran «ninguna experiencia de la comida ni de los prejuicios y sesgos sobre ella».

Su hipótesis era que, así como el organismo humano tiene mecanismos internos que regulan la incorporación de agua y oxígeno, la frecuencia cardíaca, la tensión arterial, la temperatura corporal y toda otra variable fisiológica, esto también debería ser cierto para la composición del cuerpo y la ingesta de alimentos.

El primer sujeto de Davis fue Earl Henderson. Tenía nueve meses de edad, era hijo de «una joven delgada, desnutrida, cuya dieta no había sido la óptima para la lactancia» y había pasado casi toda su corta vida bajo techo. Cuando ingresó, estaba mal de salud, con adenoides inflamadas —lo que a menudo se conoce como vegetaciones—, mucosidad nasal y un aro de nódulos óseos en la pared torácica: el característico «rosario costal», la deformidad que provoca en las costillas la carencia de vitamina D. Sin embargo, a aquel niño enfermo de nueve meses se le dio control absoluto sobre lo que comía —en el experimento se preguntaba si el sujeto podía manejar solo sus «cuestiones gastronómicas»—.

Cada día, Earl elegía entre 34 comidas distintas, todas preparadas en la cocina de hospital, que comprendían «una amplia variedad de alimentos animales y vegetales recién comprados en el mercado. Solo alimentos naturales integrales. Nada de comidas incompletas ni enlatadas».

La siguiente es la lista completa —observa que casi no hay ningún tipo de procesamiento, ni siquiera queso ni mantequilla—:

- Carnes (cortes musculares): vaca (cruda y cocida), cordero y pollo.
- Órganos glandulares: hígado, riñones, sesos, mollejas (timo).
- Pescados: de mar (abadejo).
- Cereales: trigo integral (sin procesar), avena (escocesa), cebada (en granos enteros), maíz (amarillo), centeno (Ry-Krisp).

- Productos óseos: médula ósea (de vaca y ternera), gelatina de hueso (sustancias óseas solubles).
- Huevos.
- Leches: leche cruda grado A, leche agria fermentada entera cruda grado A (similar al yogur).
- Frutas: manzanas, naranjas, plátanos, tomates, melocotones, piña.
- Verduras: lechuga, col, espinaca, coliflor, guisantes, remolachas, zanahorias, nabos, patatas.
- Otros: sal marina.

Mientras leía sobre Davis, fui registrando lo que les doy de comer a Lyra (tres años) y a Sasha (un año). Intento proporcionarles una dieta variada, pero rara vez logro incorporar diez alimentos diferentes.

Para cada comida, a Earl y a los demás sujetos se les ofrecían doce alimentos, y siempre leche, leche agria fermentada y sal. Los alimentos se colocaban individualmente en tazones, nunca mezclados. Las enfermeras recibían instrucciones estrictas: no debían ofrecer los alimentos a los niños; solo les servirían los que ellos indicaran. Además, tenían prohibido dar muestras de aprobación o desaprobación y debían retirar la bandeja solo una vez que los niños hubieran terminado de comer. Si los niños se acababan un alimento determinado, en la siguiente comida les daban más cantidad de ese en concreto.

Earl ingresó en el departamento de Clara Davis y, durante tres días, fue amamantado por su madre, sin ingerir otros alimentos. Se le realizaron estudios detallados: una exploración física, hemogramas, análisis de orina y de niveles de calcio y fósforo. Se le hicieron radiografías para averiguar su densidad ósea. «El cuarto día, se interrumpió la lactancia y se dio inicio al experimento propiamente dicho».

Cuesta imaginar lo difícil que habrá sido al principio para Earl y su madre. Tal vez tenía tanta hambre que no le importó que su madre fuera reemplazada por enfermeras que podían brindarle una nutrición apropiada. Nada de eso quedó registrado, y me inquietó mientras leía sobre el experimento.

Davis describe la primera comida de Earl: dice que «miró la bandeja durante unos segundos»; luego, extendió el brazo hacia «un plato de zanahorias crudas y hundió la mano entera en él». Pero parece que no le bastó con un puñado. «Volvió a hundir la mano en el plato», una y otra vez, «hasta comerse casi todas las zanahorias».

Davis estaba satisfecha. «En un lapso de tres días, había probado casi todos los platos —escribió—, respondiendo así a nuestra primera pregunta: era capaz de indicar el alimento que quería, y lo hacía... y comía una cantidad adecuada».

En los años siguientes, participaron en el experimento otros doce bebés y todos se adaptaron a la dieta con el mismo entusiasmo. Casi todos probaron al menos una vez todo lo que se les ofrecía y demostraban un apetito «uniformemente bueno»: a menudo «se ponían a saltar en sus camas» al ver acercarse las bandejas. Una vez en la mesa, se dedicaban a comer sin pausa durante quince o veinte minutos; después, lo hacían de forma intermitente, «jugaban un poco con la comida, intentaban usar la cuchara y le ofrecían un poco a la enfermera».

Después de leer eso, me encontraba en la mesa por la noche, dando de comer a Sasha, y observé que ella, al igual que los niños de Davis, a menudo me ofrecía un poco de comida mientras yo le daba la suya. El hecho de que Davis incluyera ese detalle me tranquilizó, pues demostraba que ella realmente estaba allí, observando con atención y no solo supervisando desde cierta distancia.

La comida que se servía en el experimento de Davis no tenía sal, pero a cada niño se le daba un platito con unos granos en cada comida. La probaban con la mano y después la escupían, se atragantaban o hasta lloraban tras llevársela a la boca, pero, aun así, con frecuencia se servían más y, acto seguido, «repetían la misma escena».

El experimento fue un éxito total. Hubo apenas dos niños que no quisieron comer lechuga, y solo uno rehusó probar la espinaca. Todos los bebés lograron administrar su dieta solos, y todos cumplieron con los requisitos nutricionales como si hubiesen estado leyendo todos los libros de nutrición más modernos. Su ingesta media de calorías estuvo dentro de los límites que imponían los estándares de la época, y ninguno sufrió los problemas de alimentación con los que bregan hasta hoy los pediatras. Tampoco tuvieron cólicos, molestias ni dolor abdominal después de comer. Nunca estuvieron estreñidos. De hecho, ninguno pasó dos días consecutivos sin defecar. En quince niños, en un lapso de muchos meses, esa estadística es nada menos que asombrosa. Y tampoco se mostraron reticentes a comer. Todos tenían muy buen apetito y, en las palabras de Davis, todos «prosperaron».

Quizá el mejor argumento a favor de la regulación nutricional interna tuvo que ver con el raquitismo de Earl. Había llegado con esa enfermedad, en la cual los huesos se ablandan y debilitan. Las radiografías de sus manitas, que le tomaron cuando ingresó, muestran con claridad la reducción en su densidad ósea y la pérdida de hueso cortical, la dura corteza exterior.* Los cartílagos de crecimiento en los extremos de los huesos se ven difusos y poco claros, y en una fotografía se ve a Earl con las piernas combadas y afligido.

Entonces, de inmediato, Davis propuso un tratamiento para Earl: «Habiendo prometido no hacer nada, ni dejar nada sin hacer, que pudiera perjudicarlo, pusimos un vasito con aceite de hígado de bacalao en su bandeja para que se lo tomara si elegía hacerlo». En aquella época, esta grasa era la única fuente comestible de vitamina D.** Durante los primeros tres meses del experimento, Earl bebió el aceite «sin regularidad y en diversas cantidades», hasta que sus niveles de calcio y fósforo en sangre se normalizaron y sus radiografías mostraron que el raquitismo se había curado; y, llegado a ese punto, dejó de consumir el aceite. Cuando pasó más de quince días en la bandeja sin que el niño lo tocara, las enfermeras dejaron de servírselo.

El resto de los compañeros de Earl tuvieron el mismo comportamiento. Según informa Davis, fuera cual fuese el problema con el que

---

* Por cierto, en la imagen también se ven los huesos de la mano del adulto que sostiene al niño, lo que nos recuerda la antigüedad del estudio, cuando aún no se conocían los riesgos de los rayos X.

** Obtenemos la mayor parte de nuestra vitamina D del sol, que hace que se forme en la piel.

llegaron, una vez que se les permitió controlar su nutrición, todos alcanzaron rápidamente un estado de salud óptimo. Todos comían grandes cantidades de alimentos variados, pero de maneras extrañas e imprevisibles. Todos se daban lo que la cocina dietética llama atracones: engullían huevos, cereales, carne, y así sucesivamente.

Es algo que observo también en mis hijas. A Lyra le encantaban los tomates cuando estaba dejando de lactar, y durante semanas comía una docena de piezas pequeñas al día. Hasta que un día no los quiso más, e inexplicablemente rehusó comer tomates durante meses. Yo se los cocinaba y los escondía en su comida, pero ella siempre los escupía. Era capaz de comer a gusto heces de gato que encontraba en una jardinera con flores o un puñado de pelusas de la alfombra; por tanto, no era que le diesen asco. Simplemente, no quería tomates... hasta que un día volvió a comerlos. Veinte al día. Era todo o nada.

Al principio, cuando empecé a leer sobre el experimento de Davis, tenía ciertas dudas sobre sus motivaciones y su ética. Al fin y al cabo, todos eran niños pobres cuyas madres se encontraban en situaciones desesperadas. ¿Eso no era, en cierto modo, explotación? Sin embargo, conforme seguía leyendo, empezó a emerger su personalidad, mucho más de lo que suele ocurrir en los artículos científicos modernos. Me resultó evidente que a Davis le importaban profundamente los niños y, a la larga, adoptó a dos de los primeros a los que cuidó, Donald y Abraham, que siguieron muy cerca de ella durante toda su vida. La viuda de Donald recordaba que su suegra sentía un gran amor por ambos.[32]

Entonces, ¿exactamente qué podemos aprender del experimento de Davis? Cabe el peligro de malinterpretarlo, de que nuestra conclusión sea que hay que dejar que los niños coman lo que les plazca. No obstante, Davis dijo con toda claridad que no debería ser ese el veredicto, que es necesario que los adultos les enseñen a sus hijos qué comer para evitar intoxicaciones y otras cosas. Pero sí pensaba que, una vez que se establece cuáles son los buenos alimentos, los niños deben aprender a autorregular su alimentación en función de lo que necesiten, enviando señales entre el cerebro y los intestinos. Ella pensó mucho en esos atracones de comida, pues le parecía que podían ser el origen de tanta «inquietud» a la hora de comer, y sugería que esa tendencia podía ser el resultado de un complejo equilibrio interno. Davis concluyó que «a medida que se agota el suministro de distintos factores alimentarios, se produce un aumento del apetito por alimentos que puedan proporcionarlos». Y llevó este razonamiento un paso más allá: «Semejante explicación afirmaría la existencia de un centro del apetito y sería completamente teórica».

Esa última línea es una idea muy intrigante, y Davis se explayó un poco más:

> La precisión con la cual el hambre selectiva de los bebés que participaron en el experimento cumplió con los requisitos nutricionales sugiere que el apetito es otra de las muchas actividades de autorregulación cuyas funciones preparan la nutrición celular, se orientan a sus necesidades y no exigen conocimiento de nutrición ni dirección por parte de la mente.

Davis propuso que los seres humanos, del mismo modo que las vacas de Eddie, somos capaces de variar nuestra dieta con precisión de acuerdo con nuestras necesidades; es decir, que nosotros también podemos comer sin ningún conocimiento de nutrición de tal modo que nos permita desarrollar y mantener nuestro cuerpo. Quizá me lo perdí, pero el sistema que controla esto no se mencionó en mis seis años de facultad de Medicina.

6

Cómo nuestro cuerpo maneja realmente las calorías

El legado de los más de quinientos millones de años de la segunda era de la alimentación es un sistema interno que regula con precisión la ingesta de comida. Desde hace mucho tiempo, las especies que se alimentan de otros seres vivos resuelven dos problemas simultáneos con extraordinaria precisión: ingerir una cantidad adecuada de todos los micronutrientes esenciales y, a la vez, incorporar la proporción exacta de energía.

La parte del sistema que entendemos mejor es la que regula la incorporación de energía y, por tanto, la grasa corporal. El peso se gradúa con suma precisión, y cada especie tiene un porcentaje bastante uniforme de grasa corporal. Puede variar durante el año con el período de hibernación, las migraciones y la gestación, pero se controla de forma interna, al igual que todo lo demás en el cuerpo de todos los animales.

La composición orgánica natural de los seres humanos incluye más grasa que la de la mayoría de los mamíferos terrestres. Los elefantes machos tienen alrededor de un 8,5 % de grasa corporal, y las hembras, más o menos un 10 %.[1] Los simios, como los chimpancés y los bonobos, cuentan con menos de un 10 %.[2] En cambio, las poblaciones humanas cazadoras-recolectoras tienen un porcentaje de grasa corporal de aproximadamente un 21 % en las mujeres y un 14 % en los hombres.[3] La obesidad es muy poco común en aquellas poblaciones humanas que todavía viven en la segunda era de la alimentación, incluso cuando la comida abunda, y los animales salvajes —que también son parte de la segunda era de la alimentación— tampoco suelen desarrollar obesidad.*

Desde luego, la obesidad humana sí existía durante la segunda era, y es muy antigua. Entonces, antes de seguir avanzando, permíteme aclarar esto. La Venus de Willendorf es una figura tallada hace unos veinte mil a treinta mil años que representa un cuerpo femenino con un alto porcentaje de grasa corporal. Hay indicios de que quien la esculpió no lo hizo basándose en su imaginación, sino que podría haber reflejado la realidad.[7]

Se dice que varios miembros de la dinastía ptolemaica, que reinó en Egipto entre los años 305 y 30 a. C., eran tan obesos que por las noches les costaba respirar. Los alejandrinos apodaron a Ptolomeo VIII *Physcon*, que significa «barrigón».[8] Todos los escritos antiguos de Grecia, Egipto y la India hablan de obesidad y enfermedades metabólicas. También lo hacen el Antiguo y el Nuevo Testamento, los primeros textos cristianos y el Talmud, casi siempre en tono negativo.[9] En los últimos cientos de años, los retratos y las pinturas a menudo han

* Cuando estaba escribiendo este libro, varios amigos me enviaron artículos que proponían diversas causas para la obesidad; muchos informaban de que los animales también están aumentando de peso. Dos publicaciones hacían referencia a un trabajo de David Allison: «Canarios en la mina: un análisis de la pluralidad de la epidemia de obesidad en diversas especies».[4] Este estudio examinó a grupos de animales de ocho especies que no representan a las poblaciones silvestres. El informe no ofrece prueba alguna que sugiera que la obesidad humana generalizada tenga otra causa directa que el surgimiento de los ultraprocesados. David Allison es un académico de la Universidad de Alabama que, según numerosos informes, tiene extensos vínculos con CocaCola. En 2008 y 2011, tanto *The New York Times* como ABC News informaron de que recibía financiación de CocaCola, Kraft, PepsiCo, McDonald's y American Beverage Association.[5 y 6]

Es posible que esa financiación no influya en sus investigaciones, pero una publicación reciente suya, titulada «El consumo de patatas fritas y el balance energético: un estudio aleatorio controlado», es un ejemplo de cómo la ciencia financiada por la industria suele hacer descubrimientos alineados con los intereses de quien la financia. La investigación se financió mediante una subvención de la Alianza para la Investigación y Difusión sobre las Patatas (APRE, por sus siglas en inglés). La siguiente frase está tomada de su conclusión: «Los resultados no sustentan una relación causal entre el aumento del consumo de patatas fritas y los problemas de salud estudiados».

reflejado la obesidad. En 1727, el médico británico Thomas Short escribió: «En ninguna era hubo tantas instancias de corpulencia como en la nuestra».[10]

Todas esas instancias son anteriores al advenimiento de los ultraprocesados. Pero el aumento del peso corporal era sumamente infrecuente, y casi inaudito en los niños. Y, en bastantes sociedades humanas contemporáneas de la tercera era de la alimentación, muchos de nosotros tenemos porcentajes de grasa corporal similares a los de los mamíferos marinos famosos por su gordura. La ballena azul tiene uno de los porcentajes más altos de todos los animales: alrededor del 35 %. Y aquí va un anticipo del final de mi experimento: al terminar mi dieta estaba acercándome a esa proporción. Entonces, si bien es cierto que la obesidad humana no es nada nuevo, gran parte de este libro se concentra en el rápido aumento del peso corporal en la gran mayoría de los países entre el año 1900 y la actualidad, en especial a partir de los años setenta, y la prevalencia cada vez mayor de la obesidad en niños.

Sin embargo, a pesar de que esta enfermedad fue infrecuente hasta hace relativamente poco tiempo, la idea de que hay un sistema que regula el peso corporal en los humanos, o en cualquier criatura, es relativamente nueva. Durante mucho tiempo, numerosos médicos y científicos, incluso yo mismo, habíamos dado por sentado que anteriormente el porcentaje de grasa corporal en humanos había sido más bajo porque era más difícil conseguir alimentos. Según ese modelo, hemos evolucionado para que la comida nos resulte reconfortante y deseable, y por ello tenemos el impulso de consumir tanto como podamos. Entonces, en una era en la cual los alimentos son abundantes, seguros y deliciosos, el aumento de peso es inevitable.

Pero con esa idea de que nuestros kilos se regulan de forma externa según la provisión de alimentos, el peso sería una excepción entre los parámetros fisiológicos. Veamos, por ejemplo, la cantidad de agua que hay en el cuerpo. Quizá te parezca que la controlas conscientemente y, de hecho, puedes elegir beber algo en un momento determinado o más tarde. Sin embargo, en el curso de tu vida, la cantidad de agua que hay en tu cuerpo —y, por tanto, la concentración de los cientos de miles de sustancias químicas que te componen— está sujeta a un mecanismo interno muy preciso, incluso cuando bebes, sudas y orinas. El control consciente del equilibrio de fluidos es, cuando menos, temporal y, en gran parte, una ilusión. Y el caso de la respiración es aún más evidente, si intentas interrumpirla. La incorporación de alimentos tiene un control poco más consciente que la respiración o la bebida, y por eso es casi tan difícil limitar la ingesta de comida como lo es restringir la incorporación de agua u oxígeno. Qué, cuándo y cómo comemos: todo eso está determinado por sistemas complejos que funcionan muy por debajo de nuestro nivel consciente.

* * *

El modo en que los animales salvajes mantienen un peso corporal saludable y, al mismo tiempo, equilibran sus necesidades nutricionales resulta increíblemente complejo. Tenemos una inmensa deuda con las ratas por habernos ayudado a entenderlo.

En 1864, un fisiólogo francés llamado Paul Bert unió dos ratas de manera que compartían la circulación sanguínea. No necesitó una gran habilidad técnica. Simplemente retiró unas tiras de piel del costado de cada animal y luego los unió con una costura. Al sanarse la herida, crecieron naturalmente vasos sanguíneos de una rata a la otra y pasaron a ser un «par parabiótico».

Desagradable, sí, pero permitió a los científicos averiguar el efecto de las cosas en la sangre. En uno de los primeros experimentos, a una rata de un par parabiótico se le dio de comer azúcar mientras que a la otra no. Ambas desarrollaron hiperglucemia, pero solo una tuvo caries dental, lo que demostró que lo que ocasiona esta afección es el azúcar en la boca, no en la sangre. En otros experimentos, se unieron ratones viejos a otros más jóvenes, lo que prolongó la vida de los primeros y acortó la de los segundos.* Casi un siglo más tarde, en 1959,

* A la larga, esos experimentos dieron lugar a una cantidad de empresas emergentes de Silicon Valley que intentaron, sin éxito, prolongar la vida de ciertos multimillonarios de edad avanzada haciéndoles transfusiones de sangre de jóvenes.[11 y 12]

un fisiólogo inglés llamado G. R. Hervey inició una serie de experimentos que utilizaban la técnica del par parabiótico para comprender el control del peso corporal.

Es un estudio difícil de leer. Se unieron 93 pares de ratas, de los cuales sobrevivieron solo 32.[13] A esas se les insertó en el cráneo una pequeña sonda eléctrica, que se usó para dañar específicamente una parte del cerebro llamada hipotálamo. Si te metieras un dedo en la nariz y pudieras empujarlo hasta atravesar el hueso del fondo, acabarías por tocar esa región del cerebro. El hipotálamo mantiene la homeostasis de tu cuerpo: controla, entre otras cosas, tu temperatura, tu ingesta de agua y cuánto sudas.

Harvey observó que las ratas a las que se había dañado el hipotálamo perdían el control de su alimentación y a menudo se volvían obesas. Entonces comenzó a lesionar el hipotálamo de una sola rata en cada par parabiótico y los resultados fueron aún más horripilantes. La que tenía dañado el hipotálamo comía tanto y con tanta rapidez que a veces moría atragantada: ya no podían detectar las señales de «dejar de comer» que enviaba su cuerpo. En cambio, la otra rata —absolutamente normal salvo por estar cosida a la que tenía la lesión en el hipotálamo— comenzaba a consumirse. A ella sí le llegaba la señal, mediante el sistema circulatorio compartido, que le indicaba que dejara de comer.

Esa fue la primera prueba contundente de que existe un mecanismo de realimentación para el peso, tal como lo hay para todos los demás sistemas del cuerpo. Los resultados de los experimentos de Harvey sugerían que los animales tienen un peso fisiológico y un porcentaje de grasa corporal que son «correctos», así como una tensión arterial, temperatura, niveles de sodio, etc., que también lo son.

Ahora sabemos que una de las señales que indicaban a las ratas cuándo debían parar de comer es una hormona llamada leptina, que se produce en el tejido adiposo y que detecta el hipotálamo en el cerebro.[14] La leptina también debería modificar sutilmente cómo abordamos la grasa de nuestro cuerpo. Hay una tendencia a considerar que la grasa es casi un tejido muerto —una capa de sebo, un tanque de combustible expandible—, pero, en realidad, es un órgano endocrino sofisticado que produce una cantidad de hormonas que actúan sobre el cerebro para regular el peso corporal.

La leptina es una de varias hormonas que participan en el control del peso a largo plazo. Informa al cerebro sobre cuánta grasa hay en el cuerpo. Cuando su secreción disminuye, es señal de inanición y provoca en diferentes partes del cerebro una amplia variedad de efectos que impulsan un aumento de la ingesta de comida. Si una persona tiene un alto porcentaje de grasa corporal, la leptina debería decirle al cerebro: «Aquí hay más que suficiente grasa. No hace falta que te concentres tanto en comer».

La leptina y otras hormonas participan en el control prolongado de la ingesta de comida, pero también hay un sistema de regulación a corto plazo. Después de comer, tu hígado, tu páncreas, tu estómago, tus intestinos delgado y grueso, tu microbioma, tu tejido adiposo y muchos más órganos detectan los azúcares, las grasas, las proteínas y otras moléculas en el sistema digestivo y en la sangre. Envían señales al cerebro —y las reciben de él— mediante una red de nervios, vasos sanguíneos y hormonas. Hay un diálogo entre los órganos, que conversan constantemente dentro de ti acerca de lo que deberías comer, cuándo deberías ingerirlo y cuándo dejar de hacerlo.*

Estos sistemas de largo y corto plazo tienen que ver con la regulación medianamente mecánica de la alimentación y la energía, las cantidades necesarias de combustible y de nutrientes para tu funcionamiento básico. Pero, cuando los describe la literatura científica, se

* Incluso antes de que empieces a comer, tu estómago segrega una hormona llamada grelina (la «hormona del hambre»), que fluye en la sangre hasta una parte del cerebro llamada hipotálamo y le da la orden de empezar a comer. La grelina también estimula las «neuronas del deseo»: las de la dopamina, en el sistema límbico. Cuando la comida llega a tu intestino, se liberan aún más hormonas. Está la colecistoquinina, que envía una señal nerviosa a los centros inconscientes del cerebro en el extremo superior de la médula espinal, los cuales, a su vez, transmiten el mensaje al hipotálamo, que te proporciona la sensación de saciedad. Luego están el péptido YY y el péptido 1 similar al glucagón, que fluyen en la sangre hasta el hipotálamo y disminuyen el placer de comer, además de muchas otras hormonas y neurotransmisores de nombres pegadizos que actúan en conjunto para determinar la ingesta de comida. Y eso es antes de llegar a las hormonas que se segregan cuando haces dieta o pasas hambre.

suele omitir la experiencia consciente de comer. Son bastante recientes los artículos científicos que han comenzado a describir el hecho de comer como un proceso que implica placer o que ya empiezan a usar palabras como «gratificante» o «delicioso». Al fin y al cabo, se trata de términos que se asocian con otro sistema: el hedónico, combinado con los antiguos circuitos que nos hacen desear y disfrutar las cosas.

Cuando comprendemos cómo interactúa la regulación del combustible y la energía con el placer, se produce la conexión emocional entre nuestra experiencia consciente del mundo y el funcionamiento de nuestro cuerpo como máquina. Nos lleva al límite entre ciencia y filosofía.

Sabemos que esos dos sistemas —el que guía el comer por placer y el que supervisa la alimentación para obtener nutrición y combustible— se encuentran estrechamente vinculados por medio de una cadena de presiones evolutivas que datan de cientos de millones de años. Según parece, los peces primitivos que fueron nuestros ancestros lejanos hace trescientos millones de años ya tenían una versión de los mismos circuitos de gratificación que motivan hoy tantos de nuestros actos.[15]

Durante mucho tiempo, incluso los científicos que estudiaban esos sistemas creían que los dos competían entre sí: el hambre y la gratificación aumentan la ingesta, mientras que la sensación de saciedad la reduce. Este modo de pensar conduce rápidamente a algo que yo siempre había dado por sentado: si la comida es deliciosa, anula el sistema que intenta con desesperación avisarnos de que estamos llenos. Es el famoso «si como otra porción voy a vomitar, pero bueno, adelante».

Pero ¿realmente es ese el problema? ¿La comida que se nos hace irresistible de tan deliciosa?

Kevin Hall —de Bethesda, Maryland, quien puso a prueba la teoría de Monteiro— antes pensaba como yo: que, simplemente, lo delicioso superaba a la saciedad. Hall sospechaba que los alimentos ultraprocesados, sumamente reconfortantes o adictivos, anulan nuestro sistema homeostático. Sin embargo, ya no piensa así. Aunque me explicó su creencia anterior mediante una analogía —una explicación bonita y atractiva de por qué no podemos hacer frente a los UPF—, ahora considera que esa teoría inicial era errónea.

«Imagina una casa pequeña en el norte de California. Tendrá una caldera pequeña, suficiente para los inviernos templados de la zona, y un termostato. La temperatura sube y baja entre el verano y el invierno —me explicó Hall—. El termostato y la caldera trabajan en conjunto y se encienden y apagan conforme cambia la temperatura exterior. Así, la casa se mantiene a la misma temperatura todo el año».

Esa casa que tiene una caldera adecuada para el clima local es como un cuerpo humano, o un cuerpo cualquiera, durante la segunda era de la alimentación. A veces abunda la comida, y otras veces escasea. El sistema mantiene la ingesta necesaria.

«Sin embargo —prosiguió Hall—, digamos que tomo esa casa y la llevo a Edmonton, en el norte de Canadá». Edmonton es conocida por sus crudos inviernos y tiene un significado particular para Hall: vivió allí algunos años muy duros, en los que volaba con frecuencia y trabajaba a distancia para una empresa que parecía estar fracasando. «En Edmonton, la caldera sigue funcionando a la perfección y el termostato está puesto a una temperatura agradable, pero es imposible que pueda competir con el entorno. La caldera está encendida todo el tiempo, pero fuera la temperatura es tan extrema y fría que la vivienda, inevitablemente, también se enfría».

Si fuera hiela, la casa se congela.

En esta analogía, cuando estamos rodeados por comidas extremadamente deliciosas, aumentamos de peso, tal como nuestra casa se enfría cuando está rodeada de un clima gélido. Es una deducción que, sin duda, resulta intuitiva, pero a Hall ya no lo convence: «Ahora no creo que esto funcione así». No tenía ninguna analogía elegante para ilustrar cómo piensa que los ultraprocesados alteran nuestro sistema de incorporación de energía. «Ahora pienso que, de alguna manera, el entorno alimentario (los UPF) reinicia el termostato, o lo evita, o tal vez lo rompe por completo».

La teoría de Hall no es simplemente que los ultraprocesados son deliciosos y por eso crean un «exceso hedónico» por el cual disfrutamos más comer de lo que odiamos estar llenos. Lo que él dice es que el nuevo entorno de los UPF está afectando nuestra capacidad de autorregularnos.

Y, en efecto, si bien desconocemos de qué manera nuestro sistema alimentario actual rompe o evita nuestro método evolucionado de regulación del peso, cada vez más estudios demuestran que cada aspecto de los ultraprocesados altera nuestra red de neuronas y hormonas reguladoras, que data de muchos millones de años.

El instinto de físico teórico de Hall lo llevó a acompañar ese pensamiento. Junto con otros profesionales (como Sadaf Farooqi y Stephen O'Rahilly, de Cambridge), ha congregado una cantidad de esas ideas y estudios en algo que se aproxima a un gran modelo unificado de la regulación del peso corporal: el equilibrio energético. En un artículo de 2022,[16] Hall y sus coautores empiezan a describir las conexiones que existen entre las áreas hedónicas del cerebro y las de detección de nutrientes, donde nuestra experiencia emocional consciente se conjuga con nuestra fisiología interna.

Quizá esta conexión se pueda comprender mejor por la sensación, que muchos tenemos a diario, de ser incapaces de dejar de comer aunque queramos. Hay algo en la comida, o en las señales en la sangre o en el cerebro, que entra en conflicto con otra área. Con frecuencia, la saciedad física y nutricional no parece bastar para anular el circuito del deseo.

No es solo la comida lo que influye en esos procesos. Sabemos que todas esas señales externas que nos incitan a comer (anuncios publicitarios, escaparates, precios, envases, aromas) provocan impactos importantes en nuestro cerebro y nuestro cuerpo, efectos que apenas estamos empezando a comprender.

El modelo hace hincapié en que hay señales potentes, tanto dentro del cuerpo como fuera de él, que influyen en la ingesta de comida y en el equilibrio energético muy por debajo del nivel consciente, y tienen que ver con ideas relacionadas y escurridizas como prominencia, deseo, motivación y recompensa. Sobre todo eso extendemos un nivel de conciencia, pero el hecho de comer es mucho menos optativo de lo que parece.

Esta es una de las muchas razones por las cuales un simple consejo como «¡Come menos y haz más ejercicio!» carece de eficacia para la pérdida sostenida de peso. Resulta tan absurdo como decirle a alguien que tiene sed «¡Bebe menos agua!».

No comemos porque tenemos hambre. Estamos controlados por antiguos sistemas neuroendocrinos de realimentación, que han evolucionado para que no dejemos de consumir todo lo que necesitamos para transmitir algunos genes. Es un procedimiento intrincado, complejo y, en ciertos aspectos, de una robustez extraordinaria. Pero, a muchos de nosotros, nos hace incapaces de resistirnos a los nuevos alimentos que se nos presentan constantemente de manera novedosa. El sistema no ha evolucionado para enfrentarse a los productos que han llegado con la tercera era de la alimentación.

Sin embargo, yo aún tenía algunas dudas sobre si los ultraprocesados eran realmente la causa principal del aumento de los índices de obesidad. Hay muchos otros motivos posibles que muchos hemos llegado a aceptar como obvios, como la responsabilidad individual o nuestro estilo de vida cada vez más sedentario. Y, desde luego, el azúcar. Seguramente, el hecho de que ingerimos mucho más azúcar que antes debe tener algo que ver con el aumento de peso en todo el mundo, ¿no?

7

Por qué el problema no es el azúcar...

Las muchas maneras en que los ultraprocesados subvierten este sistema de control del peso son un tema que abordaremos en la tercera parte de este libro. Pero durante los últimos veinte años hemos tenido otro elemento al que culpar por la creciente cantidad de gente que aumenta de peso: el azúcar. En este capítulo veremos por qué el azúcar y los hidratos de carbono no tienen esa responsabilidad.

Gary Taubes es, tal vez, el causante de que tengas la idea de que el problema son los hidratos de carbono. También es probable que por él hayas oído hablar de las dietas cetogénicas (alto contenido de grasa, bajo de hidratos de carbono) y que incluso hayas tratado de reducir tu consumo de azúcar y otros hidratos de carbono (como los almidones, que se convierten rápidamente en azúcar en el cuerpo).

La primera vez que leí su trabajo, mientras estudiaba medicina, Taubes me pareció el Galileo de la nutrición: el arquetípico genio hereje. En una película de su vida, Taubes podría hacer el papel de sí mismo. Ahora, a sus cincuenta y tantos años, tiene la misma complexión que cuando estudiaba física y jugaba en el equipo de fútbol americano de Harvard. De allí fue a Stanford a estudiar ingeniería aeroespacial porque quería ser astronauta, pero su estatura y su autoproclamada resistencia a la autoridad lo encauzaron hacia el periodismo.

Para alguien que llegó a ser una de las voces más influyentes de este siglo en nutrición, decididamente tuvo un comienzo bastante lento. En 1997, a los cuarenta y un años de edad, había escrito dos libros sobre la historia de la ciencia que habían tenido muy buena acogida, pero aún seguía trabajando de forma autónoma y pagando su alquiler con dificultad. Luego, empezó a escribir sobre salud pública, con un artículo sobre la sal y la tensión arterial. Para hacerlo, echó mano de todos los rasgos de su carácter, desde su deseo de oponerse a la autoridad hasta su obsesión con los detalles y los datos, hasta poner en tela de juicio uno de los consejos médicos más convencionales: que la sal era mala para la presión sanguínea.

Por ese artículo, ganó un premio al periodismo científico de la National Association of Science Writers. En aquel momento, ese texto me motivó a usar tanta sal como quisiera —más o menos—, y su éxito llevó a Taubes a fijar su atención sobre la grasa en la dieta. Pasó todo un año escribiendo un artículo para *The New York Times* titulado «¿Y si todo ha sido una gran mentira?», que llegó a ser uno de los más leídos de 2002. El texto apareció en una época en que la gente parecía dispuesta a modificar su dieta. Quizá siempre sea ese momento, pero Taubes tuvo el carisma y las credenciales para catalizar un movimiento. Los índices de obesidad venían creciendo año tras año, y nada había cambiado en el mundo en las cuatro décadas anteriores con los consejos nutricionales de evitar la grasa, en especial la saturada. Durante la década de 1980, en Estados Unidos se triplicó la cantidad de menores de edad con sobrepeso y aumentaban los casos de diabetes tipo 2 (relacionada con la alimentación) en niños, especialmente entre las comunidades indígenas.

Según Taubes, la ciencia establecida creía que la gente estaba engordando porque consumía mucha grasa. Y, si bien es discutible hasta qué punto eso es cierto,* ese argumento tiene algo que resulta intuitivamente satisfactorio. En primer lugar, es verdad que la grasa contiene más calorías por gramo que las proteínas o los hidratos de carbono. Y también lo es que la dieta de aquellos que tenían obesidad parecía incluir grandes cantidades de alimentos grasos. Sin embargo, aunque en los años ochenta se difundió más la idea de que el problema era la grasa y esta se reemplazaba cada vez más por el azúcar en la dieta, la población obesa seguía en aumento. Parecía que los consejos eran erróneos.

Taubes propuso una alternativa que aún llama hipótesis «hereje» de reducción de los hidratos de carbono:** al final, Robert Atkins tenía razón.

Seguramente habrás oído hablar de Atkins, que en 1972 publicó *La revolución dietética del Dr. Atkins*, que recomendaba una dieta prácticamente sin hidratos de carbono.***

La hipótesis alternativa de Taubes dice algo así: los estadounidenses —y todos los demás— están comiendo más porque tienen más hambre, y tienen más hambre por la hormona insulina. La insulina,

---

* Mucha gente consideraba que Taubes había exagerado la solidez de la creencia ortodoxa. En realidad, no está tan claro que se hayan dado consejos nutricionales del modo que él afirmaba. El informe del director general de Sanidad de Estados Unidos que aconsejaba reducir el consumo de grasa fue editado por Marion Nestle, una de las figuras más importantes, rigurosas y respetadas de la nutrición mundial en las últimas cinco décadas. Ella tenía claro que el informe no decía que había que evitar la grasa; simplemente reconocía que la grasa contiene más poder calórico que las proteínas o los hidratos de carbono y, por consiguiente, engorda si no se limitan otras fuentes de calorías. Haya sido o no el dogma de que «si es bajo en grasa es bueno» la posición ortodoxa, Taubes tiene razón en que, para el cambio de siglo, ya se reconocía ampliamente que, tanto en los ensayos clínicos como en el mundo real, las dietas reducidas en grasas no habían logrado un efecto significativo en el peso a largo plazo de los participantes.

** Nuevamente, es debatible el grado de herejía de esta postura. Por ejemplo, el mismo Taubes reconoce que Walter Willett, que por entonces presidía el Departamento de Nutrición de la Facultad de Salud Pública de Harvard —es decir, difícilmente una figura contracultural en el mundo de la nutrición— había emprendido un estudio de cien millones de dólares con casi trescientas mil personas, que contradecía el mensaje de «si es bajo en grasa es bueno».

*** Atkins era una figura controvertida, sobre todo porque, aparentemente, tuvo por lo menos un ataque cardíaco, y, cuando falleció tras una caída, pesaba 117 kilos, según *The Wall Street Journal* y un informe filtrado del médico forense.

segregada por el páncreas, elimina el azúcar de la sangre y permite que llegue a las células en forma de combustible. Si ingieres hidratos de carbono, tu nivel de azúcar comienza a subir, pero la insulina lo vuelve a la normalidad. Cuando el nivel de insulina está alto, como después de una comida, reduce el apetito y convierte el azúcar en grasa para almacenarla. Cuando está bajo, como cuando hace un tiempo que no comes, empiezas a quemar grasas.

La idea es que, cuando ingerimos muchos hidratos de carbono, estos hacen subir rápidamente la insulina para que se ocupe del azúcar. Ese aumento no solo promueve el almacenamiento de grasa, sino que además reduce los niveles de azúcar a un punto más bajo que el que tenían antes de la comida. Eso les quita energía a nuestros músculos, por lo cual también estamos menos activos. Además, el hecho de que los músculos estén hambrientos de energía envía señales al cerebro para consumir más alimento. Y, cuando el nivel de insulina está alto, suprime el apetito; pero cuando vuelve a bajar tras la subida también sentimos hambre. Taubes sugiere que, si evitamos los hidratos de carbono, ocurrirá lo contrario: nuestra insulina no se elevará, almacenaremos menos grasa, aumentará nuestro gasto energético y se reducirá nuestro apetito. Pero la insulina tiene muchas otras funciones en diversos tejidos del cuerpo, y en la mezcla también intervienen muchas otras hormonas que ayudan a determinar si almacenamos grasa o si la quemamos, en lugar de proteínas o hidratos de carbono, como combustible.[1]

Los indicios de que el azúcar podría ser la única causa del sobrepeso y la obesidad nunca han sido muy sólidos. La teoría de Taubes dependía de la idea de que, como se había recomendado una dieta baja en grasas, la gente no solo había estado consumiendo más azúcar, sino también menos grasas. Taubes usó como ejemplo los yogures desnatados, porque a menudo se endulzaban con azúcar y se espesaban con hidratos de carbono para hacerlos más apetitosos. Citó a una economista del Departamento de Agricultura de Estados Unidos, Judith Putnam, que, en lo que respecta al consumo de hidratos de carbono, aseguraba que entre los años 1980 y 2000 el ciudadano medio había incrementado su ingesta anual de cereales en 27 kg, y su consumo anual de azúcar, en 14 kg.

Sin embargo, si bien era cierto que los estadounidenses habían estado comiendo más hidratos de carbono refinados, también lo era que no habían ingerido menos grasas. Todo lo contrario: estaban consumiendo más. Según el Departamento de Agricultura de Estados Unidos, la ingesta de grasas había aumentado desde finales de la década de 1970 hasta la publicación del artículo de Taubes en 2002. En un informe sobre la investigación de este último que publicó el Center for Science in the Public Interest, Putnam afirmaba que, efectivamente, ella le había explicado todo eso a Taubes, pero que él la había citado de manera selectiva y parcial.[2]

Taubes presentaba las posibles causas de la obesidad como una dicotomía: grasa o hidratos de carbono, y dejaba de lado otras explicaciones posibles, como la falta de ejercicio, el papel de la industria alimentaria, el procesamiento, la calidad del aire o alguna combinación de todas esas cosas.

No pasó mucho tiempo hasta que la idea de que el azúcar era el problema nutricional llegó a ser prácticamente aceptada, y Taubes estaba decidido a demostrarlo. Para ello, ideó un experimento que pasaría a ser uno de los más influyentes en la historia reciente de la nutrición, aunque no por los motivos que él esperaba. En 2012, Taubes se asoció con un carismático médico canadiense llamado Peter Attia, y juntos crearon NuSI (Nutrition Science Initiative), para cuya financiación recaudaron millones. El plan era resolver el problema de la obesidad en Estados Unidos. Llevarían a cabo una serie de experimentos para demostrar, de una vez por todas, que las calorías del azúcar provocan más aumento de peso que las de la grasa.

Hay que reconocer que consiguieron la participación de excelentes científicos que miraban la hipótesis con escepticismo. Uno de ellos era Kevin Hall. El abordaje de NuSI era antagónico, casi como un proceso judicial. Quienes financiaban la investigación no esperaban los mismos resultados que los científicos que la llevaban a cabo, pero todos estaban de acuerdo en la metodología.

El primer experimento de Hall fue una prueba piloto de diecisiete voluntarios. NuSI y el equipo de Hall acordaron que, si el resultado era significativo, harían otro estudio con más participantes. Los voluntarios seguirían una dieta con alto contenido de hidratos de carbono durante cuatro semanas, y luego, la cambiarían por otra muy baja en hidratos de carbono durante cuatro semanas más. Ambas dietas tendrían la misma cantidad de calorías. Durante todo el estudio, se haría un seguimiento de todos los parámetros físicos de los participantes en un entorno de laboratorio altamente controlado. Todos estaban de acuerdo en las dietas y los protocolos a seguir.

Con la dieta reducida en hidratos de carbono, disminuyeron los niveles de insulina de todos los voluntarios, lo que significaba que las condiciones del experimento eran adecuadas para poner a prueba la hipótesis de Taubes de que la cantidad de esta hormona era importante. Pero, cuando analizaron todos los datos, se llevaron una sorpresa: no había diferencia alguna entre los grupos en cuanto al efecto de la grasa o el azúcar sobre el metabolismo. Una caloría era una caloría, ya viniera de los hidratos de carbono o de las grasas. Se trataba de un estudio reducido pero llevado a cabo con rigurosidad, por lo que podía refutar una hipótesis. Hall publicó sus resultados[3] y los comentó en el *European Journal of Clinical Nutrition*.[4]

Su artículo hablaba tanto sobre la filosofía de la ciencia como sobre nutrición. Halls recurría a sus estudios de física para demostrar el principio de la falsificación, recordando cómo, a finales del siglo XIX, los científicos habían propuesto que la luz era una onda en algo llamado «éter luminífero». El modelo tenía sentido intuitivamente, pero era erróneo, como demostraron varios experimentos.

Hall reiteró que no podemos probar ningún modelo científico de manera definitiva. Lo que hacen los investigadores es realizar una serie de experimentos y hacer observaciones. Solo si el método resiste esas pruebas llega a tener aceptación general. Pero lo más importante de cualquier modelo o teoría es que debe hacer predicciones que, si resultan equivocadas, lo invaliden. A todos nos gusta tener razón, pero el objeto de la buena ciencia es intentar demostrar que estamos equivocados. Hall pensaba que, al margen de si NuSI podía admitirlo o no, se había evidenciado que algunos aspectos importantes del modelo de Taubes, con los hidratos de carbono y la insulina, eran incorrectos. El modelo era demasiado simplista.

NuSI empezó a decaer y finalmente cerró en 2021. Llamé a Gary Taubes para preguntarle su opinión sobre lo acontecido y el estado actual del debate sobre los hidratos de carbono. Hablamos una noche por videollamada. Era tarde para mí y temprano para él. Lo vi iluminado por el sol brillante de California, en una habitación con paneles de madera en las paredes, y no era como yo esperaba. Es callado, humilde y gracioso. Yo me había equivocado debido a la diferencia de ocho horas y al cambio horario, pero él me tranquilizó: «No te preocupes. Tengo un amigo muy querido que es profesor en Harvard y, siempre que me llama, se equivoca con la diferencia horaria».

La primera impresión que tuve de él, y la más duradera, fue cálida. La gente ha dicho cosas horribles sobre Taubes en internet, pero a mí me pareció decente y sincero. Hablamos durante tres horas, y demostró una buena actitud hacia todos, aparentemente sin esfuerzo. Fue muy agradable.*

Le pregunté si estaba aburrido de escribir sobre los hidratos de carbono. «Mi esposa dice que, si yo viera que a alguien lo atropella un coche al cruzar la calle, encontraría la manera de culpar a los hidratos de carbono —respondió—. Pero yo creo que se ha cometido una terrible injusticia. Me siento un denunciante. Cientos de millones de personas están recibiendo indicaciones erróneas sobre lo que deben comer. Es difícil no preocuparme por ello».

Dimos muchas vueltas para hablar de los detalles del experimento y su desacuerdo con Hall. Coincidían en los protocolos y las estadísticas, pero, para Taubes, aquella prueba no era más que un estudio piloto. Solo cuando llegaron los resultados, se le hizo evidente que, a su modo de ver, el método era defectuoso.

Yo lo entiendo. Hasta que no se completa un experimento, es imposible ver todo lo que puede salir mal. Cuando trabajaba en el

---

* Sin embargo, las críticas a veces le han quitado el sueño. Siempre me intriga saber por qué la gente se levanta a las cuatro de la madrugada, porque yo suelo estar despierto a esa hora, sin poder dormir. «De madrugada, intento convencerme: "No te tomes nada de esto con demasiada seriedad" —me dijo Taubes—. Me gusta decir en broma que, debido a la preocupación, algunos judíos evolucionamos para despertarnos a las cuatro. Al fin y al cabo, en Europa, muchos supervivientes del siglo xx habrían sido quienes estaban despiertos, listos para escapar en mitad de la noche, cuando oyeran golpes en la puerta...».

laboratorio, participé en experimentos que tenían decenas o cientos de etapas, todas imperceptibles, incluso bajo el microscopio: moléculas invisibles modificadas de manera invisible. Tomábamos en cuenta todas las variables que podíamos, pero a veces un resultado negativo significaba simplemente que habíamos cometido algún fallo, no necesariamente que nuestra hipótesis fuera errónea.

En parte, ser un buen investigador científico consiste en hallar el equilibrio entre abordar cada etapa con suficiente paranoia como para pensar en todo y hacerlo bien, y evitar ser paranoico hasta el punto de no poder confiar en los resultados. En algún momento tienes que decir: «Hice este experimento. Este es el resultado. Creo que significa esto». Y luego tienes que tener la grandeza de ver cómo otros hacen pedazos tus conclusiones y darte cuenta de si lo hacen porque estabas equivocado o porque acabas de demostrarles que el trabajo de toda su vida está mal.

Pero el estudio piloto de Hall no era lo único que parecía contradecir partes importantes de la hipótesis sobre los hidratos de carbono y la insulina. Hay muchos otros indicios que también la desmienten. La hipótesis se puso a prueba muchas veces, y el análisis más prolongado, realizado con personas que viven en el mundo real, no halló diferencias sostenidas en la incorporación de calorías entre dietas altas y bajas en hidratos de carbono.[5]

En otro experimento, los voluntarios seguían dos dietas en orden aleatorio: una con un 10 % de hidratos de carbono y un 75 % de grasa, y la otra, con estos porcentajes invertidos. Contrariamente a lo que cabría suponer según la hipótesis de los hidratos de carbono y la insulina, se descubrió que los participantes ingerían 700 calorías menos al día con la dieta alta en hidratos de carbono, y que solo quienes seguían esa dieta tuvieron un descenso de peso importante.[6 y 7]

En el mundo real, parece ser que a la gente le resulta difícil mantener una dieta muy baja en hidratos de carbono porque no les da buenos resultados. En 2003, hubo un estudio nutricional que duró un año y cuyos resultados se publicaron en *The New England Journal of Medicine*. La investigación comparaba paralelamente una dieta baja en hidratos de carbono con otra baja en grasas. Los resultados revelaron que si bien, al cabo de tres meses, el grupo que seguía la dieta baja en hidratos de carbono había bajado más de peso, no se observaba una diferencia importante a los doce meses. Ambas dietas disminuían la tensión arterial y mejoraban la respuesta de la insulina a la ingesta de azúcar, pero, en ambos casos, muchos participantes no mantenían la dieta.[8]

Hubo un estudio de NuSI, realizado por investigadores de Harvard y publicado en 2018, que sí parecía confirmar la hipótesis de los hidratos de carbono y la insulina.[9] En esta prueba, 164 estudiantes, profesores y empleados de la universidad que vivían con sobrepeso iniciaron una dieta baja en hidratos de carbono, que tuvo un efecto beneficioso en su metabolismo. No obstante, Kevin Hall fue el primero en identificar un problema importante en la valoración de los datos: aparentemente, el equipo de Harvard había analizado un resultado algo diferente del que se habían propuesto investigar.

Cuando se diseña un estudio, y antes de llevarlo a cabo, se debe decidir qué se va a medir y cómo se va a informar. Si se cambia el objeto, es como mover el blanco después de arrojar el dardo. Como dijo Hall diplomáticamente en un comentario: «Informar sobre los resultados de un estudio conforme a los planes de análisis especificados con antelación ayuda a reducir el sesgo».[10]

Cuando Hall analizó los datos de acuerdo con el plan original del equipo de Harvard, el efecto que afirmaban haber hallado desapareció. De hecho, el estudio parecía sustentar la creencia generalizada de que el hecho de variar la grasa y los hidratos de carbono en la dieta no modifica sustancialmente el gasto de energía.

Yo mismo probé una dieta cetogénica. Descubrí que podía comer muchas cosas que me gustaban, que podía sentirme lleno y que además bajaba de peso. Pero a la larga tenía antojos de espaguetis con salsa boloñesa, de agregarle arroz al pollo y patatas fritas al bistec, de modo que la dejé. Corroboran mi experiencia numerosos estudios de personas que seguían dietas cetogénicas para la epilepsia —que, en efecto, parecen reducir la frecuencia de las convulsiones, especialmente en niños—. Es de suponer que los adultos que siguen dietas bajas en hidratos de carbono para disminuir las convulsiones se verían muy motivados para cumplirlas. Sin embargo, tienen unas cinco veces más probabilidad de abandonar las pruebas, en comparación con quienes participan en estudios sobre tratamientos con fármacos estándar.[11] Cabe señalar, no obstante, que esas dietas a veces difieren de la de Atkins en ciertos aspectos que podrían hacerlas más difíciles de mantener.

No es mi intención sugerir que las dietas bajas en hidratos de carbono no ayudan a algunas personas a bajar de peso ni que carecen de beneficios para la salud. Tampoco estoy sugiriendo que la insulina no sea importante en la regulación de la grasa corporal. Pero sí estoy diciendo que, si observamos el espectro completo de las pruebas disponibles, siempre que se siga consumiendo la misma cantidad de calorías, la disminución de la insulina que provoca el hecho de limitar la ingesta de hidratos de carbono no parece hacernos almacenar menos grasa ni quemar más energía.

De hecho, para la gente que logra mantenerlas, sospecho que las dietas bajas en hidratos de carbono sí dan resultado;* es solo que los seres humanos hemos evolucionado para ingerir glúcidos como base de nuestra dieta, y nos cuesta más alimentarnos sin ellos. Las proteínas y las grasas nos llenan antes de que lleguemos a ingerir demasiadas calorías. Pero el problema común a todas las dietas es que, en realidad, no elegimos lo que comemos. Tenemos un sistema interno que nos guía. Podemos evitar los hidratos de carbono al igual que podemos contener la respiración, pero tarde o temprano casi todos nos daremos por vencidos.

Al final, Taubes no era Galileo. Pero sí se parece un poco al papa Urbano VIII, amigo y mecenas de este genio del Renacimiento. Al fin y al cabo, fue este pontífice quien invitó a Galileo a comparar los modelos geocéntrico y heliocéntrico del sistema solar, tal como Taubes invitó a Hall a investigar el modelo carbocéntrico de la obesidad, solo para descubrir, en ambos casos, que los resultados no coincidían con lo que habían esperado.

En definitiva, parece ser que el azúcar no provoca aumento de peso porque incrementa los niveles de insulina. Pero ¿qué papel juega, entonces, en la historia de la salud humana y los ultraprocesados?

---

* Hay informes —en su mayoría, anecdóticos— de personas que han bajado mucho de peso con una dieta baja en hidratos de carbono. Me pregunto si eso no se deberá a que las dietas cetogénicas eliminan casi todos los ultraprocesados, que típicamente se basan en carbohidratos y azúcar, más que a los niveles bajos de insulina.

* * *

Hace mucho tiempo que los seres humanos comemos enormes cantidades de hidratos de carbono en forma de azúcares y almidones. Una dieta nos vincula con la gente que nos rodea —o, al menos, así debería ser— y esos vínculos, histórica y prehistóricamente, por lo general han consistido en una cantidad de plantas ricas en fécula; básicamente, una por sociedad: maíz, patatas, arroz, mijo y trigo. Tenemos mucha experiencia en la ingesta de almidón y azúcar (ya sea de frutas, caña de azúcar o miel), y parece ser algo que el cuerpo humano tolera y disfruta, incluso en cantidades razonablemente grandes.[12 y 13]

La miel es un ejemplo muy interesante, porque es uno de los alimentos naturales que más energía aportan. Químicamente, sin embargo, es indistinguible del jarabe de maíz de alta fructosa —ambos son mezclas de glucosa y fructosa en distintas proporciones— y del azúcar de mesa —ambos son pares cristalizados de moléculas de glucosa y fructosa—.* Pero durante toda la prehistoria, los seres humanos obtuvieron una cantidad sustancial de sus calorías de la miel: hasta el 16% de media en algunas comunidades y, según un estudio realizado con la etnia de los mbuti de las selvas del Congo, durante la estación lluviosa, hasta el 80% de las calorías de su dieta proviene de la miel.** No hay informes de sobrepeso generalizado en esas comunidades, y muchas

* Jarabe de arce, néctar de agave, azúcar de mesa, sirope dorado: el cuerpo los trata a todos más o menos igual. La gente discute sobre glucosa o fructosa, pero la miel y el jarabe de maíz de alta fructosa son tan similares que puede ser difícil detectar la adulteración de la primera con el segundo.[14] Además, en la fabricación comercial de miel hay numerosos antecedentes de abejas a las que se alimenta de jarabe de maíz de alta fructosa si las colmenas se encuentran en un lugar donde no hay suficiente néctar silvestre.[15] Entonces se plantea la cuestión de si la miel comercial no será, en gran parte o en su mayoría, un ultraprocesado fabricado por abejas.

** En estudios del pueblo hadza, en Tanzania, los cazadores obtenían entre un 8 y un 16% de sus calorías diarias de la miel. La carne les proporcionaba entre un 30 y un 40%; el fruto del baobab, un 35%, y los tubérculos, del 6 al 22%. Su miel contiene trozos del panal, que está lleno de grasas semidigeribles y grandes cantidades de proteínas blandas de larvas y huevos de las abejas que viven en la colmena. Es un alimento nutricionalmente completo.

sociedades contemporáneas de cazadores-recolectores aún consumen grandes cantidades de este alimento.[16]

Además, está el hecho de que Carlos Monteiro, en sus investigaciones, consideraba que la presencia de un paquete de azúcar en la mesa era señal de salud, porque significaba una familia que cocinaba. Sin embargo, eso no significa que el azúcar sea saludable. Simplemente significa que nuestra dieta es tan terrible que es más sano comprar azúcar para preparar dulces en casa que comprar ultraprocesados industriales con azúcar añadido.

Sé que te parecerá que estoy dando un doble mensaje al decir que el azúcar es señal de salud y, a la vez, de insalubridad. Pero es que así lo veo: el azúcar —incluida la miel— puede perjudicar al organismo, no porque aumente los niveles de insulina, sino porque provoca caries y nos hace comer de más.

Una mañana, durante el desayuno, puse a prueba esta segunda idea* con Lyra y Sasha. Tú también puedes hacerlo si tienes un niño cerca, o alguien que acceda a comer sin limitarse. Necesitarás azúcar, leche y unos Rice Krispies. Primero, sirve dos tazones iguales; digamos, treinta gramos en cada uno. Luego, retira una cucharada de cereal de uno de los tazones y reemplázala por una de azúcar. Por último, añade la leche.

Desde el punto de vista nutricional, el tazón que tiene el azúcar añadido y el que no lo tiene son casi idénticos. Contienen la misma cantidad de hidratos de carbono, grasas y proteínas, y cada tazón provocará el mismo efecto en la glucemia.**

---

* Geoffrey Cannon fue el primero que me hizo ver el azúcar de esta manera. Es amigo y antiguo colaborador de Carlos Monteiro, y su aporte fue fundamental para comprender el rol de la industria en la clasificación NOVA.

** Los Rice Krispies de por sí incrementan la glucemia más que el azúcar de mesa. En una escala del impacto que provocan en la glucemia, si la glucosa es un 100, el pan blanco también es 100, los Rice Krispies son 95, los copos de maíz Kellogg's (como se venden en Estados Unidos) son 92, el muesli Alpen es 55; el Special K de Estados Unidos es 70, cifra similar a la de los que se venden en España (69-70). Los Skittles son un 70. Una barra Snickers es apenas un 41. Las zanahorias están entre 32 y 92. El azúcar de mesa ronda los 60. No es fácil sacar algo en limpio de esta variedad, salvo que demuestra lo limitado que resulta pensar en los alimentos desde el punto de vista del índice glucémico. Es posible que las cosas dulces afecten menos la glucemia porque, apenas llegan a la boca, estimulan la liberación de insulina, que reduce el nivel de azúcar en sangre.

Sin embargo, las niñas reaccionaron a ellos de manera muy distinta: comieron todo el tazón que tenía azúcar añadido y después pidieron más. No les disgustó el tazón que no tenía azúcar, pero ninguna de las dos lo terminó. El azúcar hizo que las niñas ingirieran más calorías de grasa y proteínas de la leche y más calorías de almidón del cereal. El azúcar y la sal son los dos aditivos que más abren el apetito, y por eso son casi universales en los ultraprocesados, ya sean latas de legumbres o pizza. Entonces, el alto contenido de azúcar es una de las propiedades de los UPF que provocan el aumento de peso.

El otro problema obvio del azúcar es que destruye los dientes. Por su dureza, el esmalte dental está entre el acero y el titanio, pero su fuerza proviene de su contenido en minerales, en especial de calcio, que es lo que se pierde con los ácidos. En la actualidad, la principal fuente de ácidos en la dieta son las bebidas gaseosas, que aportan además los azúcares de los que se alimentan las bacterias que viven en la boca. Estas depositan los ácidos directamente sobre la superficie de los dientes y así los disuelven.

Casi todos los zumos y las bebidas gaseosas son suficientemente ácidas como para disolver un diente. El zumo de arándanos Ocean Spray tiene un pH aproximado de 2,56, mientras que el de la Coca-Cola clásica es 2,37, el de la Zero es 2,96 y el de Pepsi es 2,39.[17] Inmediatamente después de ingerir una bebida ácida, la boca queda tan acidificada que, si te cepillas los dientes, literalmente estás barriendo una capa de esmalte dental. Tienes que enjuagarte muy bien y luego esperar por lo menos media hora para que el pH vuelva a sus niveles normales.

Esto es algo que todos sabemos, pero sigue siendo un desastre constante en la salud pública. Incluso en el Reino Unido, donde tenemos una infraestructura de salud pública inmensa y relativamente bien financiada, además de etiquetas sobre el contenido de azúcar, las caries son el principal motivo por el que los menores reciben anestesia general.[18] Piénsalo un momento. En Inglaterra, más del 10% de los niños de tres años y la cuarta parte de los de cinco tienen caries. Casi el 90% de las extracciones dentales que se hacen en hospitales a menores de cinco años se deben a caries que se podrían haber prevenido, y el procedimiento hospitalario más común en niños de seis a diez años es la extracción dental.[19] La operación más habitual —más que corregir huesos fracturados por jugar en una cama elástica, reparar hernias y extirpar apéndices— es por dientes cariados. Y en Estados Unidos, las estadísticas son aún peores.[20]

Esta crisis dental se debe casi por completo a los ultraprocesados. El azúcar de mesa se toma en pequeñas cantidades con las comidas, pero el que pudre los dientes es el que consumimos con ácidos entre comidas, como las bebidas gaseosas y los dulces.* Esos productos UPF nos dañan la dentadura porque los comemos constantemente. Se comercializan como golosinas y bocadillos. Los ultraprocesados son la causa de que las caries provoquen molestias en hasta el 90% de los niños en edad escolar en los países industrializados.[27]

---

* Las caries dentales, igual que la obesidad, son anteriores a la invención de los ultraprocesados. Incluso se han encontrado en primates salvajes, aunque en muy baja proporción.[21] Algunos de los primeros indicios de caries en homínidos se encontraron en australopitecinos que vivieron hace entre 1,5 y 1,8 millones de años. Se han observado caries dentales en menos del 3% de los casi 125 esqueletos encontrados en una misma ubicación; sin embargo, esta cifra es inferior si la comparamos con las mandíbulas de *Homo erectus* halladas en el mismo sitio.[22] En general, las poblaciones preagrícolas tienen índices bajos de caries, y estas son relativamente poco profundas. Sabemos esto en parte por la baja proporción de caries dentales en los esqueletos antiguos, pero además porque no hay rastros de actividad odontológica hasta el Neolítico, hace unos diez mil años. En esa era, los humanos comenzaron a establecerse en hogares permanentes en lugar de trasladarse de caverna en caverna. Fue también entonces cuando empezamos a domesticar y cultivar cereales, como el trigo y la cebada, en el Oriente Próximo. A partir de esa época, se empiezan a observar más caries en los restos óseos humanos. Cualquiera que haya tenido un dolor de muelas —lamentablemente, casi todos nosotros— podrá comprender hasta qué extremos habría llegado un humano del Neolítico para librarse del dolor. En Pakistán, hace nueve mil años, algún valiente —con habilidades desarrolladas originalmente por los artesanos que se dedicaban a la producción de cuentas— llevó a cabo uno de los primeros intentos de perforar un diente en una práctica protoodontológica seguramente muy dolorosa.[23] Cuando empezamos a comer azúcares e hidratos de carbono fermentables más refinados, los índices de caries se dispararon. En tabletas con escritura cuneiforme talladas hace cuatro mil años, había invocaciones especiales que solicitaban al dios babilonio Ea que «se apoderara del gusano y lo extrajera del diente problemático». Según el folclore antiguo, la causa de las caries era el gusano de los dientes. Esta creencia surgió en distintos lugares, o bien se difundió por el mundo, hasta la Edad Media y aun más tarde.[24, 25 y 26]

En ninguna parte del mundo, las latas de bebidas gaseosas contienen advertencia alguna sobre los riesgos de enfermedades bucales y de muerte prematura. No veo ninguna razón por la cual no se pueda obligar a Nestlé, CocaCola, Pepsi o cualquiera de las otras compañías que venden bebidas endulzadas con azúcar —o cualquier cosa que tenga una proporción elevada de azúcar añadido— a incluir una advertencia en el envase acerca de las caries dentales que pueden provocar.

8

… ni la falta de ejercicio

En el centro de compras Oracle, en la ciudad de Reading, hay una escalera mecánica de tres escalones. En mi época de estudiante de medicina, hice allí unas prácticas rotativas, y mi jefe en aquel momento —un médico al que le interesaba la obesidad— hablaba constantemente de ella en sus clases. Decía que era «un monumento a la crisis de obesidad». Incluso tenía una breve presentación con diapositivas sobre la escalera mecánica, con una fotografía que había tomado a escondidas de alguien que tenía un alto porcentaje de grasa corporal subiendo por allí como un «perezoso» para evitar los escasos peldaños tradicionales.

Desde luego, esa clase de escaleras mecánicas existen para que los lugares sean más accesibles, no porque la gente sea vaga. Pero la percepción de que la obesidad se debe a la falta de ejercicio —y, por extensión, de que las personas que viven con obesidad son perezosas— se encuentra muy difundida, incluso entre los médicos que tratan la enfermedad.

En cierto modo, esto no es ninguna sorpresa. Parece obvio que hoy quemamos menos calorías que hace siglos y que la inactividad es, por tanto, una causa importante del aumento de peso. Hay una gran cantidad de trabajos, publicados en revistas científicas respetables, que contradicen la hipótesis de que los ultraprocesados tienen mucho que ver. Esos artículos afirman demostrar que la inactividad es una causa primordial del aumento de peso, y que la mayor ingesta de calorías tiene menos importancia.[1, 2, 3, 4, 5, 6, 7, 8, 9, 10, 11 y 12]

Algunos autores figuran repetidas veces en esos trabajos, como Steven Blair, Peter Katzmarzyk y James Hill. Un estudio de 2012 de este último sugería que, si se aumentara la actividad física, se reduciría «la necesidad de restringir drásticamente la dieta»:[13] excelentes noticias para aquellos a quienes, como a mí, les encanta comer.

Blair fue coautor de un trabajo de 2014 titulado «¿Cuál es la causa del aumento del peso corporal en el mundo?», que sostenía que «aunque, en general, se cree que [la epidemia de obesidad] se debe a que la gente come más, existen muy pocos indicios que apoyen esta hipótesis».[14] Además, consideraba que sería más fácil aumentar la actividad física que reducir la ingesta de calorías, y que así se podía «compensar el exceso de comida». En otras palabras, decía que es posible contrarrestar con deporte una mala dieta. Blair creó un nuevo instituto para estudiar esa teoría llamado Global Energy Balance Network. En un comunicado de prensa, dijo que a la hora de culpar a la comida rápida y a las bebidas azucaradas por los aumentos de peso, no había «prácticamente ninguna prueba contundente de que esas fueran, en efecto, la causa».

Katzmarzyk fue coautor de un estudio de 2015 en el que participaron 6.025 niños, cuyos resultados demostraron claramente que la falta de actividad física es un factor importante que predispone a la obesidad infantil.[15]

Parece inevitable llegar a la conclusión de que el ejercicio es importante para prevenir y tratar el aumento de peso. Al fin y al cabo, es una ley férrea del metabolismo —la cual no pretendo revocar— que si comemos más calorías de las que quemamos, aumentamos de peso. Se ha demostrado muchas veces, con distintos métodos y en diferentes laboratorios. Es lógico, entonces, que la inactividad contribuya al aumento de peso, sobre todo si tenemos en cuenta que estamos haciendo mucho menos que antes en un mundo industrializado.*

Y, por cierto, un estudio realizado en Estados Unidos con numerosos pacientes demostró que el gasto de energía entre 1960 y 2006 explicaba casi a la perfección el aumento de peso registrado durante ese período.[19] Según un artículo de 2011, los trabajos físicos que solía hacer mucha más gente (en las minas de carbón, por ejemplo) son unas cinco veces más extenuantes que tener un puesto que implique estar sentado ante un escritorio.** Y no solo eso: he encontrado otro artículo que sugería que la causa debía de ser el sedentarismo, porque en el Reino Unido los ciudadanos, en general, están ingiriendo menos calorías que antes.[22] Si la gente está comiendo menos calorías, pero aun así aumenta de peso, seguramente es porque está mucho más inactiva que antes. Ese trabajo es de Christopher Snowdon, el periodista —y «director de economía del estilo de vida»— del Institute for Economic Affairs, el mismo que desdeñaba la idea de los ultraprocesados en el capítulo 2. Se titulaba —inspirado en Gary Taubes, tal vez— «La gran mentira».

* En el Reino Unido y en Estados Unidos, a comienzos del siglo XX, alrededor de la mitad de los trabajadores realizaban tareas físicas, como la agricultura o la manufactura. En las casas también se hacían más trabajos manuales, porque aún no se habían inventado las lavadoras, las secadoras y las aspiradoras, o no todo el mundo tenía acceso a ellas.[16 y 17] Por otra parte, a comienzos del siglo XXI, aproximadamente el 75 % de los empleados británicos y estadounidenses desempeñaban tareas de servicio, e incluso aquellos que aún trabajaban en manufactura o agricultura hacían mucho menos esfuerzo físico al día, en parte debido a la creciente automatización, y en parte, a la clase de objetos que se producían (por ejemplo, menos barcos y más microchips). Con los automóviles y el transporte público, los desplazamientos al trabajo exigen menos actividad física. La Fundación Británica de Cardiología estima que la distancia que camina un ciudadano medio al año ha pasado de 400 kilómetros en la década de 1970 a 290 kilómetros en 2010.[18]

** El Instituto de Estudios Fiscales utilizó esos datos para elaborar algunos modelos y produjo un ejemplo sencillo. Si un hombre de complexión mediana que tiene un empleo sedentario trabaja cuarenta horas a la semana, quema unos 30 kg de grasa al año. Si tuviera un trabajo con mayor exigencia física, quemaría casi 70 kg de grasa. Para compensar el sedentarismo de su trabajo, ese hombre tendría que correr 10,6 horas a la semana, lo cual no está muy lejos del tiempo que dedican al ejercicio los maratonistas olímpicos.[20 y 21]

Snowdon tenía una postura firme: «Todo indica que el consumo per cápita de azúcar, sal, grasa y calorías está disminuyendo desde hace décadas en Gran Bretaña». Si esto es verdad y nuestra ingesta de calorías está realmente en descenso desde hace décadas, toda la idea de que los ultraprocesados —o la clase de comida que sea, para el caso— es una causa importante del aumento de peso tiene que ser errónea.

Continué leyendo. Según Snowdon, el concepto convencional de que la epidemia de obesidad en Gran Bretaña se debe a la mayor disponibilidad de alimentos y bebidas con muchas calorías «no tiene ninguna base sólida». El artículo sostiene que, desde 2002, el peso corporal medio de los ingleses adultos ha aumentado en dos kilos, y añade que, durante el mismo período, el consumo calórico ha disminuido un 4,1 %, y el consumo de azúcar, un 7,4 %. Y concluye: «El aumento de la obesidad se ha debido principalmente a la disminución de la actividad física en casa y en el trabajo, no a un aumento del consumo de azúcar, grasa o calorías».

Snowdon se basó en fuentes oficiales del Gobierno del Reino Unido, como el Departamento de Medioambiente, Alimentación y Asuntos Rurales, que hace estudios anuales de la dieta de los británicos desde 1974.[23] Consulté sus datos y, en efecto, parecían demostrar que, por persona, el consumo de energía había disminuido de alrededor de 2.500 calorías al día en 1974 a tan solo 1.990 calorías en 1990: una caída asombrosa del 21 %. Los gráficos que usaba Snowdon para ilustrar la ingesta energética se parecían a los de las cotizaciones durante el crac de Wall Street.*

Si en Estados Unidos y en el Reino Unido estamos comiendo menos, entonces lo que nos hace engordar tendría que ser el mayor

* Snowdon confirmó esto con datos de otras fuentes, incluso con los de la Encuesta Nacional sobre Dieta y Nutrición del Reino Unido, la Encuesta sobre Coste de Vida y Alimentos del Reino Unido y la Fundación Británica de Cardiología. La Encuesta Nacional de Examen de Salud y Nutrición (NHANES) de Estados Unidos también reveló lo mismo: que la media de calorías compradas y consumidas había disminuido desde la década de 1970, es decir, que estamos comiendo menos.

sedentarismo. Esto se entrelaza con cosas como el aumento en el uso de pantallas, la disminución del trabajo manual, el hecho de que los niños pasan menos tiempo al aire libre y la proliferación de las escaleras mecánicas de tres escalones.

Esta explicación tendría grandes implicaciones en las políticas: si la ingesta de calorías está disminuyendo sin intervención del gobierno, no se justificarían las medidas dirigidas a reducir su consumo. Además, me sorprendió que la industria alimentaria pudiera seguir siendo rentable incluso con una reducción del 21% en las calorías.

* * *

Aquel artículo de Snowdon tuvo una enorme influencia y fue comentado en *Channel 4 News*, en el periódico *The Sun* y en la BBC Radio 2, entre otros. Allister Heath, ahora editor de *The Sunday Telegraph*, escribió en 2016 un artículo para *The Telegraph* titulado «Estamos demasiado gordos, pero de nada serviría un impuesto al azúcar».

Según los datos de Snowdon, Monteiro estaba equivocado, y muchos otros también lo estarían. Giles Yeo, por ejemplo. Yeo es un genetista de Cambridge, respetado en todo el mundo, que estudia la obesidad. Yo había hablado con él incansablemente acerca del peso corporal, pero Yeo jamás había mencionado aquella disminución de la ingesta de calorías. Sin embargo, antes le había preguntado cómo podíamos estar seguros de que lo que estábamos comiendo era lo que nos hacía aumentar de peso, y él me había dado dos razones.

Primero, decía, hay un efecto de dosificación: «Por ejemplo, una tableta de chocolate tiene unas 240 calorías. —Yeo sabe mucho de golosinas—. Si tuviera muchas ganas —lo que sucede a menudo—, podría terminarme una tableta de chocolate en menos de un minuto. Pero siempre voy a tener que correr veinte o treinta minutos en la cinta para quemar esas calorías». El consumo de las calorías es muy rápido, pero se queman despacio. Por eso no necesitamos comer continuamente. Sin embargo, esa rapidez de consumo abre la posibilidad de que comamos más de lo necesario.

La segunda razón tenía que ver con nuestros genes: «Todas las influencias genéticas sobre la obesidad que comprendemos hasta ahora afectan la conducta alimentaria». Dicho de otra manera, si la obesidad se debiera al sedentarismo, cabría suponer que los genes que se ha descubierto que están relacionados con la obesidad tendrían que ver con cosas como «conductas de actividad» o con el metabolismo, pero no es así. Después, volví a revisar los números del artículo de Snowdon, y hubo algo que me llamó la atención. Es lo siguiente: el gasto calórico medio de la gente en el Reino Unido ronda las 2.500 calorías. Sin embargo, los datos de las encuestas que Snowdon citaba sugerían que estamos ingiriendo menos de 2.000 calorías al día. Eso significaría un déficit diario medio de unas 500 calorías. Estamos subiendo de peso cuando, según los datos, nuestro consumo de calorías es tan bajo que todo el país debería estar perdiendo peso... incluso sin hacer nada.

Y cuando digo nada, realmente me refiero a nada.

Yo podría vivir mucho tiempo con 2.000 calorías al día, pero no sin bajar de peso. Para consumir tan poca energía y mantener mi peso o aumentarlo, tendría que reducir mis niveles de actividad hasta el punto de no poder siquiera levantarme de la cama para ir a orinar. De hecho, no bastaría con que me quedara tumbado: tendría que cesar algunas de las funciones corporales que consumen mucha energía y son necesarias para sostener la vida, incluso delegar mi función renal en una máquina de diálisis y conectarme a un respirador que respire por mí.[24]

Entonces, ¿qué es lo que sucede? Encontré la respuesta en el apéndice 10 de la Encuesta Nacional sobre Dieta y Nutrición,[25] que detallaba una submuestra de personas que también participaban en algo llamado «subestudio de agua con doble marcación».

Es una técnica que se inventó en los años cincuenta. Los participantes beben agua en la cual se han «marcado» los átomos de hidrógeno y oxígeno: los núcleos de los átomos tienen neutrones extras, es decir que se les puede hacer un seguimiento. Tal vez has oído hablar de «agua pesada»; pues es eso. El cuerpo se desprende del oxígeno y del hidrógeno a distinta velocidad según el gasto calórico.* No es perfecto, pero los resultados son muy coherentes de un año a otro, y hay un consenso general de que es la mejor manera de medir cuánta energía está gastando una persona.

Estos datos revelaron que los voluntarios quemaban alrededor de 2.500 calorías al día, tal como se suponía. Es imposible que estemos aumentando de peso como nación si estamos consumiendo menos de 2.000 calorías al día, pero quemamos más de 2.500. Va contra las leyes de la física que todos aceptamos.

Lo que demostró en realidad el estudio de agua con doble marcación es que las personas que participaban en las encuestas subestimaban en más del 30 % su consumo de calorías. Hay estudios realizados en Estados Unidos que respaldan esta conclusión. Se compararon los datos del subestudio de agua con doble marcación de la Encuesta Nacional de Examen de Salud y Nutrición de Estados Unidos con los resultados de esta, y se observó que la gente siempre informaba menos de lo que comía y más de lo que en realidad se movía.[26]

El argumento de Snowdon tendría validez si las personas siempre subestimasen lo que comen. Si minusvaloramos nuestra ingesta de calorías, podría ser verdad que la causa principal del aumento de peso fuese la falta de actividad. Pero los experimentos de agua con doble marcación demuestran que, en realidad, estamos subestimando la cantidad que comemos en mayor medida que hace algunas décadas.

El hecho de que la gente informe menos de la realidad tiene varias explicaciones, todas bien documentadas. Primera: los estudios demuestran que las personas que viven con obesidad dan respuestas

* Cuando la gente bebe el agua pesada, esta se diluye en su cuerpo y se elimina gradualmente al orinar. El hidrógeno marcado solo puede salir del cuerpo en forma de pérdida de agua, mayormente a través de la orina o el sudor. El oxígeno marcado se elimina de dos maneras: junto con el hidrógeno en forma de agua, y con la respiración, en forma de dióxido de carbono. Cuantas más calorías quemamos, más dióxido de carbono exhalamos. Si se observa la diferencia en la velocidad con que se eliminan el oxígeno y el hidrógeno, se puede calcular el gasto calórico.

erróneas en los cuestionarios, y, si luego bajan de peso, responden bien y admiten que sus respuestas anteriores eran incorrectas.[27] No se necesita demasiada empatía para imaginar por qué alguien que vive con obesidad bajaría las cifras en sus respuestas a los cuestionarios sobre comida. La gente siempre intenta minimizar aquello que le resulta vergonzoso.*

Segunda: se ha demostrado que el deseo de bajar de peso incrementa esa tendencia a infravalorar, y desde la década de 1990 la gente ha tomado mucha más conciencia de su alimentación, de la necesidad de seguir una dieta y del deseo de bajar de peso. Sabemos, por ejemplo, que la cantidad de hombres que desean bajar de peso casi se duplicó entre 2003 y 2013.[28]

Tercera: la gente está comiendo más tentempiés fuera de su casa, y esos *snacks* son fáciles de olvidar y más difíciles de contabilizar. Esa costumbre de picar algo ha llegado a conformar una industria de cuatrocientos mil millones de dólares.[29 y 30]

Cuarta: cada vez respondemos peor a las encuestas en general. Esto es algo que preocupa a los economistas, por eso lo han estudiado.[31, 32, 33, 34 y 35]

Quinta: las porciones de lo que comemos son más grandes y aportan más energía de la que informan las bases de datos de referencia. La Fundación Británica de Cardiología descubrió que, en los veinte años transcurridos entre 1993 y 2013, los pasteles de carne individuales que se venden listos para consumir se han duplicado en tamaño, mientras que una porción de patatas fritas de un paquete familiar aumentó un 50%.[36] Eso significa que, si alguien responde a una encuesta diciendo que comió un pastel de pollo de supermercado o una bolsa de frutos secos, es muy probable que los datos de referencia subestimen la cantidad de calorías consumidas.

Sexta: la gente tira menos comida. Un informe de 2012 estimaba que el desperdicio de alimentos en el hogar había caído alrededor del 20% desde 2007.[37 y 38] Si está disminuyendo el desperdicio de comida,

---

* Por ejemplo, las comparaciones sugieren que el consumo de alcohol informado podría ser entre un 40 y un 60% más bajo de lo que es en realidad.

quiere decir que la gente está consumiendo una mayor proporción de lo que dice haber comprado.

Séptima: si bien disminuyeron las cifras oficiales de ingesta de calorías, los datos de una fuente comercial —el Kantar Worldpanel, un grupo de información continua integrado por treinta mil familias británicas— revelan un aumento en la compra de calorías durante los últimos diez años.[39]

El artículo «La gran mentira» de Snowdon interpretó mal los datos: el consumo de calorías no está en disminución, sino que está aumentando desde hace mucho tiempo. Sin embargo, los artículos de otros autores que señalan esos errores no han tenido publicidad alguna, lo cual es una pena, pues lo que recibe cobertura en la prensa influye en las políticas relacionadas con el peso y la dieta —y con el sufrimiento humano—.

* * *

Los estudios de agua con doble marcación —además de muchos otros datos— nos dicen que, en efecto, estamos comiendo más. Pero ¿y el modelo del Instituto de Estudios Fiscales que demostró que la minería de carbón es —como era de suponer— ocho veces más extenuante que el trabajo de oficina? Al fin y al cabo, podría ser que nuestra vida sedentaria nos haya colocado en una situación de doble riesgo: hacemos menos y comemos más; es decir, que lo que ingerimos es solo la mitad de la historia.

Para comprender cómo afectan a nuestro cuerpo el ejercicio y la actividad, necesitamos recurrir al trabajo de Herman Pontzer, entre otros. Las investigaciones de este profesor adjunto de antropología evolutiva en la Universidad Duke están transformando el modo en que abordamos la dieta y el metabolismo. Pontzer quería dilucidar la diferencia en el gasto calórico diario de los cazadores-recolectores, los agricultores y los oficinistas sedentarios. Para ello, pasó un tiempo con los hadzas, una población de cazadores-recolectores que viven en la sabana arbolada del norte de Tanzania. Los hadzas cazan y recolectan alimentos a pie con arcos, hachas pequeñas y varas para cavar. Los hombres cazan y recolectan miel; las mujeres se ocupan de las plantas. El 95% de las calorías de los hadzas proviene de alimentos silvestres, como tubérculos, bayas, presas pequeñas y grandes, miel y frutos del baobab.

Pontzer midió el gasto total de energía de treinta adultos de esta etnia durante once días.[40] Su equipo usó el método del agua con doble marcación y un espirómetro portátil, por el cual se coloca al participante un dispositivo con una capucha que mide cuánto oxígeno consume y cuánto dióxido de carbono produce. Los investigadores también dieron dispositivos GPS a los participantes para recabar datos precisos de sus movimientos.

Los resultados fueron tan sorprendentes que el equipo, convencido de que había algún error, volvió a calcularlos una y otra vez, de muchas maneras y controlando distintos factores. Porque, muy al contrario de lo que esperaban, la cantidad de calorías que quemaban los hadzas adultos resultó ser muy similar a la de las poblaciones de Estados Unidos y Europa. Ni siquiera la lactancia o el embarazo marcaron diferencia alguna.

De hecho, hay otros estudios que confirman estos resultados. Amy Luke y Kara Ebersole, de la Universidad Loyola, demostraron que no había diferencia entre el gasto energético total de una cohorte de mujeres de una zona rural de Nigeria y el de otra de las afueras de Chicago.[41] De hecho, esto se da en todas las poblaciones humanas que se hayan estudiado. Y lo mismo se informó en primates no humanos, como monos y simios: las poblaciones cautivas queman la misma cantidad de calorías que sus iguales que viven en la naturaleza.[42, 43, 44, 45, 46, 47, 48, 49, 50 y 51]

Estos hallazgos ponen en tela de juicio toda nuestra comprensión del modo en que el cuerpo usa las calorías. Parece ser que las personas queman la misma cantidad de energía cada día, ya sea si caminan quince kilómetros o están sentadas ante un escritorio. Es imposible pasar por alto lo que esto significa: no podemos bajar de peso con solo aumentar nuestra actividad. La variación en el porcentaje de grasa corporal no tiene relación con el nivel de actividad física ni con el gasto energético.

Entonces, ¿cómo cuadra esto con aquellos datos que indicaban que la minería de carbón quemaba ocho veces más calorías que el trabajo de oficina? Pues bien, resulta que, en realidad, en esos estudios nadie midió a los mineros. Todos los datos se basaban en encuestas y supuestos sobre el empleo del tiempo. Cuando un equipo de Estados Unidos y Turquía midió a los mineros con monitores de la frecuencia cardíaca, descubrieron que quemaban... entre 2.100 y 2.800 calorías al día, lo mismo que todos los demás.[52]

Sin embargo, parece imposible que uno no queme más calorías si trabaja en una mina en lugar de una oficina. ¿Cómo puede ser?

Yo siempre había imaginado que quemo unas 2.000 calorías sin hacer mucho, solo respirando y manteniendo las funciones celulares básicas, y que cualquier actividad física, ya sea salir a correr o trabajar en una mina, se suma al total de calorías que quemo en una jornada. Pero resulta que, si somos activos, nuestro cuerpo lo compensa empleando menos energía en otras cosas, de modo que nuestro gasto energético total es el mismo.

Esto se percibe especialmente cuando nos fijamos en plazos más largos, de varios días o semanas. En el caso de los hadzas, cuando descansan, lo hacen de verdad. Y también ocurre así en los atletas y en toda persona que sea activa. Podemos mantener una alta actividad durante un tiempo, pero más tarde recuperamos esa deuda energética. Esta reducción del gasto de energía en otras funciones del cuerpo es lo que puede explicar por qué el ejercicio se asocia con una mejor salud física, aunque no redunde en pérdida de peso.

El modelo de Pontzer plantea que salir a correr o dar una larga caminata simplemente hace que disminuyan algunos procesos corporales no esenciales de rutina; así, se reduce la cantidad de energía que se dedica a los sistemas inmunitario, endocrino, reproductor y del estrés. Esto puede parecer malo, pero de hecho, un poco de descanso ayuda a restaurar esos sistemas a un nivel funcional más sano. Además, tiene lógica desde el punto de vista evolutivo: en toda la historia de los homínidos, seguramente hubo períodos importantes de escasez de comida. Con el modelo convencional de gasto calórico, eso significaría tener que usar la mayor cantidad de energía cuando había menos comida disponible, ya que inevitablemente habría que trabajar más para cazar o recolectar esas calorías. El modelo energético fijo significa que el gasto de energía es el mismo aunque tengamos que caminar más para conseguir comida. Y, en tiempos de escasez, es lógico que se la tome prestada de, por ejemplo, el sistema reproductor para reducir la fertilidad.

Según los datos de Pontzer, en un trabajo de oficina quemamos unas 2.500 calorías al día, la misma cantidad que si camináramos un largo trecho. Pero, como no estamos caminando, gastamos esa energía en otras cosas; por ejemplo, estresarnos. La hipótesis plantea la probabilidad de que los oficinistas tengan mayores niveles de adrenalina, cortisol y glóbulos blancos, todos los cuales nos provocan ansiedad e inflamación.[53 y 54] Una vida sedentaria —como la que es probable que tengas si estás leyendo esto, aunque no necesariamente— lleva a niveles más altos de testosterona y estrógeno, lo cual puede parecerles bueno a algunos, pero que también aumentaría el riesgo de padecer cáncer. Por el contrario, los hadzas —que hacen unas dos horas de actividad física moderada y vigorosa todos los días, mucho más de lo que se hace por lo general en el Reino Unido y Estados Unidos— tienen concentraciones matutinas de testosterona en saliva que son aproximadamente la mitad de las que se registran en las poblaciones occidentales.[55]

Eso es bueno, y puede explicar por qué el ejercicio es un tratamiento tan importante para muchas afecciones crónicas y parece eficaz para reducir la depresión y la ansiedad.[56]

Una vez que aceptas la idea de que ni siquiera si te mudaras a Tanzania y te convirtieras en cazador-recolector quemarías más calorías, entiendes por qué —como han demostrado muchos estudios— el ejercicio no contribuye a bajar de peso. El equilibrio energético no es algo que podamos alterar de manera consciente, y con razón: no podríamos dejar algo tan importante sometido a los caprichos del control consciente, como tampoco lo haríamos con los niveles de oxígeno.

Está claramente demostrado que comemos más calorías que nunca y que un intento de modificar nuestro gasto energético no tendrá un efecto sustancial en nuestro peso. La causa de la obesidad es la mayor ingesta de comida, no la inactividad, y la mejor prueba de ello —como demostraron Kevin Hall y Sam Dicken— demuestra que, cuando decimos comida, nos referimos a los ultraprocesados.

Pero ¿por qué la literatura científica es tan confusa en relación con un debate que parece relativamente fácil de dirimir?

En el caso de Christopher Snowdon, cobra un sueldo del Institute of Economic Affairs, un laboratorio de ideas de libre mercado. Sus finanzas son, en su mayoría, poco claras, pero ha recibido fondos de la gigantesca empresa azucarera Tate & Lyle.[57 y 58] A la industria del azúcar le conviene promover la versión de que el problema es la inactividad y no la comida. No está claro en qué medida esta situación ha influido directamente en Chris Snowdon, pero sabemos, por investigaciones realizadas en otras áreas, que la gente a menudo no es consciente de tal influencia. Los médicos siempre niegan que la financiación de una empresa farmacéutica afecte nuestro ejercicio de la profesión o nuestras investigaciones, pero los datos demuestran claramente que sí lo hace.

Desde luego, el artículo de Snowdon no pasó inadvertido, pero tampoco se publicó en una revista científica respetable donde habrían podido revisarlo otros expertos independientes. Pero ¿y los trabajos que sí se publicaron así? ¿Los de los profesores Steven Blair, Peter Katzmarzyk y James Hill, entre otros, que ponen de relieve el papel de la inactividad? ¿Recuerdas que Blair decía que no había «prácticamente ninguna prueba contundente» de que el problema fueran las bebidas azucaradas y la comida rápida?

Volví a consultar los trabajos de esos autores en busca de algún conflicto de intereses, y encontré artículos de 2011 y 2012 que afirmaban con toda claridad que no tenían ninguno que declarar.[59, 60 y 61] Pero en 2015 algunos científicos enviaron solicitudes de libertad de información a las universidades para las que trabajaban estos y otros científicos. En respuesta, recibieron 36.931 páginas de documentación; entre otras cosas, de mensajes de correo electrónico cursados entre los científicos y Rhona Applebaum, que por entonces era directora científica de la corporación CocaCola. Gracias a esas solicitudes, y a una enorme cantidad de investigaciones y notas periodísticas, ahora entendemos la magnitud de la influencia de CocaCola en el discurso en torno a la obesidad y el ejercicio.[62]

La empresa ayudó a Blair a crear ese grupo sin ánimo de lucro, Global Energy Balance Network,[63] que promovía el mensaje de que no había pruebas contundentes de una relación apreciable entre las bebidas azucaradas y la obesidad.[64] CocaCola financió todos esos trabajos que mencioné antes, los de Blair, Hill y Katzmarzyk.[65 y 66] Incluso asumió el coste de todo un programa nacional llamado «El ejercicio es medicina», dirigido por el American College of Sports Medicine, en el cual Steven Blair desempeñó los cargos de vicepresidente y presidente.

En 2015, CocaCola publicó una lista de «transparencia» de los expertos y proyectos que financiaba, pero resultó no serlo tanto. Por cada autor que la compañía revelaba, había otros cuatro que no.[67]

Un equipo de Oxford y de la London School of Hygiene & Tropical Medicine (Escuela de Higiene y Medicina Tropical de Londres) hizo un mapeo del universo de estudios financiados por CocaCola, en los que participaron casi 1.500 investigadores —probablemente no todos eran receptores directos de la subvención—, correspondientes a 461 publicaciones financiadas por la marca. El investigador que más artículos publicó (89) con financiación de CocaCola fue Steven Blair. Su institución recibió un total aproximado de 5.400 millones de dólares en fondos para investigar el rol del balance energético en altos niveles de incorporación de energía.[68]

Ahí hay dos problemas:

CocaCola empezó a financiar a Blair, Hill y Katzmarzyk, entre otros, en 2010, pero en 2011 y 2012 ellos estaban publicando artículos donde decían que no tenían ningún conflicto de intereses.[69] El hecho de que esta empresa asumiera el coste de investigaciones sobre salud constituye un conflicto de intereses, y en la literatura académica se sostiene que no revelar un hecho de estas características en una investigación debe considerarse una grave falta de ética profesional.[70 y 71]

Sin embargo, no bastaría con revelarlo. Aproximadamente a partir de 2013, muchos artículos sí reconocían que contaban con financiación de CocaCola, pero aun así la influencia de la empresa era inmensa.

Cuando Sonny Perdue, el gobernador de Georgia por aquel entonces, firmó en 2009 una proclama que reconocía a mayo como el mes de «El ejercicio es medicina» en el estado, lo hizo con orgullo: «Sobre todo, porque cuenta con el apoyo de una organización local, The CocaCola Company».[72]

Es habitual que, cuando cualquier industria financia investigaciones, los resultados se inclinen a favor del patrocinador;[73, 74, 75, 76, 77 y 78] no en absolutamente todos los estudios, pero sí en muchos. Esto se da incluso en la industria farmacéutica, que opera en un entorno de investigaciones extraordinariamente controlado, en el cual los organismos reguladores tienen poder absoluto sobre el modo en que se venden los productos y pueden examinar punto por punto los datos de cada experimento. En comparación con la industria farmacéutica, la normativa para la investigación financiada por compañías de alimentos —incluso los estudios y artículos aquí mencionados— prácticamente no existe. Los fabricantes de bebidas gaseosas han sabido explotar muy bien esta falta de reglamentación.

En una revisión de la relación existente entre las bebidas azucaradas —como la Coca-Cola— y el aumento de peso, se descubrió que los estudios patrocinados por la industria tenían cinco veces más probabilidad de producir resultados favorables para las compañías.[79]

CocaCola no es un organismo de salud pública. Vende de manera muy intensa bebidas que, cuando se consumen en exceso, hacen daño a niños y adultos —aunque ni en la lata ni en ninguna otra parte he logrado encontrar qué se considera exceso—. No pretendo que Coca-Cola cierre, pero me parece razonable sugerir que las revistas médicas respetables no deberían publicar investigaciones financiadas por esta empresa, como tampoco aquellas costeadas por la industria tabacalera.[80 y 81] No se debería tomar en cuenta ningún trabajo patrocinado por ellos. CocaCola no debería asumir el coste de programas ni influir en las políticas de salud pública. Entre CocaCola y quienes legislan sobre salud, debería haber una relación antagónica, no colaborativa.

Cualquiera pensaría que la polémica en torno a esos cientos de estudios financiados por esta compañía de refrescos resolvió el problema.

Sin embargo, en mayo de 2021, CocaCola financió el Estudio Latinoamericano de Nutrición y Salud,[82] cuyos resultados indicaban que la inactividad tenía relación con el peso corporal y en el cual los autores afirmaban que no tenían ningún conflicto de intereses que declarar.

En cualquier área de la ciencia, descubrir la verdad es como armar un rompecabezas. Las piezas son las observaciones; los trabajos publicados, los puntos de datos. A medida que se van encastrando las piezas, se hace cada vez más fácil montarlo porque va apareciendo la imagen (la verdad).

En el caso de la obesidad, el rompecabezas, una vez completo, revelará que la inactividad no tiene un papel preponderante, y que la causa principal son las bebidas y los alimentos ultraprocesados. Esto constituye una amenaza para las compañías cuya existencia depende de las ventas de esos productos.

La táctica de CocaCola, como también de otros productores de ultraprocesados, ha sido crear piezas que parecen encajar en el rompecabezas, pero que en realidad no forman parte de él. La caja del puzle se llena con miles de estudios y puntos de datos que son engañosos y hacen que resulte casi imposible armarlo. Son demasiadas piezas que no encajan entre sí.

Si, como a mí, te sorprende el hecho de que moverte más no te permitirá ingerir más calorías, puede ser porque las compañías como CocaCola han promovido la idea contraria —que es posible quemar el exceso de calorías— de muchas maneras, desde los artículos científicos hasta las iniciativas que influyen en las políticas, como la de «el ejercicio es medicina». Me llevó un tiempo aceptar que, a pesar de tener titulación de médico, mi comprensión de mi cuerpo y de sus requisitos energéticos provino, en parte, de The CocaCola Company.

9

... ni la falta de voluntad

Así como creemos que somos capaces de modificar conscientemente nuestro gasto energético, existe otra idea casi universal de que podemos anular de manera consciente el sistema interno que regula la ingesta de comida por medio de la voluntad. Es una creencia muy generalizada y que conlleva mucha estigmatización. Por algún motivo, al menos en medicina, esta idea se asocia especialmente con el aumento de peso. Nunca se oye algo así en relación con otras afecciones asociadas a la alimentación, como el cáncer o las enfermedades cardiovasculares.

A este convencimiento de que es posible revertir el aumento de peso tan solo mediante la voluntad, se suma otro bastante perturbador. Es la creencia de que podría haber dos categorías de personas con obesidad: aquellas que tienen una enfermedad genética o biológica y, por tanto, no se las puede culpar; y las que, simplemente, tomaron malas decisiones. Esta idea se promueve habitualmente en la prensa,* así que echémosle un vistazo.

---

* Veamos un solo ejemplo. En febrero de 2021, Matthew Syed, un columnista de *The Times*, escribió un artículo acerca de un nuevo fármaco para la obesidad y lo publicó en Twitter con el siguiente mensaje: «Aquí les cuento cómo algunas personas obesas podrían bajar de peso con voluntad: más ejercicio, menos comida. Explícitamente excluyo a quienes padecen enfermedades tiroideas o de otro tipo. El hecho de que algunos se hayan ofendido me da la razón: hemos visto el derrumbe de la responsabilidad individual».[1]

En cierta medida, la obesidad es hereditaria. Casi todas las personas que viven con ella tendrán genes que la favorecen. Existen dos clases amplias de obesidad genética. Hay defectos muy poco frecuentes en determinados genes; en esos casos, es esencialmente inevitable aumentar de peso, sea cual sea nuestro entorno.*

Pero la gran mayoría de las personas que viven con obesidad tienen muchas diferencias genéticas menores en comparación con quienes tienen un IMC más bajo. Esas discrepancias se encuentran mayormente en genes que cumplen funciones en el cerebro e influyen en nuestros hábitos de alimentación.

Giles Yeo me había dicho que los genes afectan la conducta alimentaria, incluso la velocidad a la que la gente come y los alimentos que elige. El trabajo que descubrió esto fue llevado a cabo en el University College de Londres por Jane Wardle y Clare Llewellyn, quienes demostraron que la variación genética afecta la conducta alimentaria de los niños y contribuye a la obesidad. El hecho de que los genes influyan en la conducta alimentaria crea confusión porque parece contrario a la lógica: al fin y al cabo, nos parece que todos tomamos decisiones conscientes que pueden variar si ejercemos nuestra voluntad. E incluso aquellas personas que tienen genes que las hacen comer más van a darse cuenta de que no pueden controlar su ingesta, y sentir que les falta voluntad. Lo digo porque yo mismo tengo muchos de los factores genéticos de riesgo que predisponen a la obesidad.

Si bien casi todas las personas que viven con obesidad tendrán riesgos genéticos, algunas que tienen un peso supuestamente

---

* A veces, una única mutación significa que la enfermedad es tratable. En todo el mundo, se han descubierto unas cien familias que tienen una mutación que afecta a la leptina —la hormona que parece ser principalmente la que indica al cerebro la cantidad de grasa que hay en el cuerpo—, y en general tienen obesidad grave, es decir, un IMC superior a 40. También hay mutaciones más comunes, como las del gen MC4R, por lo que ya se están desarrollando nuevos fármacos para tratarlas, entre ellos el setmelanótido. Las compañías farmacéuticas se muestran cautas —o, mejor dicho, los diversos organismos reguladores exigen que lo sean—. Empiezan con ensayos en niños gravemente afectados para que el beneficio sea mayor que el riesgo, y de allí pasan a ensayos en más y más personas.

«saludable»* también poseen genes de obesidad, lo cual sugeriría que están ejerciendo su voluntad sobre sus genes. Sin embargo, no es así. Lo que diferencia a las personas que tienen distinto peso con los mismos genes no es su fuerza de voluntad, sino el entorno en el que viven. Nuevamente, esto lo sé por experiencia propia.

Mi hermano gemelo, Xand, es también mi hermano mayor. Es, literalmente, siete minutos mayor, pero también ha llegado a tener veinte kilos más que yo. Es la mayor diferencia de peso entre gemelos que se ha encontrado en el Reino Unido.

Compartimos el mismo código genético,** es decir que tenemos genes idénticos, y me consta —porque hice una prueba con Giles Yeo— que ambos tenemos muchos de los principales factores genéticos de riesgo de obesidad. Si a ti te obsesiona la comida, es probable que tú también tengas esos genes, no importa cuánto peses.

Xand aumentó de peso cuando se mudó a Estados Unidos. Consiguió una beca para cursar un máster en una universidad estadounidense. Más o menos al mismo tiempo, se enteró de que iba a tener un hijo con alguien a quien no conocía bien; fue algo totalmente inesperado. Ahora, la situación no podría ser más feliz —Julian, el hijo de Xand; la madre de este, Tamara; Ken, el esposo de ella, y Harrison, el otro hijo del matrimonio, son una parte muy querida de la familia—, pero en aquel momento fue causa de mucho estrés. Además, Xand vivía en Boston, en un barrio con escasas tiendas de comestibles frescos y muchos locales de comida rápida, lo que se denomina un «pantano alimentario» (*food swamp*), similar al «desierto alimentario» (*food desert*).

Aunque en España son poco frecuentes, quizá has oído hablar alguna vez de los «desiertos alimentarios»: lugares donde los comercios

* Se entiende por «saludable» un IMC de entre 18,5 y 24,9. «Sobrepeso» se refiere a un IMC de entre 25,0 y 29,9, y «obesidad» es cuando el IMC es de 30,0 o más. Esta clasificación tiene muchos problemas y, desde luego, es absurdo dictaminar la salud de alguien a través de un único parámetro... o quizá ninguno. Pero así se habla del tema en la ciencia, de modo que les pido que sepan disculpar cierta torpeza aquí.

** En cierto sentido, compartimos el mismo cuerpo. La gente piensa que somos la misma persona, y una prueba de paternidad demostraría que mis hijos son de él, y viceversa.

no venden comida fresca ni saludable y solo se consiguen ultraprocesados. En Estados Unidos, hay más de 6.500 entornos de este tipo, según el Departamento de Agricultura de ese país. Se encuentran en zonas donde hay mayores niveles de pobreza y porcentajes más altos de minorías étnicas.[2] En el Reino Unido, más de tres millones de personas no cuentan con un comercio que venda ingredientes crudos a quince minutos de su hogar en transporte público.[3] Eso significa que es difícil conseguir alimentos de verdad, y mucho más, cocinarlos. El caso es que los pantanos alimentarios, como aquel en el que se encontraba Xand, se parecen a los desiertos alimentarios. Puede que haya alimentos frescos, pero están sumergidos en un pantano de locales de comida rápida que venden ultraprocesados. Mientras filmaba un documental para la BBC1 sobre los UPF, viajé a Leicester a reunirme con un grupo de adolescentes, para comprender mejor su entorno gastronómico. Ellos me mostraron con exactitud cómo funcionan los pantanos alimentarios. Al hablar de comida, se apasionaban, se enfadaban y se alegraban, a menudo todo a la vez.[4]

Me llevaron a la Torre del Reloj, el punto central de referencia donde van todos los jóvenes a pasar el tiempo, y me señalaron los locales que había en las inmediaciones: McDonald's, Five Guys, Burger King, KFC, Greggs, Tim Hortons, Taco Bell, otro Greggs, Pizza Hut, un local que vendía pollo, Costa, Awesome Chips... y había otro Greggs más que no se llegaba a ver, al lado de un Subway. La mejor ubicación era la de McDonald's, justo al pie de la Torre del Reloj.

Leicester es un pantano de comida. Hay ultraprocesados por doquier, pero es más difícil llegar a los alimentos de verdad, tanto geográfica como financieramente. Existe una clara correlación entre la pobreza y la densidad de establecimientos de comida rápida: en las zonas más pobres, hay casi el doble que en las más prósperas. En un barrio desfavorecido del noroeste de Inglaterra, hay 230 locales de comida rápida por cada cien mil personas, a diferencia de la media general de Inglaterra, de 96 por cada cien mil.

No es solo la densidad de restaurantes lo que caracteriza a los pantanos, sino también la inmersión total en el *marketing*. Los jóvenes me mostraron sus billetes de autobús, que eran, a la vez, vales para

McDonald's. Las redes sociales los inundan de avisos comerciales de esas mismas marcas, al igual que los juegos. No tienen Spotify Premium, de modo que las canciones les llegan intercaladas con anuncios publicitarios, en su mayoría, de cadenas de negocios de comida rápida. Todos los medios que consumen están financiados por esa industria. Están empapados en la publicidad que sabemos que da resultado.

Quienes apoyan la desregulación a menudo sostienen que los anuncios no promueven comer en exceso, que los jóvenes ya están comprando hamburguesas y que la publicidad simplemente les sugiere cuál elegir. Ese argumento es erróneo, y hay muchos datos que lo prueban.

Un grupo de investigación neerlandés estudió a niños que jugaban un *advergame* o «publijuego», una nueva técnica publicitaria en la que se crean videojuegos enteros dedicados a incrementar el consumo.[5] Uno de ellos es el llamado *Snack! In the face*, que es de KFC y se desarrolló para resolver el problema de las bajas ventas de esta cadena de pollo frito y la escasa conciencia de la marca entre los adolescentes australianos.

Este videojuego fue número uno en las tiendas de aplicaciones de Apple y Google. Toca una melodía insistente y pegadiza mientras disparas trozos de pollo a la boca de un Coronel Sanders en miniatura y de piernas muy arqueadas. Si el Coronel come suficiente, ganas vales que se pueden canjear por verdaderos trozos de pollo.

Como es de suponer, un videojuego como este logra que los niños coman más pollo, como demostró el equipo neerlandés. Además, después de jugar a *advergames* que promovían ultraprocesados, los niños consumían más alimentos rápidos, con escasos nutrientes, y menos frutas y vegetales.[6] Aunque en el juego se publiciten frutas, piden más UPF. El simple recordatorio de comer llevará a los menores de edad a consumir más comida basura, si tienen fácil acceso a ella.[7]

En un estudio de Yale, varios niños de escuela primaria miraban dibujos animados que contenían publicidad de alimentos o de otros productos, y mientras lo hacían, se les daba un refrigerio. Los niños consumían un 45 % más cuando se los exponía a anuncios de comida.[8]

Quizá la prueba más contundente de que la publicidad de productos de alimentación —y, en especial, la de comida basura— hace que los niños coman más se encuentra en un artículo de Emma Boyland, profesora de *marketing* de alimentos y salud infantil. Boyland llevó a cabo una revisión completa, encomendada por la Organización Mundial de la Salud, destinada a actualizar las recomendaciones para restringir el *marketing* de alimentos dirigido a niños. Analizó los datos de casi veinte mil participantes de ochenta estudios diferentes y demostró, sin lugar a dudas, que este tipo de *marketing* se asocia a aumentos muy importantes en las elecciones alimentarias de los niños, su ingesta y sus solicitudes de compra a los padres.[9]

Los únicos productos que se publicitan a los jóvenes como los que conocí en Leicester son los ultraprocesados. Esto se debe a una razón muy simple: los UPF están patentados, de modo que sus fabricantes pueden generar mucho dinero. La gente pagará mucho por un KitKat si lo comparamos con su coste de producción. Nadie más puede elaborarlos, porque Nestlé es dueña de la receta, de la marca y de todo lo que constituye el código de barras exclusivo de KitKat y que nos hace volver a por más.

En cambio, las compañías que venden carne, leche o pimientos tienen inmensos costes de producción, especialmente en el caso de los productos de alta calidad, y todos tratamos los diferentes tipos que están a la venta como si fueran más o menos lo mismo. Desde luego, podríamos decir que para nosotros es importante que nuestros pimientos sean orgánicos, o que nuestra carne provenga de vacas alimentadas con pastos naturales. De hecho, la gente sí dice eso mientras entra al supermercado. Pero, cuando los investigadores revisaban las bolsas de esos mismos clientes al salir del comercio, por lo general veían que habían comprado la versión más barata de cada producto.

Por tanto, resulta mucho más difícil ganar grandes sumas de dinero con los alimentos de los grupos 1 a 3 de NOVA, especialmente a baja escala. Los gigantes como Cargill pueden obtener grandes ganancias con la carne justamente por su envergadura, pero aun así necesitan proveer esa carne a los fabricantes de ultraprocesados. No hay ninguna empresa emergente que produzca carne o leche de excelente calidad. En esas áreas, hay poca posibilidad de crecer. El crecimiento está en los UPF. Y gran parte de ese crecimiento proviene de la publicidad.

En Leicester, vi hasta qué punto la industria de la comida rápida nos tiene sometidos, y en especial, a los niños. McDonald's se ha convertido en el lugar habitual de encuentro. Como lo expresó un adolescente: «Tenemos que encontrarnos allí, porque han cerrado todos los clubes para jóvenes. ¿Adónde más podríamos ir?».

Christina Adane es una joven activista que se crio en el sur de Londres, en una familia de bajos recursos que cumplía los requisitos para recibir una beca de comedor en la escuela. Ella estuvo detrás de la petición de comidas gratis para los estudiantes que se realizó en el Reino Unido en las vacaciones de verano de 2020 y que contó con el apoyo del futbolista Marcus Rashford. Nos encontramos bajo la lluvia, en un parque cercano al lugar donde se crio, y me explicó con pasión su perspectiva sobre la responsabilidad del gobierno a la hora de proteger a los niños y asegurarles el acceso no solo a la comida, sino a que esta sea saludable. Señaló las opciones de alimentación que nos rodeaban: locales de pollo en toda la calle frente al parque. «No quiero que ningún niño crezca en un desierto alimentario —me dijo—. Los jóvenes tienen derecho a desarrollarse en un ambiente donde la comida sana sea la opción natural, donde sea atractiva, accesible y se consiga a precios razonables».

Al igual que los adolescentes con quienes me reuní en Leicester, Adane es sumamente consciente de la influencia que ejerce la industria alimentaria sobre ella y sus amigos: «Me asusta mucho ver cómo las compañías de comida basura han logrado infiltrarse en la cultura joven. Están dondequiera que voy. Los famosos van a los locales de pollo para promover sus nuevos álbumes; en cada acontecimiento que celebra algún artista joven emergente, se promueven bebidas energéticas». Cuando le pregunté a qué lugares podía ir con sus amigos después de la escuela, su respuesta fue la misma que en Leicester: las compañías de comida rápida han aprovechado que los jóvenes no tenían un espacio seguro donde escapar de la lluvia y socializar después de clase.

«Somos muy pocos los que nos damos cuenta de que esas cadenas de comida rápida no son nuestras amigas —lamentó Adane—. Vivimos en un mundo donde uno de cada tres niños, al llegar a los once años, está en riesgo de contraer alguna enfermedad relacionada con la alimentación. Uno de cada tres. No deberíamos ver a esas compañías como si fueran algo cercano a nosotros o algo atractivo».

Adane y los adolescentes de Leicester me pintaron una imagen fantástica de sus «entornos alimentarios»: los contextos físicos, económicos, políticos, sociales y culturales que afectan lo que acaban por comprar y comer. Esto incluye toda la publicidad. El entorno alimentario determina lo que comemos mucho más que la decisión consciente.

Xand y yo tenemos los mismos genes de obesidad. Sin embargo, viviendo en Boston, mi hermano estaba mucho más inmerso en los ultraprocesados que en el Reino Unido. Además, estaba agobiado, lejos de casa y atravesando enormes cambios en su vida. El estrés —cualquiera que sea su origen, pero, especialmente, el estrés crónico que ocasiona la pobreza— afecta de manera drástica a las hormonas que regulan el apetito y aumentan el impulso de comer. No se conocen con claridad los mecanismos exactos, pero, cuando estamos estresados, segregamos mayor cantidad de la hormona cortisol. Esto, aparentemente, impulsa un aumento en la ingesta de ultraprocesados muy calóricos, al incidir sobre muchas de las hormonas que intervienen en el sistema de regulación de la incorporación de energía. Es probable que el cortisol, además, produzca la acumulación de grasa en torno a los órganos, conocida como grasa visceral, que se relaciona con problemas de salud más graves. El estrés crónico en entornos de bajos recursos, combinado con el *marketing* extremo y la enorme disponibilidad de los UPF, genera un doble riesgo.[10 y 11]

La diferencia de veinte kilos entre Xand y yo no se debía a mi fuerza de voluntad. Cualquiera de los dos, en un pantano alimentario y afectado por el estrés, aumentaría de peso. Pero la idea de la voluntad, por estar tan difundida, nos impide ver las posibles soluciones, como la regulación, la fijación de precios de los alimentos, etc. Xand no pensaba que sus genes tuvieran culpa alguna en aquel nuevo entorno cargado de ultraprocesados. Más bien, se sentía un fracasado todos los días, y tal vez más aún porque yo me preocupaba por él y me entrometía en su alimentación. Él decía lo mismo que muchos que viven con obesidad: que sentía que comía «por sus emociones», por el estrés de la situación, y esto es cierto, superficialmente. Pero el hecho de que algunas personas resuelvan sus problemas emocionales mediante la comida es genético.

Clare Llewellyn hizo un descubrimiento notable sobre cómo los mismos genes se comportan de manera diferente en los distintos entornos, lo cual ayuda a explicar esa diferencia entre Xand y yo. Ella trabaja con gemelos para estudiar el carácter hereditario de la obesidad y encabeza el estudio Gemini, uno de los mayores estudios de este tipo que se hayan realizado.

Casi todo lo que sabemos sobre la influencia variable de la naturaleza y la crianza sobre la obesidad, y sobre una enorme cantidad de otros rasgos humanos, se descubrió en estudios similares.* Estos análisis han demostrado que el porcentaje de grasa corporal es altamente hereditario: hasta el 90 %.[12] Pero, según el grupo que se estudie, puede ser hereditario apenas el 30 %. ¿Qué está ocurriendo?

En una investigación realizada en 2018 con 925 pares de gemelos, Llewellyn demostró que la heredabilidad depende del entorno alimentario.[13] Ella y sus colaboradores descubrieron que, en familias que tenían ingresos estables y un alto grado de seguridad alimentaria, la heredabilidad del peso corporal rondaba el 40 %. Pero en las de menores recursos y niveles más altos de inseguridad alimentaria,

---

* Los estudios dan resultado porque hay dos clases de hermanos nacidos en un mismo parto: los gemelos, como Xand y yo, que somos clones idénticos y compartimos el 100 % de nuestro material genético, y los mellizos, que no son idénticos y comparten aproximadamente la mitad de su material genético —más o menos lo mismo que los hermanos nacidos en diferentes partos—. Dado que los gemelos y los mellizos tienen entornos más o menos similares, es posible investigar la influencia genética sobre cualquier rasgo que se desee. Los rasgos que son 100 % genéticos, como el color de los ojos o el grupo sanguíneo, estarán presentes en todos los pares de gemelos, pero solo en algunos pares de los mellizos. En cambio, los rasgos que pueden variar según el entorno —por ejemplo, si te fracturaste o no el brazo derecho— se dan con la misma frecuencia tanto en hermanos idénticos como no idénticos. Estos estudios nos permiten dilucidar si un rasgo en particular es hereditario.

aumentaba al 80%. Los genes que causan la obesidad se encuentran por igual en las familias de altos y bajos ingresos, pero el hecho de pertenecer a las primeras resulta ser una protección. Nacer en las segundas puede duplicar el riesgo de obesidad. Por tanto, si aliviamos —o, mejor dicho, «curamos»— la pobreza, en especial la infantil, podríamos reducir el riesgo de obesidad a la mitad sin ninguna otra intervención.

Sabemos que en los hogares de escasos recursos se tiende a comer más ultraprocesados, por muchas razones comprensibles: son baratos, se preparan con rapidez, los niños suelen aceptarlos de buen grado y duran mucho tiempo. Además, son los únicos alimentos que estas familias pueden comprar con regularidad. En el Reino Unido, casi un millón de personas no tienen refrigerador; casi dos millones no disponen de cocina y casi tres millones no cuentan con un congelador. El precio de la energía está tan alto que, aun teniendo los electrodomésticos, mucha gente no puede usarlos. Esto hace que los ultraprocesados sean indispensables, es decir que si estas personas tienen, como yo, factores genéticos que las predisponen a aumentar de peso, esos genes podrán ejercer su influencia.[14, 15 y 16] Los resultados del estudio de Llewellyn trasladan, y con razón, gran parte de la culpa a la causa más inmediata de la obesidad: la pobreza.

* * *

Cuando iba por la mitad de mi dieta, fui a almorzar con Rachel Batterham. Supuestamente, íbamos a celebrar el otorgamiento de una subvención. Yo había insistido en elegir el lugar al que ir, pero era evidente que a ella le daba lo mismo. Aunque sé que la genética influye en la medida en que pensamos en comer, todavía me cuesta entender que haya gente que muestre indiferencia hacia la comida. Yo planifico la cena durante el desayuno. Cuando estoy en una boda, me concentro solo en los canapés. Mis itinerarios de vacaciones consisten en listas de restaurantes y mercados.

Me sentía agotado después de una noche de dormir mal; me había despertado porque Lyra había tenido una pesadilla y no había logrado volver a conciliar el sueño. Tal vez fui inusualmente directo al preguntarle a Rachel si creía que el hecho de que ella es más delgada que sus pacientes y que yo se debía a que es capaz de controlar su deseo de comer. Ella descartó la idea sin vacilar: «Algunos de mis pacientes han adelgazado muchas veces tantos kilos como pesas tú». Rachel reconocía que para bajar semejante cantidad de kilos hace falta una increíble fuerza de voluntad —cada vez más en cada intento—, pero ¿quizá ella tenía más autocontrol? Al fin y al cabo, es una persona que ha logrado muchas cosas.

Rechazó también esa idea. «Yo no ejerzo mi voluntad al no comer una galletita —me explicó—. Tal vez podría imaginar que sería agradable pero, básicamente, no la deseo». Picaba su almuerzo con indiferencia. «Si me obligaras a comer la galletita, estaría menos contenta. La comida no me motiva. Así es mi genética».

Yo la escuchaba a medias, preguntándome si tenía suficiente confianza con ella para pedirle que me dejara terminarme su plato.

Porque mi constitución genética es distinta de la suya. Es fácil adivinar cómo sobrevivieron los Van Tulleken del Paleolítico, pero ¿qué hacían los Batterham, si no los motivaba la comida? ¿Rechazaban bocados de mamut? Cuando se trata de conductas complejas como el comer, que se ven influidas por cientos de genes diferentes, no comprendemos la ventaja histórica de un conjunto particular de genes. Sin duda, que determinada conducta sea ventajosa o no dependerá en gran medida del contexto, y ese contexto incluye la constitución genética de quienes te rodean. Si perteneces a una comunidad obsesionada por la comida, donde tus congéneres viven para cazar y recolectar alimentos, y eres alguien que se dedica a otras tareas, puedes resultar más útil para los demás que si tú también tuvieses esa obsesión por la comida.

* * *

Rachel es alguien que probablemente podría mudarse a Estados Unidos o seguir una dieta a base de 80 % de ultraprocesados sin aumentar de peso —aunque sí sería vulnerable a muchos otros efectos dañinos de los UPF—, así como hay personas cuya constitución genética les permite fumar veinte cigarrillos al día durante sesenta años sin contraer cáncer. Rachel sabe lo que es no tener motivación por la comida, pero yo también quería hablar con un experto en obesidad que tuviera la experiencia contraria. Entonces recurrí a mi amiga Sharon Newson.

Sharon y yo nos conocimos filmando un documental. En aquel momento, ella pesaba 149 kilos, y ahora me avergüenza recordar los consejos que yo le daba sobre cómo adelgazar. En el transcurso de nuestra amistad, se las ingenió para hacer caso omiso a mis comentarios y consejos poco comedidos y empezó a trabajar como entrenadora personal y a sumar certificaciones. Más tarde, la aceptaron para hacer un doctorado en ciencias del deporte. Se rodeó de una red de especialistas en obesidad y pasó a ser una de mis fuentes más fiables a quien recurrir en busca de consejos en relación con el sobrepeso y el cambio personal. A pesar de todos sus conocimientos, a Sharon aún le cuesta aceptar que no tuvo la culpa de haber engordado. Intelectualmente, comprende las vulnerabilidades genéticas y ambientales, pero su experiencia, al igual que la de Xand, es que ella fue la responsable: «Siento que soy perezosa, que la culpa es mía. Y eso es lo que me dice la prensa todos los días. Siento que como por mis emociones».

Pero, si bien puede ser cierto —en un nivel superficial— que muchas personas, como Xand y Sharon, resuelven sus problemas emocionales mediante la comida, el hecho de que lo hacen constituye una «conducta alimentaria», y Llewellyn, entre otros, ya ha demostrado que eso es genético. No obstante, ser consciente de algo no ayuda a cambiar lo que Sharon llama «décadas de culpa y estigmatización internalizadas». Como sociedad, siempre estamos juzgando y criticando a la gente que vive con exceso de peso, y eso tiene su efecto. «Es como tener un columnista de un periódico viviendo en mi cabeza».

Con los años, Sharon ha transformado mi manera de ver el día a día de quienes viven con exceso de peso, en especial mi hermano. Así como yo había aconsejado a Sharon, también llevaba una década martirizando a Xand, contribuyendo a un ciclo de vergüenza, estrés y frustración que le provocaba un mayor aumento de peso. Él siempre supo que yo lo juzgaba. «Aunque estuviera comiendo una hamburguesa en la otra punta del mundo, sentía que me llegaba tu opinión. Eso me ponía furioso, y entonces comía más», me dijo.

Xand engordó, y yo asumí mi responsabilidad. Durante una década, sentí que su sobrepeso era mi problema. Me avergonzaba de él, pero aprendí a disimular ese sentimiento insistiendo en su bienestar. Además, también me preocupaba de verdad. Él había tenido covid-19 en un grado mucho más grave que yo, probablemente por su sobrepeso, y su corazón se había quedado afectado hasta el punto de necesitar cirugía.

A la larga, para obligarlo a bajar de peso, le exigí que consultara a un experto en cambio conductual llamado Alasdair Cant, que capacita a asistentes sociales y policías para ayudar a las familias más vulnerables, que corren el riesgo de que sus hijos terminen en hogares de acogida debido a la violencia o al abuso de drogas. Alasdair quiso hablar primero conmigo. Le expliqué que quería que Xand bajara de peso y por qué. «Cuando empiezas a hablar de lo que quieres para Xand —me dijo Alasdair—, me hace pensar qué querrá él».

Alasdair sugirió que hablara con mi hermano y que intentara desprenderme de su problema. Entonces comprendí muchas de las cosas que me había dicho Sharon, con los años, sobre la vergüenza y la estigmatización. Resultó que el problema de Xand era principalmente conmigo. Yo estaba haciéndole lo que el acoso en las redes sociales, los médicos en sus clínicas, los columnistas y el gobierno hacen a gran escala cuando insisten en que la gente adelgace.

Alasdair terminó su trabajo en unos veinte minutos. Dejé de molestar a Xand y, como era previsible, las cosas mejoraron mucho. Pero no llegué a apreciar cuánto hasta un año más tarde, cuando se lo pregunté específicamente. «Ya no me intimidaba la idea de verte», me respondió. Todos los aspectos de nuestra relación cambiaron para bien «No fue solo que dejaste de perseguirme; es que supe de verdad que ya no te importaba. Eso me permitió hacerme cargo de mis problemas».

Eso era verdad. No era solamente que yo ya no lo acosaba con el tema. Alasdair me había convencido de que no debía ver a mi hermano como hasta entonces: como una forma o un peso. «Cuando por fin me decidí a adelgazar y comer bien, no era porque hubiese perdido una discusión contigo —añadió Xand—. Simplemente, me hice cargo de mi vida».

La diferencia en el peso corporal de las personas no tiene nada que ver con la voluntad. Se trata de una colisión de genes y de las limitaciones que impone el entorno alimentario. El estudio de voluntad más famoso demostró exactamente eso.

La investigación original, más conocida como el experimento de los malvaviscos, fue diseñado por Walter Mischel, de Stanford, en la década de 1970. La idea es muy simple: dejas a un niño solo en una habitación con un malvavisco durante quince minutos y le dices que, si logra resistir el impulso de comerlo, le traerás otro. El niño puede elegir entre disfrutar la golosina en el momento o postergar la gratificación y duplicar la recompensa. Mischel hizo el seguimiento de los participantes durante las siguientes dos décadas, y descubrió que aquellos que habían podido retrasar la gratificación tenían menor IMC y mejor desempeño educativo.[17 y 18]

Pero, desde entonces, ese estudio se repitió con mayor cantidad de participantes: 918 niños de diverso origen.[19] Y este nuevo análisis reveló que el mayor factor para predecir si un niño era capaz de retrasar el premio era su contexto socioeconómico: era más probable que los niños aceptaran la gratificación instantánea si provenían de hogares de escasos recursos.

Desde la perspectiva infantil, esto es muy lógico. Vivir en la pobreza genera incertidumbre; por eso, aprovechar la oportunidad cuando se presenta bien podría ser una estrategia mejor que esperar una gratificación futura que quizá no llegue. Y es revelador que, cuando los científicos compararon a los niños cuyas madres no tenían título universitario, descubrieron que el hecho de que el pequeño hubiese esperado o no para comer el malvavisco no incidía en su experiencia futura. Lo que determina el éxito a largo plazo es el contexto socioeconómico del niño, y no su capacidad de resistirse a una golosina. Se podría inferir, entonces, que el estudio del malvavisco bien puede ser una prueba de pobreza.*

Gran parte de nuestra personalidad depende de la estructura del mundo que nos rodea. No podemos ejercer la fuerza de voluntad sobre el sistema de regulación del peso corporal producido por los quinientos millones de años de la segunda era de la alimentación, así como tampoco podemos ejercerla sobre nuestro consumo de agua o de oxígeno a largo plazo. Pero sí puede haber un modo de encarar los ultraprocesados que permita que algunas personas escapen a su hechizo: quizá lo mejor sería verlos como sustancias adictivas.

* Tal como sucede a menudo en los estudios de psicología, que el experimento sea una prueba de pobreza y nada más no es una conclusión firme. El estudio que mencioné que repitió la prueba del malvavisco de Mischel[20] también tuvo su revisión en otro análisis[21] que cuestionaba algunos de los métodos empleados. Mi lectura de los resultados en general es que hacer un experimento sencillo en un momento de la vida de un niño para hacer predicciones sobre su vida individual conlleva muchos riesgos y exige pruebas bastante contundentes. Está plenamente demostrado que la escasez económica altera las decisiones de manera racional. Por ejemplo, en un contexto de extrema pobreza, no es difícil imaginar que la golosina prometida puede no llegar nunca. El mismo Mischel se esforzó en refutar la idea de que la voluntad es un rasgo innato que se tiene o no se tiene, y demostró que los niños con un padre ausente tendían a elegir la gratificación inmediata, nuevamente por motivos racionales. Y un estudio de 2020 —¡uno de cuyos autores fue el mismo Mischel!— descubrió que los pequeños que cedían pronto a la tentación del malvavisco no tenían, en general, mayor o menor seguridad financiera, educación o salud física que sus compañeros que sí resistían la tentación. Por tanto, no te preocupes demasiado si tus hijos comen golosinas cuando sales de la habitación... pero sí escóndelas.[22, 23, 24, 25, 26 y 27]

10

Cómo los UPF nos hackean el cerebro

Al final de la segunda semana de mi dieta, yo seguía disfrutando productos como el desayuno All Day de Morrison. Un clásico de las comidas congeladas que viene en una bandeja plástica de tres compartimentos con cubierta de film: 768 calorías de judías en salsa de tomate, patatas ralladas fritas, salchichas de cerdo, tortilla y tocino, listo tras veinte minutos de horno. Me recordaba el insoportable entusiasmo de aquellos largos vuelos a Canadá para visitar a mis primos durante mi niñez. A menudo, mis hermanos y yo lográbamos convencer a la tripulación de que nos dieran raciones extra y terminábamos lamiendo las bandejas. Si fuese por mí, los macarrones con queso que servía Air Canada en 1986 serían mi última comida.

De hecho, los primeros platos completos congelados eran comidas de avión: en 1947 aparecieron los *strato-plates*, de Maxson Food Systems, llamados así porque se inventaron para ser recalentados en los aviones nuevos de la época, los Stratocruiser de Boeing.

Algunas comidas congeladas se desarrollaron a finales de los años cuarenta, pero en 1954 comenzó el éxito de las *TV dinners*, las comidas precocinadas de Swanson. Para entonces, ya más de la mitad de los hogares estadounidenses tenían televisor, y ese fue el gancho perfecto. Las comidas costaban 98 centavos y estaban listas en veinticinco minutos. Durante las siguientes tres décadas se volverían ubicuas. En una imagen de 1981, se ve a Ronald y Nancy Reagan en la Casa Blanca, con jerséis rojos y camisas blancas iguales, sentados en sillones rojos idénticos apoyados en una alfombra roja del mismo tono, y comiendo *TV dinners*.[1]

En el Reino Unido, nos rezagamos en la compra de electrodomésticos —fue apenas en la década de 1960 cuando los televisores y los congeladores llegaron a ser comunes en los hogares británicos— y de platos precocinados. Ahora, sin embargo, consumimos ese tipo de comida más que cualquier otro país de Europa. Según la publicación *The Grocer*, en 2019 la categoría de comida precocinada en el Reino Unido representaba aproximadamente 4.554 millones de euros. Casi el 90 % de los británicos consume este tipo de platos con regularidad.[2]

Mientras mi desayuno All Day estaba en el horno, Dinah y yo cocinamos un poco de salmón con arroz y brócoli para ella y las niñas. Tras veinte minutos de preparación continua, utilizando de manera casi inconsciente habilidades aprendidas de nuestros padres, además de cuchillos, tres cacerolas y una tabla de cortar, el resultado fue la cena, sí, pero además una gran pila de cosas para lavar y manos que olían a pescado.

Mientras comíamos, Dinah leyó mis ingredientes en voz alta: «Dextrosa, estabilizador (difosfatos), tripa de colágeno bovino, capsaicina, ascorbato de sodio, nitrito de sodio, estabilizadores (goma xantana y difosfatos), saborizantes. ¿Por qué estás comiendo difosfatos?».

Los estabilizadores con difosfatos conservan todo unido durante el proceso de congelado, para que el agua no forme cristales en la superficie. Son uno solo de los aspectos que hacen de los desayunos All Day un producto tan agradable, con las patatas un poco crujientes y la medida exacta de sal y pimienta.

Más que nada, es fácil. Mientras Dinah aún masticaba su segundo bocado, yo estaba lamiendo la bandeja como solía hacer en aquellos vuelos transatlánticos.*

---

* Es raro que quede algo en los envases de ultraprocesados. Estoy seguro de que nunca dejé una patata frita ni un bocado de un sándwich en un paquete.

Las cosas empezaron a cambiar durante la tercera semana de mi dieta. Me encontraba trabajando con Sam y Rachel en el diseño de un estudio para probar si era posible seguir las pautas nutricionales del Reino Unido incluso comiendo montones de ultraprocesados y si eso tendría algún efecto mensurable. Un estudio así requiere una enorme planificación; hay que conseguir el dinero para hacerlo y decidir cada detalle de su diseño. Yo estaba hablando con decenas de expertos de todo el mundo, preguntándoles por los efectos de los ultraprocesados y las cosas que deberíamos medir en nuestros voluntarios.

Nunca supe de una sustancia que pudiera resultar dañina mientras me exponía deliberadamente a ella, y, antes de mi dieta, nunca había leído la lista de ingredientes de los productos. Es posible que los UPF sean los alimentos que menos inspeccionamos antes de llevárnoslos a la boca.

Yo terminaba de hablar con un experto de Francia o Brasil y enseguida me sentaba a darme un banquete de ultraprocesados. A menudo comía durante la llamada. Era como leer sobre el cáncer de pulmón mientras se fuma un cigarrillo, la base de aquel libro de autoayuda notablemente bien documentado que mencioné en la introducción, *Es fácil dejar de fumar, si sabes cómo*,[3, 4 y 5] que incluso figura en la lista de recursos para dejar de fumar de la Organización Mundial de la Salud.[6] Tal como les sucedió a muchos de los fumadores que utilizaron el método de Allen Carr, mi relación con los ultraprocesados empezó a cambiar.

En esa tercera semana, ya me costaba comérmelos sin pensar en todo lo que me habían dicho los expertos. Había dos comentarios en particular que no dejaban de acudir a mi mente.

El primero era de Nicole Avena, profesora adjunta en Mount Sinai, en Nueva York, y catedrática visitante en Princeton. Su investigación se concentra en la adicción a la comida y la obesidad. Ella me contó cómo los ultraprocesados, en especial los productos que contienen combinaciones de sal, grasa, azúcar y proteínas, impulsan nuestro sistema de «deseo» evolucionado desde la antigüedad: «Algunos alimentos ultraprocesados pueden activar el sistema de gratificación del cerebro de un modo similar a lo que ocurre cuando se consumen drogas como el alcohol, o incluso nicotina o morfina».

Esta neurociencia es persuasiva, aunque aún se encuentre en su etapa inicial.[7] Hay una cantidad creciente de datos de gammagrafías cerebrales que demuestran que los alimentos muy energéticos e hiperpalatables —ultraprocesados, pero, a la vez, probablemente también algo que cocinaría un chef muy bueno—estimulan cambios en muchos de los mismos circuitos y estructuras del cerebro que se ven afectados por las drogas adictivas.[8] Tenemos ese «sistema de recompensa» para que consigamos lo que necesitamos del mundo que nos rodea: parejas, comida, agua, amigos. Nos hace desear cosas, a menudo cosas con las que hemos tenido anteriormente experiencias placenteras. Cuando tenemos muchas vivencias positivas con un determinado plato, en un entorno que nos recuerda continuamente ese alimento, el deseo o el antojo puede ser casi constante. Incluso empezamos a asociar el apetito con los elementos que rodean ese producto, como el envase, el aroma o la imagen del lugar donde se vende.[9 y 10]

Pero la parte de mi conversación con Avena que más se me quedó grabada fue un comentario al hablar sobre el alimento en sí. Paul Hart me había explicado cómo se reconstruye la mayoría de los ultraprocesados a partir de alimentos enteros que son reducidos a sus componentes moleculares básicos, que luego se modifican y vuelven a ensamblarse con formas y texturas similares a las del alimento, agregándoles además una gran cantidad de sal, endulzantes, colorantes y saborizantes. Avena conjeturó que, sin los aditivos, aquellos ingredientes industriales básicos probablemente no serían reconocibles como comida por nuestra lengua y nuestro cerebro: «Sería casi como comer tierra». No sé si lo dijo en serio, pero empecé a notar que muchas de las cosas que yo estaba consumiendo tenían poco más que una ligera apariencia de comida, especialmente los *snacks* y cereales elaborados con pastas de materias primas, que venían fritos, horneados o inflados.

Por ejemplo, me gustaba mucho comer como tentempié a media mañana una barrita Grenade Carb Killa, con caramelo salado y pepitas de chocolate. Me parecía un poquito más sana que una simple chocolatina. Al fin y al cabo, estaba haciendo el experimento por curiosidad, no porque quisiera hacerme daño en aras de la ciencia.

Después de hablar con Avena, inspeccioné los ingredientes. Esas barritas, como muchas otras, se hacen con hidratos de carbono muy modificados (el primer ingrediente es algo llamado maltitol, un azúcar modificado y hecho, a su vez, de un almidón modificado, que tiene menos calorías pero es casi tan dulce como el azúcar de mesa), extractos de proteínas de leche y carne bovina (caseinato de calcio, extracto de proteínas del suero, gelatina de carne bovina hidrolizada) y grasa de palma procesada industrialmente, todo unido con emulsionantes. Sin aditivos, como dice Avena, seguramente serían muy desagradables. Las hacen sabrosas con sal, edulcorante (sucralosa) y saborizantes.* Mientras comía esas barritas hechas con tendones de vaca, las palabras de Avena empezaron a resonar en mi mente de un modo que me impidió disfrutar la comida como antes.

De los expertos con quienes hablé, quien más me impresionó fue Fernanda Rauber, integrante del equipo de Carlos Monteiro. Todo este libro está impregnado de su trabajo y sus ideas. Fernanda me habló largo rato sobre cómo los plásticos de los envases de los ultraprocesados, en especial cuando se calientan, disminuyen considerablemente la fertilidad —y, según algunos expertos, pueden llegar a causar un encogimiento del pene—. Me dijo además que los conservantes y emulsionantes de los UPF alteran el microbioma, que el procesamiento que retira la fibra de los alimentos daña aún más los intestinos, y que los niveles elevados de grasa, sal y azúcar también provocan daños específicos. Y hubo un pequeño comentario que se me quedó grabado. Cada vez que yo hablaba de los «alimentos» que estaba consumiendo, ella me corregía: «Los ultraprocesados, en su

* Muchos bizcochos y barritas tienen una fórmula básica similar. Las galletas de chocolate Maryland Minis son un tentempié favorito en la sala de descanso de mi trabajo. Nuevamente, contienen hidratos de carbono modificados (harina refinada y jarabe de azúcares invertidos), grasas industriales (de palma, manteca de sal o de karité), más proteínas agregadas (de suero), todo unido con emulsionante de lecitina de soja. A esta mezcla se le da sabor con sal, azúcar y saborizantes.

mayoría, no son alimentos, Chris. Son sustancias comestibles producidas industrialmente».

Empecé a recordar esas palabras en cada comida. Resonaban en mi mente y subrayaban la idea de Avena de que, sin los colorantes y los saborizantes, seguramente serían algo imposible de comer.

Hablé con Rauber justo antes de un almuerzo en familia que incluía Twizzlers de pavo, un producto muy conocido que hacía más de una década se había prohibido en los comedores escolares del Reino Unido porque los activistas lo consideraban muy poco saludable. La versión original tenía hasta cuarenta ingredientes; apenas un tercio de un Twizzler consistía en carne de pavo. En la nueva versión, el contenido de pavo sigue siendo menos de dos tercios, y los fabricantes se las han ingeniado para reducir los ingredientes a 37.

La fórmula es notablemente similar a la de las barritas de chocolate Grenade Carb Killa. Una pasta de proteínas de pavo, hidratos de carbono modificados (almidón de guisantes, harinas de arroz y garbanzos, almidón de maíz, dextrosa), aceites industriales (de coco y colza) y emulsionantes, que se combina con reguladores de la acidez, antioxidantes, sal, saborizantes y azúcar y a la que luego se le da forma helicoidal. En el horno, se abren y forman unas espirales hechas en un 63% de pavo. Dinah, las niñas y yo nos reunimos para observar el espectáculo por la ventana del horno: un raro momento de calma familiar.

Mientras comía, había un forcejeo en mi mente. Yo aún deseaba aquel alimento que, según Rauber, no era en realidad un alimento, pero al mismo tiempo, ya no lo disfrutaba.* Las comidas empezaron

* El deseo y el gusto se distinguieron por primera vez en un experimento con ratas, llevado a cabo por Roy Wise y Kent Berridge. Las ratas tienen un circuito cerebral muy similar al nuestro, en especial cuando se trata de cosas como la motivación. Primero, Wise y Berridge suprimieron la dopamina en las ratas con una droga, y luego destruyeron la vía de la dopamina mediante un neurotóxico. Suponían que las ratas experimentarían menos placer al ingerir azúcar (Berridge era experto en detectar el placer en ellas). En lugar de eso, vieron que las ratas no se movían para ir a comer y ya no estaban motivadas; sin embargo, cuando se les colocaba azúcar en la lengua, parecían disfrutarla tanto como antes.

a tener cierta uniformidad: todo parecía similar, fuera dulce* o salado. Nunca pasaba hambre, pero nunca estaba satisfecho. La comida desarrolló un aspecto extraño, como una muñeca que tiene un grado incorrecto de realismo y acaba por parecer un cadáver.

Al llegar a la cuarta semana, además, la dieta había empezado a tener efectos físicos muy visibles. No me pesé, pero tuve que aflojarme el cinturón dos agujeros. Y, conforme yo engordaba, también lo hacía mi familia. Era imposible impedir que las niñas comieran mis Choco Krispies o mis porciones de pizza, patatas fritas al horno, lasaña, chocolate. Si me apartaba para engullir en secreto, Lyra me buscaba y exigía que la invitara a lo que estuviese comiendo.

Es difícil distinguir los efectos de los ultraprocesados de la vida en general. Yo tenía muchas pesadillas angustiantes, comúnmente sobre la muerte de mis hijas. No es que nunca antes hubiese tenido esa clase de sueños, pero no los recordaba del período en que no estaba comiendo UPF.

Ahora estaba consumiendo mucha sal, lo cual implicaba beber más agua y tener que orinar mucho. ¿Podría ser esa la causa de los sueños? Con frecuencia, me despertaba a las tres o cuatro de la madrugada por una pesadilla, o porque necesitaba orinar, o ambas cosas. Cuando no podía dormir, iba a la cocina a comer algo, más por aburrimiento que por otra razón.

Yo estaba muy estreñido porque los ultraprocesados son bajos en fibra y agua y contienen mucha sal. El estreñimiento me causó hemorroides y una fisura anal. Esto es algo que le sucede a mucha gente que consume UPF. Cuando se hace fuerza para expulsar la materia

---

* Después de los Twizzlers, de postre comí un Gü Hot Pud Chocolate Melting Middle: huevo entero pasteurizado (huevo, conservante [sorbato de potasio], regulador de acidez [ácido cítrico]), azúcar, chocolate amargo (20%) (cacao en pasta, azúcar, cacao en polvo rebajado en grasa, emulsionante [lecitina de soja]), mantequilla, harina de trigo (harina de trigo, carbonato de calcio, hierro, niacina, tiamina), aceite vegetal (de palma y de colza), jarabe de glucosa, agua, conservante (sorbato de potasio).

Yo me lo comí a las siete de la tarde, pero el sitio web de Gü dice: «Si alguna vez te preguntas si está bien comerse un postre Gü a las once de la mañana, piensa que en algún lugar, a cada segundo, alguien está comiendo un Gü».

fecal seca y dura, se arrastra un poco del revestimiento blando del canal anal hacia afuera, y sientes como si tuvieras un cacahuete atascado dentro. La molestia me llevó a dormir aún peor, con lo cual aumentó mi ansiedad y disminuyó mi productividad en el trabajo. Eso, a su vez, me provocó más ansiedad: fue un vórtice de efectos físicos y mentales que comenzaron a afectar cada aspecto de nuestra vida familiar.

En pocas semanas, me sentía como si tuviese diez años más. Estaba dolorido, exhausto, abatido y enfadado. Irónicamente, la comida muchas veces me parecía la solución, más que el problema.

Mientras proseguía la dieta, llegué a obsesionarme con averiguar qué cosas eran ultraprocesados y cuáles no. Igual que todos los que me rodeaban. Mis amigos empezaron a enviarme listas de ingredientes. «Si dice "concentrado de frutas", ¿quiere decir que es UPF?». (Por cierto, sí, significa eso). Me reuní con Bee Wilson en una feria gastronómica donde dimos juntos una charla. Bee es periodista especializada en gastronomía y ha escrito acerca de los ultraprocesados. Me preguntó si, en mi opinión, las judías en salsa de tomate son UPF. Ella consideraba que no. «Podría ser una línea divisoria importante para gran parte del público británico», arguyó.

Las judías blancas en salsa de tomate que vienen enlatadas son un plato básico en el Reino Unido. Como dijo Wilson, si bien es obvio que no son lo más sano del mundo, «en comparación con tantas otras cosas que come la mitad de la gente, contienen bastante alimento de verdad». Eso es cierto: la mayor parte del contenido de una lata de judías en salsa de tomate consiste precisamente en eso: judías y tomate.

De hecho, Wilson había recurrido directamente a la fuente y le había planteado la pregunta a Carlos Monteiro: «Creo que no entendió del todo lo que le preguntaba. En Brasil, no tienen algo equivalente. Pero me aseguró con mucho énfasis que, en general, las judías en lata están procesadas, no ultraprocesadas».

Esto podrá parecer un detalle menor, pero no lo es. La industria de este tipo de comida utiliza los alimentos que están en los márgenes de los ultraprocesados para denigrar todo el concepto. Primero, se encuentra un alimento común, en apariencia inofensivo, que contiene un único aditivo que, técnicamente, encaja en la definición de UPF. Luego se argumenta que eso significa que la definición de ultraprocesado debe de ser una tontería, o que quienes piensan que el sistema NOVA es útil quieren que se trate a los cereales Special K o a las judías en salsa de tomate como a los cigarrillos o a la heroína.

En el caso específico de las judías en salsa de tomate Heinz, de hecho están en los grupos NOVA 3 y NOVA 4. Hay variedades diferentes con distintos ingredientes. Los orgánicos contienen «judías (52 %), tomates (33 %), agua, azúcar, harina de maíz, sal, vinagre blanco»: no son UPF. Pero los originales sí son ultraprocesados porque además contienen harina de maíz modificada, extractos de especias y de hierbas aromáticas. Desde el punto de vista nutricional, la diferencia es cero, pero hay razones para pensar que esos pocos ingredientes pueden impulsar el consumo excesivo, como veremos.

Sin embargo, para mucha gente, las judías en salsa de tomate, aunque contengan un poco de almidón de maíz modificado, son una manera sana, económica y fácil de preparar un plato principal. Aquí nos encontramos con las limitaciones del sistema NOVA, que está diseñado para analizar patrones alimentarios más que para evaluar alimentos individuales. Es casi seguro que existe un espectro de ultraprocesados, pero resulta imposible saber si un producto dado será perjudicial, o de qué manera puede afectarnos, ya que no comemos un solo alimento, sino toda una variedad. Si estuvieras en una isla desierta, vivirías más tiempo ingiriendo únicamente *nuggets* de pollo que si comieras nada más que brócoli; porque los primeros contienen más proteínas y calorías. Pero vivirás mucho más si tu patrón alimentario incluye el brócoli en el contexto de una dieta mediterránea que solo a base de *nuggets* de pollo.

Como empezaba a sentirme cada vez peor, y más preocupado por las consecuencias que aquel experimento podía tener para mi salud, comencé a buscar más y más ultraprocesados que fueran «saludables».

Dejé la Coca-Cola común con todo su azúcar y pasé a la Diet Coke.* En lugar de los *nuggets* de pollo industriales, compraba lasaña lista para el horno... al menos, hasta que Dinah señaló que mi lasaña de carne Sainsbury's, que yo había dado por sentado que era UPF, contiene solo ingredientes normales que se encuentran en cualquier cocina. Resultó que las lasañas de Tesco, Co-Op, M&S y Waitrose contenían lo mismo. La versión de Morrisons también es bastante benigna, con el único agregado de colorante de caramelo y concentrado de cebolla. Pero las fórmulas de Asda y Aldi son más claramente ultraprocesados. La de Asda contiene almidón de maíz modificado y colorantes (extracto de pimentón dulce, norbixina de annato), mientras que la de Aldi incluye lactosa, maltodextrina, almidón de maíz modificado, dextrosa, extracto de oliva y goma xantana.

Llamé a otra colaboradora de Monteiro para ver si la lasaña de Sainsbury's, mi preferida, se consideraba ultraprocesado. Maria Laura da Costa Louzada es una joven profesora adjunta de epidemiología nutricional en São Paulo. Habla con el optimismo férreo y apasionado de los revolucionarios, y se siente cómoda ahondando en la matemática de los datos en los que se basa. Estudió en Brasil, donde ayudó a redactar la guía nacional de nutrición, y luego pasó un año en Harvard antes de volver a su país.

Le pregunté por esas lasañas, que son de buena calidad, casi UPF, y están por todos lados en el Reino Unido. Son casi como las hechas en casa, pero aun así parecen ultraprocesados: envueltas en plástico y con grandes cantidades de ingredientes normales.

La pregunta interesó a Da Costa Louzada: «NOVA es una herramienta epidemiológica que nos informa cómo afectan a la salud los patrones alimentarios. Es una muy buena manera de comprender el

* Empecé con una lata para el desayuno, pero poco a poco llegué a desear una Diet Coke con todas las comidas y también entre ellas. Al final, estaba bebiendo unas seis latas al día. No tengo manera de explicar lo adictivas que me resultaban. Creemos que la dependencia a algunas comidas tiene que ver, en cierto nivel, con la gratificación psicológica, pero la Diet Coke no es otra cosa que edulcorante, ácido y cafeína. Como veremos, es posible que me hubiese vuelto adicto al sabor y a la lata, pero nunca tuve tanto tanto antojo de la Coca-Cola común como de la dietética. Mucha gente comenta lo mismo, y nunca he hallado una explicación satisfactoria.[11]

sistema de alimentación». Pero, para entender un alimento en particular, es necesario pensar más allá de NOVA. «Algunos productos no son, técnicamente, ultraprocesados —me explicó—, pero usan los mismos plásticos, el mismo *marketing* y los mismos procesos de desarrollo, y los elaboran las mismas compañías que fabrican UPF. Los aditivos son una parte de la definición, pero no son el único problema de la comida».

Algunos aditivos son inofensivos, mientras que otros causan un daño directo. Pero en cualquiera de los dos casos, como veremos, su presencia indica que es probable que un producto tenga muchas otras propiedades que pueden resultar perjudiciales. Según Da Costa Louzada, las lasañas de Sainsbury's no son ultraprocesados si se aplica la clasificación técnica, «pero estos productos son como una fantasía. No son comidas caseras».

El debate en torno a qué es un UPF y qué no es importante cuando se trata de la intervención gubernamental y el etiquetado. Mi regla empírica personal es la siguiente: si me cuesta definir si algo es ultraprocesado o no, es probable que lo sea. Por razones que quedarán más claras cuando analicemos los efectos que tienen sobre el cuerpo, seguramente ese producto se elaboró de una manera que promueve el consumo excesivo, aunque no tenga el efecto dañino específico de, por ejemplo, los emulsionantes.

Por lo que respecta a mi dieta, sin embargo, debía atenerme estrictamente a la clasificación NOVA, así que opté por la lasaña de Aldi.

Cuando volví al UCL para que me examinaran al final de la dieta, los resultados fueron espectaculares. Había aumentado seis kilos. De haber seguido comiendo así durante un año, casi habría duplicado mi peso. Además, mis hormonas del apetito estaban completamente alteradas. La hormona que indica que uno está lleno apenas reaccionaba a una comida copiosa, mientras que la del hambre estaba altísima apenas un instante después de comer. Se me había quintuplicado la leptina, la hormona que proviene de la grasa, mientras que mis niveles de proteína C reactiva, un marcador que indica inflamación, se habían duplicado. Yo había expuesto mis genes de obesidad a un entorno en el cual podían desarrollarse al límite, tal como le había sucedido a Xand en Boston.

Pero el resultado más aterrador fue el del estudio por resonancia magnética nuclear (RMN), que yo suponía que sería una pérdida de tiempo y dinero.

Claudia Gandini Wheeler-Kingshott es una de mis colaboradoras y se ocupó de esa parte del experimento. Es profesora de Física de la Resonancia Magnética en el Instituto de Neurología del UCL, donde me reuní con ella para analizar mis resultados. Gracias a su suave acento italiano, las charlas sobre las imágenes obtenidas tienen una calidez que, de otro modo, no tendrían. La tomografía por resonancia magnética nuclear es conocida por su complejidad, pero Claudia tenía experiencia en explicarla con sencillez: «Mi abuela, que vive en Italia, tiene noventa años y no es médica, me llamaba todos los días para que le contara lo que estaba investigando para mi doctorado».

A partir de las imágenes —que, como dije, yo suponía que no iban a servir de nada—, Claudia desarrolló un mapa que mostraba cómo las distintas partes de mi cerebro se conectaban entre sí, además de su microestructura y sus propiedades fisiológicas. Una de las imágenes era de lo que se llama situación de reposo. Me quedé acostado en el tomógrafo, fantaseando tranquilamente, mientras tomaban cinco mil imágenes de mi cerebro cada varios segundos para construir una imagen de cuánto oxígeno y cuánta sangre afluían a cada parte del cerebro. Las áreas cerebrales que se conectan entre sí se sincronizan en el consumo de oxígeno, y ahí es cuando se «encienden» al mismo tiempo. «Imagínate —me dijo Claudia— que se pudieran grabar las llamadas telefónicas de toda una ciudad. Podríamos identificar qué casas están conectadas, conversando. Se podría determinar su ubicación y la intensidad de la conexión entre ellas. ¿Hablan todos los días? ¿O quizá solo una vez al mes? ¿O nunca?».* Después de mi dieta, aumentó la conectividad entre varias regiones del cerebro, especialmente aquellas

* Por ejemplo, las partes del cerebro que controlan los movimientos están todo el tiempo en contacto con las que los inician, incluso cuando estamos quietos. Esas conexiones se llaman «redes en situación de reposo». Sabemos que las personas que tienen enfermedades neurológicas como la esclerosis múltiple o el párkinson tienen redes de conectividad muy distintas en situación de reposo, pero comprendemos mucho menos sobre el efecto de la dieta en esas redes.

que tienen que ver con el control hormonal de la ingesta de comida, así como las áreas que participan en el deseo y la gratificación. No es fácil interpretar eso, pero, aparentemente, representaba algo de mi experiencia, un forcejeo entre las partes de mi cerebro que deseaban la comida de manera más o menos subconsciente y aquellas partes que entendían conscientemente el daño.

Conforme aumentaba mi conocimiento sobre los perjuicios que causan los ultraprocesados, estos se me hicieron menos placenteros pero no menos deseables. Tenía dos pensamientos analíticos que competían entre sí: por un lado, la intención de completar el experimento, y por el otro, mi creciente conocimiento de los UPF y de cómo estaban afectándome. Además de todo eso, mi cuerpo estaba recibiendo recompensas fisiológicas muy reales debido al consumo de grasa y azúcar. Ansiaba el momento de cenar, pero me costaba que me agradara. Claudia lo expresó de la siguiente manera: «Es como si una parte de tu cerebro, tu cerebelo, el centro que se ocupa de los hábitos y las conductas automáticas, dijera que todo esto es un error, pero tu corteza frontal le estuviera asegurando que todo está bien».

Los cambios que evidenciaba mi resonancia eran fisiológicos, no morfológicos; el «cableado» de mi cerebro no había cambiado, pero sí la información que fluía por esos cables. Claudia me explicó que, con el tiempo, son esas modificaciones en el flujo de información lo que causa los cambios estructurales: «Si empieza a aumentar el tránsito por un camino secundario, a la larga esa vía se va a agrandar y convertirse en una carretera principal. Se forman nuevas conexiones permanentes».

Le pregunté a Claudia si no era posible que fuese solo ruido; al fin y al cabo, soy un solo paciente. ¿No sería que, antes de la segunda resonancia, estaba más estresado en el trabajo o no dormía bien? Me respondió con toda claridad: «No, estos grandes cambios no se observan a menos que le hagas algo importante a la fisiología del cerebro. No es aleatorio». Me hizo, además, una espectroscopia del tronco encefálico, que estudia los productos de degradación de los neurotransmisores, y todos esos datos eran compatibles con los mismos cambios observados en la resonancia.

Mientras asimilaba estos resultados, empecé a pensar en Lyra y Sasha. El impacto en niños y adolescentes es preocupante. Estarán consumiendo ultraprocesados en las mismas cantidades que yo, solo que lo harán durante años, mientras su cerebro aún está en desarrollo. No tenemos idea de lo que eso implica. Sí sabemos que no es buena idea jugar con los circuitos neurológicos de la gratificación. Al fin y al cabo, eso es lo que hacen todas las drogas adictivas. Claudia dijo que esa era la pregunta del millón: «¿Afectarán los ultraprocesados a su coeficiente intelectual y a su desempeño social? No sabemos lo que está ocurriendo en el cerebro de los niños».

No obstante, Claudia era optimista en cuanto a dejar de consumir UPF, lo cual me agradó y me tranquilizó un poco, pues sugería la posibilidad de que, si se escaneara a las personas que viven con sobrepeso después de que abandonasen este tipo de alimentación, a la larga veríamos cambios positivos en sus cerebros.

«La gente cree que va a perder grasa —dijo—, pero, en realidad, se puede modificar el cerebro de un modo muy beneficioso que afecta a otras áreas de la vida. Sospecho que veríamos mejorar la concentración y la memoria en esas personas, aunque tendríamos que probarlo». Me resultó una gran ayuda imaginar que la comida saludable pudiera obrar una transformación positiva en el cerebro.

Después de la resonancia, se acabó la dieta y dejé de consumir ultraprocesados de inmediato y por completo.

Fue como si Rauber hubiese accionado un interruptor, y pude cortar en seco. Tengo un motivo para usar palabras relacionadas con la adicción. Yo había llegado a sospechar que era algo adicto a los ultraprocesados, y estaba seguro de que mi hermano Xand lo era.

Cuarenta y ocho horas más tarde, estaba durmiendo bien, mis intestinos recuperaron su función y el trabajo me resultaba más fácil. Claro que la vida tiene sus altibajos, pero aparentemente, el único cambio había sido el final de la dieta.

Había muchos ultraprocesados que nunca me habían tentado, pero también otros —sobre todo los que eran salados, fritos, picantes y cargados de glutamato monosódico (GMS)— que de vez en cuando comía hasta el punto de vomitar. Eso nunca me había parecido un trastorno sino, más bien, algo práctico: habiendo comido demasiado, podía dormir mejor si no tenía el estómago repleto. Trastorno o no, al final de mi dieta, todo eso que antes me costaba dejar de comer se volvió incomible.

La adicción a la comida es, científicamente, muy poco atractiva, y con razón, debido a dos problemas. En primer lugar, si los alimentos contienen tanta variedad de moléculas, ¿cómo es posible identificar como adictiva una combinación determinada? Además, un brevísimo experimento mental sobre macronutrientes individuales como la grasa pura o el azúcar nos dice que no causan dependencia.* Pero el mayor problema cuando se toma la comida como una sustancia adictiva es que, lógicamente, conduce a una estrategia de abstinencia cuando, desde luego, no podemos evitar comer. Y los adictos no pueden moderarse con las sustancias de las que son dependientes. Por tanto, la comida no puede ser adictiva.

Entonces, como solución, algunos científicos han propuesto la idea de que la adicción a la comida es «conductual».[13] Esta es una de las dos categorías amplias de adicción. Existe la dependencia de sustancias —definida como un «trastorno neuropsiquiátrico que se caracteriza por el deseo recurrente de consumir una droga a pesar de sus consecuencias perniciosas»—, que comprende el tabaco, el alcohol, la cocaína y otras. Y luego está la adicción conductual o sin sustancias, que se refiere a cosas como comer, el hábito patológico de apostar, la adicción a internet y al teléfono móvil.

La explicación conductista no me parece acertada. Así como los fumadores son adictos al cigarrillo, yo, como muchos otros, he sentido una adicción muy fuerte a la comida o, más específicamente, a ciertos

---

* Un artículo publicado en 2018 —«Adicción a la comida: ¿un concepto válido?»— de Paul Fletcher (en contra) y Paul Kenny (a favor) es de lectura fácil y gratuita.[12] Ambos son pesos pesados. Yo me inclino más hacia la conclusión de Kenny, pero Fletcher principalmente aconseja a los científicos ser cautos y no propagar creencias más allá de lo que está demostrado con claridad. Kenny define lo que considera que son las sustancias adictivas: «combinaciones de macronutrientes en comidas sabrosas y muy calóricas que no se dan naturalmente, pero que, cuando se combinan, pueden asestar un puñetazo suprafisiológico a los circuitos cerebrales de la motivación, suficiente para modificar las conductas consumatorias subsiguientes».

tipos de ultraprocesados. Probé una cantidad de sustancias tradicionalmente adictivas —cigarrillos durante unos pocos y raros años en el ejército; alcohol en grandes cantidades cuando era estudiante de Medicina; heroína, también conocida como diamorfina, tras una operación en mi testículo derecho—, pero ninguna me cautivó tanto como la comida que me encanta, la que realmente despierta esas partes antiguas de mi cerebro, los centros de la gratificación que motivan tanta conducta, buena y mala.

Este atasco entre la realidad y la ciencia es, en parte, responsable de la confusión con la que concebimos la obesidad: tendemos a localizar el problema en el individuo, no en la comida, a pesar de la creciente cantidad de pruebas de que el problema de la obesidad —y, tal vez, de muchos trastornos de la alimentación— es la comida en sí. Junto con Xand, leí los criterios con los que se define la adicción en la última versión del libro de la Asociación Estadounidense de Psiquiatría *Manual diagnóstico y estadístico de los trastornos mentales*, la biblia de los psiquiatras. Con base a once criterios de diagnóstico, clasifica el uso problemático de una sustancia intoxicante como leve, moderado o grave. Si reúnes más de seis de esos criterios, tienes un problema grave. Ambos tuvimos una puntuación de nueve para la comida que nos encanta (toda ultraprocesada).

Las preguntas eran sobre cosas como si «la sustancia se consume en cantidades crecientes» (sí), si «intentó controlarse pero no lo logró» (sí), si «dedica mucho tiempo y esfuerzo para conseguir la sustancia» (sí), y «la experiencia de los antojos» (sí, sí, sí).

El meollo del asunto es el noveno criterio: «La persona consume de forma continuada a pesar de saber que padece un problema físico o psicológico recurrente o persistente que probablemente se puede originar o exacerbar por dicho consumo». La literatura científica ha documentado exhaustivamente los efectos psicológicos de la estigmatización, la vergüenza, el fracaso y la culpa que se asocian con el comer en exceso, incluso antes de llegar a las bibliotecas de datos que catalogan los efectos físicos. Y tanto Xand como yo seguimos comiendo a pesar de saber todo esto.

Entonces, ¿cómo conciliamos la imposibilidad de categorizar la comida como sustancia adictiva con el hecho de que, para algunas personas, ciertos alimentos en verdad parecen crearles dependencia? Pues adoptando la idea de Rauber de que los ultraprocesados no son alimentos, como lo son un plátano o un muslo de pollo, sino más bien una categoría aparte de sustancia comestible adictiva. Lo que nos engancha no es la comida en general, sino los ultraprocesados. Y la ciencia establecida apoya cada vez más este concepto.

Si conoces a alguien que tiene problemas de abuso de sustancias, puede resultarte ofensivo equiparar su situación con el consumo excesivo de comida; sin embargo, cada vez más artículos científicos sugieren que es una comparación válida. Ashley Gearhardt, profesora adjunta de psicología en la Universidad de Míchigan, es una de las principales voces científicas que consideran que habría que trazar un paralelismo entre los ultraprocesados y las sustancias adictivas, y para ello ha detallado en una serie de artículos los indicios que podrían demostrarlo.[14, 15 y 16]

En primer lugar, los UPF se asocian a puntuaciones más altas en la escala de adicción a la comida, en comparación con los alimentos verdaderos. Cuando la gente dice tener problemas con la comida, siempre se refiere a los ultraprocesados. No a todos, obviamente; para algunas personas serán los dónuts, y para otras, el helado. En mi caso, era la comida barata para llevar. Pero cuando se pierde el control de lo que se come y hay atracones, casi siempre se trata de UPF.[17, 18 y 19] No todos crean dependencia a todo el mundo, pero aquellas personas que sí se reconocen adictas seguramente lo son a una variedad particular de productos. Sharon Newson y yo comparamos nuestras listas de alimentos con los que teníamos problemas: todos eran ultraprocesados, pero elegíamos distintas cosas para darnos un atracón.

Segundo, los UPF parecen ser más adictivos para más personas que muchas drogas. Claro que hay mucha gente capaz de consumir comida ultraprocesada con moderación, pero eso también sucede con la cocaína, el alcohol y el tabaco.[20] Compara los números. La transición desde que se prueban los UPF hasta que se es incapaz de dejar de consumirlos es extremadamente alta: en Estados Unidos, el 40 %

de la población vive con obesidad y sabemos que, en su mayoría, intentará bajar de peso en algún momento.[21] Los índices de abandono del hábito son inexistentes, de tan bajos. No existe otra droga que, una vez probada, siga siendo consumida con regularidad por el 40% de la gente a pesar de sus consecuencias negativas para la salud (definición de la adicción). En Estados Unidos, por ejemplo, más del 90% de la gente toma alcohol, pero solo el 14% desarrolla un trastorno de alcoholismo.[22] Incluso cuando se trata de drogas ilícitas como la cocaína, solo una proporción relativamente pequeña de consumidores (el 20%) llega a hacerse dependiente.[23]

Tercero: las drogas adictivas y los ultraprocesados tienen ciertas propiedades biológicas en común. Ambas se modifican a partir de su estado natural para acelerar el consumo de la sustancia gratificante. La velocidad de administración tiene mucho que ver con el potencial adictivo de la sustancia: los cigarrillos, la cocaína aspirada, la cantidad de alcohol por copa. Si la administración es más lenta, se transforma el efecto; la metanfetamina, por ejemplo, pasa a ser un tratamiento para niños que no pueden concentrarse. Los parches de nicotina son mucho menos adictivos que los cigarrillos. Como veremos, la facilidad y rapidez de consumo son características que definen a los ultraprocesados, en comparación con los alimentos de verdad.

Cuarto: en la dependencia a las drogas y a la comida hay factores de riesgo en común, como los antecedentes familiares de adicción, trauma y depresión, lo cual indica que, en esas personas, los ultraprocesados pueden estar cumpliendo la misma función que los estupefacientes.

Quinto: la gente informa síntomas de adicción similares entre los UPF y otras sustancias que crean dependencia, como antojos, contantes e infructuosos intentos de consumir menos y continuación del consumo a pesar de sus consecuencias negativas. Y esos efectos negativos son graves: una mala dieta puede tener en mucha gente repercusiones peores que el tabaquismo extremo.

Sexto y último: el diagnóstico neurológico por imágenes ha revelado patrones similares de disfunción en los circuitos cerebrales de gratificación tanto para la adicción a la comida como al abuso de sustancias. Además, esos alimentos parecen involucrar a regiones del cerebro que tienen que ver con la gratificación y la motivación, como sucede con las drogas adictivas.[24 y 25]

Quizá te resulte difícil asimilar la idea de que los ultraprocesados son equivalentes a los cigarrillos, pero las malas dietas —aquellas que incluyen una alta proporción de UPF— se asocian a más muertes a nivel mundial que el tabaco, la tensión arterial elevada o cualquier otro riesgo para la salud: representan el 22% de todas las muertes.[26] Dado que los riesgos son tan elevados, el hecho de considerar los UPF como una sustancia adictiva puede tener sus ventajas:* ayudaría a reducir en parte la estigmatización, la culpa propia y los reproches ajenos en torno a la obesidad y el consumo excesivo, tal como lo consiguieron hace décadas quienes hicieron campañas antitabaco. Permite que la persona afectada se oriente hacia el exterior, hacia la industria que causa los daños —algo que sabemos que es de gran ayuda en la adicción—, en lugar de concentrarse en su fracaso personal. Además, pone de manifiesto algunos paralelismos útiles en cuanto a las políticas a seguir. El control del tabaco, por ejemplo, aporta un modelo para la regulación de las sustancias dañinas que crean dependencia. Una conducta adictiva es mi problema, y es difícil protegerme de ella o dictar normas que la reglamenten, pero que una sustancia adictiva se venda con la imagen de un monito a mi hija de tres años es un fracaso normativo.

Por encima de todo esto, considerar que los ultraprocesados son una sustancia adictiva resuelve el problema de la abstinencia. Es imposible dejar la comida, pero, al menos en teoría, es posible renunciar a este tipo de productos. No será fácil, desde luego; la situación actual

---

* Nicole Avena piensa que la comparación con los cigarrillos es acertada, aunque reconoce que hay diferencias. La principal es que «la gente no necesita los cigarrillos, pero sí la comida». Por supuesto, algunas personas necesitan los ultraprocesados porque son lo único que encuentran y que pueden costearse, pero fisiológicamente no los necesitamos. Avena piensa que, desde el punto de vista de los efectos que causan en el cerebro, hay numerosos productos UPF que son comparables a los cigarrillos: «A mucha gente le resulta más fácil dejar de fumar que renunciar a los ultraprocesados». Y los efectos que tienen en el cuerpo también pueden ser semejantes. «Creo que necesitamos empezar a prestar más atención al hecho de que estos alimentos están matándonos».

en el Reino Unido es a los UPF lo que la década de 1950 fue para los cigarrillos.

Una vez que tuve esta revelación, sentí la obligación de hacer que mi hermano Xand, que por entonces vivía en el extremo inferior de la escala de obesidad clínica, también abandonara los ultraprocesados. Fui a hablar con él con toda la intención evangelizadora del converso reciente, lo cual seguramente le resultó bastante odioso. Pero ahora que ya no estaba acosándolo —tras haber hablado con Alasdair Cant—, le propuse que probara mi dieta a base de 80% de UPF, y él aceptó. No para bajar de peso, sino como experimento (no científico). Sería divertido. Lo grabaríamos para un pódcast de la BBC, *Addicted to Food*, y veríamos qué ocurría. Acordamos que seguiría una dieta de una semana con un 80% de ultraprocesados y lo envié a hablar con Kevin Hall, Fernanda Rauber, Nicole Avena y algunos de los otros expertos, para ver si sus palabras le causaban el mismo impacto que a mí.

Mientras tanto, basándome en las pruebas y en mi experiencia, estaba convencido de que los ultraprocesados eran perjudiciales, pero ahora quería saber con exactitud qué le estaban haciendo a mi cuerpo… y por qué.

TERCERA PARTE

¡Ah, por eso estoy ansioso y me duele la barriga!

11

Los UPF están premasticados

Tal vez Anthony Fardet no haya sido el primero en estudiar lo que él llama «matriz» de la comida, la estructura física de los alimentos, pero sí es probable que la haya analizado más a fondo que nadie. Es un hombre serio, de espeso cabello entrecano. Calculo que tendrá más o menos mi edad. Trabaja como científico en la Unidad de Nutrición Humana de la Universidad Clermont Auvergne, en Francia. Todo lo que dice parece profundo e importante, en parte porque emplea muchas palabras largas, y en parte porque habla inglés a la perfección pero con un acento de estrella de cine francés: «Comemos comida, no nutrientes. Entonces, desde un punto de vista filosófico, lo mejor es combinar el holismo con el reduccionismo. Yo soy empirista e inductivista».

Yo presentía que yo también era un inductivista empírico, pero no estaba del todo seguro, por lo que decidí confirmarlo más tarde. Lo llamé para preguntarle cómo el ultraprocesamiento afecta a la estructura física de la comida y cómo eso, a su vez, repercute en nuestro organismo. El principio de la matriz es bastante sencillo: la comida no es solo la suma de sus ingredientes. Anthony me explicó que el objeto del sistema digestivo es destruir la matriz de la comida, y usó como ejemplo una manzana. La fibra que le da solidez a esta fruta y hace que cruja al morderla constituye apenas el 2,5 % de su peso. El 97,5 % restante es zumo. La disposición de la fibra en torno a las células y al fluido es la matriz.

Con esto en mente, en 1977, un grupo reducido de científicos escogió a diez personas y les dio a comer manzanas de tres formas distintas:

en zumo sin la pulpa (sin fibra), licuado de manzana (cruda y entera) y manzana entera troceada. Pidieron a los participantes que lo ingirieran todo a la misma velocidad y después midieron cómo habían reaccionado sus niveles de saciedad, glucemia e insulina a las tres preparaciones.[1]

Lo que descubrieron fue que tanto el zumo como el licuado hicieron subir más los niveles de glucemia e insulina que la manzana entera y luego cayeron a un nivel más bajo que el original. Como consecuencia del subidón de azúcar, estos participantes se quedaron con hambre. Por otro lado, la manzana entera hizo subir la glucemia lentamente y después volvió a su nivel basal; no hubo subidón, y la saciedad les duró horas. Parece ser que, con la evolución, nuestro cuerpo ha desarrollado la capacidad de administrar con precisión la carga de azúcar de una manzana, pero el zumo de frutas es una invención relativamente reciente.*

El zumo de manzana, que por lo general contiene alrededor de un 15 % de azúcar, actúa de un modo muy similar a cualquier bebida gaseosa. Pero lo mismo sucede con el licuado, a pesar de que contiene todos los elementos que constituyen la manzana, incluso la fibra, y de que se prepara momentos antes de consumirlo. La fibra es importante, pero la matriz, la estructura de la manzana, es fundamental.

Fíjate en los Choco Krispies. Los promocionan como crujientes, y algunos se mantienen así… al menos por un rato. Pero cada bocado es, más que nada, un pegote mojado y almidonado. Los Choco Krispies y la leche forman un líquido texturado, blando. La blandura es una de las características que Kevin Hall identificó como una cualidad casi universal de los ultraprocesados.** Esta peculiaridad se debe

---

* El alimento para bebés es, principalmente, puré de frutas, y por esa precisa razón contiene niveles muy altos de azúcar. Resulta caro e innecesario.

** Desde luego, hay alimentos «de verdad» que son tan blandos como algunos ultraprocesados, o incluso más, como los plátanos, los tomates y las bayas. Pero todos estos aún tienen una matriz conservada que se destruirá si se los procesa. Cuando se convierten en ingredientes de UPF —puré de fresas o tomate en polvo, por ejemplo—, se vuelven más blandos de lo que eran. Nunca vas a encontrar un plátano entero en un yogur. El kétchup tampoco contiene tomates enteros. Un arándano, igual que una manzana, se comporta de manera diferente si se consume entero o licuado.

al método de elaboración: los componentes de las plantas, modificados industrialmente, y las carnes recuperadas mecánicamente se pulverizan, se trituran, se muelen y se extruden hasta destruir todas las texturas fibrosas de los nervios, los tendones, la celulosa y la lignina. Lo que queda puede entonces volverse a montar con forma de dinosaurios o letras del abecedario, o como los paraboloides hiperbólicos de las patatas Pringles.

El *marketing* nos invita a disfrutar de la crujiente masa, del estallido del arroz inflado, del chasquido de una bola de patata en polvo reformada y frita, pero en realidad la sensación no perdura más allá del primer bocado. A los alimentos industriales se les da una textura especial —un relleno de mermelada en mitad de un bizcocho esponjoso, o trozos de vegetales de verdad en una sopa— para disimular el hecho de que, al cabo de pocos segundos, estamos comiendo una papilla.

Otro ejemplo perfecto de esa ilusión es una hamburguesa de McDonald's (o de Burger King, o cualquier otro proveedor de UPF). El primer bocado te regala una serie de texturas: el pan dulzón tiene una corteza seca sobre una matriz cremosa, esponjosa; la hamburguesa es correosa y parece salada como el agua del mar; los pepinos y las cebollas son crujientes; la mostaza te estimula el nervio trigémino y la acidez del kétchup resalta toda la experiencia. «Esponjosa», «correosa», «crujiente»... pero, en realidad, todo es blando como el algodón. Por eso, puedo engullir una hamburguesa en bastante menos de un minuto. Y después me comeré otra porque aún tengo apetito.*

¿Por qué? Por la misma razón por la que Lyra quería más después de comer un tazón de Choco Krispies, porque las señales que te indican dejar de comer no han evolucionado para estos alimentos tan blandos y fáciles de digerir, tanto que, esencialmente, son comida premasticada. En lugar de digerirse lentamente a lo largo del intestino de un modo que estimule la liberación de las hormonas de la saciedad,

* El problema de la blandura está respaldado por indicios que sugieren que los UPF se ingieren con mayor rapidez que los alimentos enteros o mínimamente procesados, lo cual significa que llevan a consumir más calorías por minuto.

es posible que los ultraprocesados se absorban con tanta rapidez que no lleguen a las partes del intestino que envían al cerebro la señal de dejar de comer.

Mientras estaba siguiendo mi dieta a base de UPF, empecé a observar más claramente la blandura en el pan. Tal como señala desde hace mucho tiempo la Real Bread Campaign (una campaña a favor del verdadero pan, organizada por Sustain, una alianza sin ánimo de lucro en pro de mejores prácticas alimentarias y agrícolas) en el Reino Unido, el pan de verdad es difícil de encontrar y resulta, además, muy costoso. Las panaderías artesanales constituyen apenas el 5 % del mercado del pan, y en muchos lugares no se consiguen barras que no sean ultraprocesadas. El pan de masa madre debería llevar solo agua, sal, levadura natural y harina, pero incluso los productos que afirman serlo en los supermercados suelen ser falsos: llevan hasta quince ingredientes, incluso aceite de palma y levadura comercial.[2]

Si los encuentras y puedes comprarlos, vale la pena comparar un pan de centeno o de verdadera masa madre con los que venden en los supermercados. Durante años, compré la marca Hovis Multigrain Seed Sensations. Estos son los ingredientes: «harina de trigo, agua, mezcla de semillas (13 %), proteína de trigo, levadura, sal, harina de soja, harina de cebada malteada, azúcar granulado, harina de cebada; conservante: E282 propionato de calcio; emulsionante: E472e (ésteres monoacetiltartárico y diacetiltartárico de monoglicéridos y diglicéridos de ácidos grasos), azúcar caramelizado, fibra de cebada; agente de tratamiento de las harinas: ácido ascórbico». Muchos panes llevan estas harinas bajas en proteínas y luego se les agrega, por separado, proteína de trigo, porque permite al fabricante controlar mucho mejor la consistencia del producto. Muchos de estos ingredientes abaratan los costes —reducen el tiempo, la cantidad de panaderos, etc.—, y gran parte de ese ahorro se traslada al consumidor. Una hogaza de pan de masa madre de verdad cuesta entre tres y cinco euros.

En el momento de escribir esto, la hogaza más barata en un supermercado como Sainsbury's cuesta el equivalente en libras a 42 céntimos, y la de Hovis, 1,10 euros.

Pero esa diferencia de procesos y agentes de tratamiento significa que puedo comer una rebanada de Hovis aún más rápidamente, gramo por gramo, de lo que tardaría en deglutir aquella hamburguesa ultraprocesada. El pan se desintegra en un bolo viscoso que se traga con facilidad. Para comer una rebanada de pan de masa madre y patata de la marca Dusty Knuckle (6,99 euros en un comercio) necesito bastante más de un minuto, y se me cansa la mandíbula.

Sin embargo, el pan ultraprocesado no provoca fatiga mandibular, y es posible que el hecho de que necesite tan poca masticación explique muchos de nuestros problemas dentales contemporáneos. En el Reino Unido y en Estados Unidos, aproximadamente un tercio de los niños de doce años tienen sobremordida —su mandíbula es demasiado pequeña para su cara—, y por eso tantos necesitan ortodoncia hoy en día. A mí me extrajeron la muela del juicio inferior derecha por la misma razón. Revisando los artículos sobre los ultraprocesados, me di cuenta de que es un problema común de la vida moderna. En los restos de cráneos de agricultores preindustriales que comían cada vez más hidratos de carbono se observan muchas caries y muchos abscesos dentales, pero menos del 5 % tenía afectadas las muelas del juicio, en comparación con el 70 % de las poblaciones modernas.[3 y 4]

El motivo es que nuestros rostros modernos, y sobre todo nuestras mandíbulas, son mucho más pequeños que los de nuestros antepasados. Este cambio fue repentino: los aborígenes australianos, muchos de los cuales hicieron una transición abrupta a una dieta moderna en la década de 1950, tienen mandíbulas mucho más pequeñas que sus ancestros que vivieron incluso cien años antes.[5, 6 y 7] Las mandíbulas de los finlandeses modernos son un 6 % más pequeñas que las de los antiguos —que eran muy similares genéticamente—.[8]

El motivo de esa reducción facial es el mismo por el cual los tenistas tienen mucha mayor densidad ósea en el brazo con el que juegan. Es la misma razón por la cual se pudo identificar a los arqueros que murieron en el naufragio del Mary Rose en el siglo XVI por el tamaño y la densidad de los huesos de sus brazos.[9] Los huesos no son piedras: son tejidos vivos que constantemente se remodelan, se disgregan y se desarrollan según las tensiones que se les apliquen. Los del rostro y la mandíbula no escapan a esa regla: si masticas, crecen.

Hubo un estudio en el cual un grupo de niños griegos debían masticar una goma dura y resinosa durante dos horas al día, solo para comprobar el efecto. Al final del experimento, no solo se descubrió que los menores participantes habían ganado fuerza en sus mordidas, sino que además sus mandíbulas y pómulos estaban considerablemente más largos.[10]

Cuando leí todo esto, fui a mirar la mandíbula y los dientecitos de Lyra. Sus incisivos superiores sobresalían mucho respecto de los inferiores. ¿Eso sería normal? ¿Acaso un odontólogo de la Gran Bretaña del siglo XXI sabría cómo debería ser la dentición humana? ¿Sería demasiado tarde? ¿Realmente había masticado Lyra algo en su vida? Decidí mostrarle a su dentista un artículo científico de un profesor de Harvard llamado Daniel Lieberman: «Efectos del procesamiento de los alimentos en el esfuerzo masticatorio y el crecimiento craneofacial en un rostro retrognático», y compré unas zanahorias como tentempié para Lyra.

Muchos estudios además sugieren que esa blandura también puede ser un problema en la ingesta de calorías. En el estudio de Kevin Hall que comparaba la comida sin procesar y los ultraprocesados, los participantes comentaban que estos últimos no tenían una «atracción sensorial» extraordinaria: ambas dietas eran igualmente deliciosas y generaban la misma saciedad. Sin embargo, durante la etapa del estudio enfocada en los UPF ingerían, de media, quinientas calorías más al día.

La principal diferencia que observó Hall en los efectos de ambas dietas era que la gente que comía ultraprocesados lo hacía mucho más rápidamente. Y, además de blandos, la mayoría son secos, lo que implica que tienen mucha densidad calórica. El agua lo diluye todo, incluso la energía. Por lo general, la carne, las frutas y los vegetales tienen un contenido muy alto de agua.

Esa sequedad es clave para los ultraprocesados. Es una de las maneras fundamentales de impedir que crezcan los microbios, y eso contribuye a que estos productos tengan esa vida útil tan absurdamente larga que los hace tan rentables. No se descomponen. Hay una gran cantidad de artículos periodísticos acerca de personas que conservan hamburguesas de McDonald's durante años sin que se pudran. McDonald's Canadá violó la primera regla de todos los escándalos cuando decidió dar su versión en uno de esos casos: «La realidad es que las hamburguesas, las patatas fritas y el pollo de McDonald's son como todos los alimentos, y sí se pudren si se conservan en determinadas condiciones».[11]

La desesperada insistencia en que los alimentos se pudren era un caso raro en el cual el *marketing* corporativo hacía mi trabajo. Pero la afirmación es correcta: la falta de descomposición tiene mucho más que ver con la sequedad de los ultraprocesados que con la carga química de los conservantes.

En el experimento de Hall, la blandura más la densidad calórica indicaban que los participantes consumían una media de diecisiete calorías más por minuto con la dieta a base de UPF, en comparación con la no procesada.* Estos resultados son compatibles con la investigación de Barbara Rolls, que demostró que la densidad energética de la comida cumple una función esencial para moderar la incorporación diaria de energía.[12, 13 y 14]

En decenas de experimentos minuciosamente controlados, Rolls y sus colaboradores demostraron una y otra vez que los alimentos y las dietas con alta densidad energética promueven una mayor incorporación de energía y aumento de peso. Este efecto parece ser independiente de la palatabilidad o el contenido nutricional, y se da tanto en hombres como en mujeres, personas con sobrepeso o que tienen un peso saludable, niños y adultos, y en el corto o largo plazo. Es uno de los datos sobre nutrición que cuentan con pruebas más contundentes.[15 y 16] Además, quizá lo más importante sea que no parece tener importancia si la energía de los alimentos proviene de la grasa o de los hidratos de carbono: el principal determinante de la incorporación de calorías es la densidad energética.

* Desde luego, la comida se procesaba con la cocción, pero en el estudio se llama «dieta no procesada».

Hay una gran cantidad de investigaciones que demuestran que el hecho de comer más rápido aumenta el riesgo de comer más, engordar y padecer enfermedades metabólicas.[17] La velocidad tiene que ver, en parte, con lo que ingerimos: los alimentos que tardan más en procesarse en la boca nos hacen sentir más llenos.[18, 19 y 20] Pero, por otra parte, también la determina la genética. El estudio «Crecer en Singapur: hacia resultados más saludables» (*Growing Up in Singapore Towards healthier Outcomes*, GUSTO) demostró que los niños que engullían con más rapidez y durante más tiempo tenían mayor probabilidad de acabar siendo obsesos. Los investigadores lo describieron como un «estilo obesogénico de comer».[21] Clare Llewellyn, la científica que lideró el estudio de los gemelos en UCL, demostró que esa manera de devorar es genética y se relaciona con un IMC más elevado.[22] Por esos genes de «comer rápido», algunas personas son especialmente vulnerables a la blandura de los ultraprocesados.

En otro estudio, los voluntarios debían beber dos batidos de chocolate, uno de los cuales era espeso y viscoso, y el otro, más líquido. Ambos tenían idéntico valor nutricional, la misma densidad energética e igual palatabilidad. Los voluntarios podían tomar cuanto desearan, y quienes bebieron el batido más líquido consumieron, en total, un 47 % más que el otro grupo. Sin embargo, si se les obligaba a beber a la misma velocidad, acababan por consumir la misma cantidad total de cada batido.[23]

El número de veces que se mastica cada bocado tiene el efecto directo de reducir y hacer más lenta la ingesta de comida. Se podría pensar que una buena manera de disminuir la ingesta de calorías es masticar bien cada bocado, pero esto, desde luego, es confundir causa y efecto. Recuerda que nuestro índice de consumo está determinado por la comida y por nuestra genética; no es una decisión consciente. Cualquiera que haya intentado igualar la velocidad de un comensal lento o rápido sabe lo difícil que es.

Hay, pues, muchas pruebas de que la velocidad del consumo de ultraprocesados está relacionada con sus efectos sobre la salud, pero lo que me preocupa es que algunos ven en esto una oportunidad de producir una clase diferente de UPF, con texturas que reduzcan esa velocidad. Una reseña de 2020 analizó los datos de cinco estudios publicados que medían los índices de incorporación de energía en 327 alimentos del Reino Unido, Singapur, Suiza y los Países Bajos.[24] Los investigadores demostraron que, al pasar de la comida no procesada a la procesada y, de allí, a los UPF, aumentaba la cantidad de calorías consumidas por minuto de 36 a 54 y a 69. La conclusión de los investigadores fue la siguiente:

> El procesamiento industrial de los alimentos constituye una oportunidad importante de aplicar cambios a gran escala en las formas y texturas que encontramos en el entorno alimentario, y, en combinación con una reformulación para reducir la densidad energética, se puede utilizar para generar amplias mejoras en los índices de incorporación de energía, palatabilidad y densidad de nutrientes en nuestra provisión de alimentos. El desafío a futuro para los procesadores de alimentos consiste en desarrollar productos que sean atractivos para el consumidor y brinden óptima satisfacción por kilocaloría consumida, y que, a la vez, reduzcan su capacidad de promover la energía por encima del consumo.

Eso no me agradó. Había allí algo que no cuadraba. Quedan demostradas las múltiples maneras por las que las tecnologías de procesamiento de alimentos hacen que la comida sea más densa en energía y se consuma con más rapidez, y que estos dos aspectos de cualquier alimento parecen tener mucho que ver con la obesidad... y entonces lo que se propone es más procesamiento, en lugar de un cambio hacia alimentos más integrales. Este «hiperprocesamiento» no parece una solución para los problemas causados por el ultraprocesamiento.

Además, llama la atención que sugieran que este es un «desafío a futuro», cuando la industria alimentaria conoce los datos que relacionan la velocidad de ingesta con el aumento de consumo de calorías por estudios realizados ya en la década de 1990.[25]

Además, me preocupaba que, mientras que el artículo decía a las claras que no había conflictos de intereses, uno de los tres autores,

Ciarán Forde, era miembro del consejo científico asesor de Kerry Group —un fabricante billonario de UPF—; otro, Kees de Graaf, estaba en la junta directiva de Sensus —una empresa que produce los ingredientes inulina y oligofructosa—, y los tres habían recibido reintegros por dar charlas en reuniones patrocinadas por fabricantes de alimentos y productos nutricionales. Sin duda, ser un científico asesor de una empresa fabricante de ultraprocesados y escribir sobre el procesamiento de los alimentos tiene que constituir un conflicto —a menos que alguien sea parte *ad honorem* de ese grupo asesor—. En un artículo publicado al año siguiente, que mencionaba a Ciarán G. Forde como autor, hay otra afirmación de que «los autores no declaran conflicto alguno de intereses», pero en ese momento él no solo asesoraba a Kerry, sino que además —¡según el mismo artículo!— formaba parte de un consorcio académico que recibía fondos para investigaciones de Abbott Nutrition, Nestec (filial de Nestlé) y Danone.

Particularmente, me parece improbable que vaya a dar resultado hacer que los ultraprocesados sean más difíciles de comer. Durante años, las tabacaleras realizaron esfuerzos denodados por procesar sus cigarrillos para que fueran menos dañinos. Les agregaron unos orificios diminutos de ventilación para que se inhalara menos humo, pero el resultado fue que los fumadores daban caladas más profundas. Consumimos productos adictivos por su efecto sensorial, y sabemos que un aspecto crucial para que una sustancia enganche es aumentar la velocidad de incorporación de cualquier droga en el cuerpo.[26] Si interferimos con la velocidad de consumo, lo más probable es que se pierda un poco de ese efecto sensorial y que el producto no se venda tan bien. Los ultraprocesados no son blandos por casualidad, sino porque es la manera de que se vendan más.

Como veremos, el etiquetado de los UPF no será nada trivial debido a la oposición de la industria alimentaria. Pero habría muchos motivos para imponer etiquetas que adviertan sobre la blandura y la densidad energética.

12

Los UPF huelen raro

Tal vez la cuestión del sabor pueda parecernos algo frívola, pero hay una escuela de pensamiento que asegura que los saborizantes artificiales son el problema cuando se trata de obesidad y consumo excesivo. Desde que hice mi dieta, lo que más evito en la comida es esa palabra. La presencia de saborizantes indica que algo es un ultraprocesado, y la necesidad de agregarlos nos dice mucho sobre las maneras en las que esta comida nos hace daño.

La literatura científica relativa al olfato está aislada de los artículos sobre salud y obesidad, confinada mayormente a revistas científicas de su propia especialidad. Los artículos están escritos por psicólogos, a menudo con la colaboración de filósofos y chefs. Barry Smith aporta mucho a esos trabajos y es el director del Centro para el Estudio de los Sentidos, además de filósofo, experto en vinos, comunicador y científico especializado en alimentos.

Me reuní con él un día en su oficina, desde donde se ven dos enormes leones de piedra caliza que flanquean la entrada trasera del Museo Británico. Apenas entré, Barry comenzó a desafiar mis sentidos con una pintura hiperrealista de Venecia que estaba colgada en la pared. Era una pintura de Paul Hughes. Al pasar junto a ella, vi las aristas de los edificios y la continuidad de los canales, que parecían sobresalir de la tela como pirámides. Era una ilusión inquietante: las partes del cuadro que estaban físicamente más cerca del observador parecían estar más lejos —y moverse cuando nosotros lo hacíamos—.

«Se llama "reverspectiva" —me explicó Barry—. No sabemos por qué, pero funciona». Entonces me habló de la mirada convergente, de los ángulos visuales subtendidos, del paralaje y de la tensión que se produce entre la información del cerebro sobre la percepción de la profundidad y lo que está cerca o lejos. La pintura es una buena representación del conocimiento de Barry: de lo poco que nuestra experiencia consciente del mundo tiene que ver con la realidad física objetiva. Barry mismo está constantemente creando ilusiones: cuenta chismes sin contarlos, bromea cuando habla en serio, te hace entender cosas que no puedes entender. Y antes ayudaba a los fabricantes de UPF. Era un experto ultraprocesador que aconsejaba a las compañías de alimentos sobre cómo explotar mejor las relaciones entre nuestros sentidos —que no están tan bien diferenciados como creíamos— y cómo usamos estas para disfrutar de lo que comemos.

Rodeado de vino y chocolates (materiales de experimentos), Barry me explicó que el oído influye en el sabor y que el olfato interviene en el sentido del gusto. La vainilla, técnicamente, es una molécula que se huele, pero cuando se la agrega a un helado lo hace parecer más dulce, incluso sin agregarle más azúcar. «El olfato influye incluso en el tacto —dijo—. El champú con aroma a manzana hace que sientas el cabello más suave que con otros champús».

Las compañías que fabrican nuestra comida aprovechan el hecho de que el gusto, el olfato y el sabor están mezclados en nuestra mente y nuestro cerebro. Barry me dio ejemplos relativos a los vinos.

En un artículo de 2001, «El color de los olores»,[1] un equipo de la Facultad de Enología de la Universidad de Burdeos describió un experimento en el que participaron 54 expertos enólogos. A cada uno se le sirvieron dos copas de vino: una de tinto y una de blanco, y se le pidió que las describiera. Los expertos encontraron en el vino blanco notas de miel, limón, lichi, melocotones blancos y cítricos, mientras que, para el tinto, identificaron cassis, carbón, chocolate, canela, grosella, alquitrán, frambuesa, ciruelas pasas y cerezas.

Después, les presentaron otro par de vinos tinto y blanco. Pero lo que ninguno de los expertos identificó fue que el blanco era de la misma botella de tinto que habían catado antes. La única diferencia era que se le había agregado colorante rojo sin olor. Describieron los sabores en términos de colores: sustancias de color carmesí, negro y marrón para el tinto, y pálidas y amarillas para el blanco. Cualquier aficionado al vino se sentiría seguro de saber distinguir un tinto de un blanco, pero hasta los expertos pueden ser engañados por esa ilusión, porque el color ejerce una influencia dominante sobre nuestra percepción del aroma y el sabor del vino. Eso se debe a que nuestros sentidos interactúan. Este estudio sugiere que el color cumpliría una función más determinante que el olor en lo que creemos estar saboreando.*

Si es posible burlar a los expertos en vinos en condiciones meticulosamente diseñadas, también podemos ser engañados tú y yo. Barry me habló de uno de sus trucos sensoriales preferidos, que tiene que ver con los helados: «Si vas al congelador a buscar un helado, al abrir el envoltorio no sentirás ningún aroma, porque está demasiado frío. Por ello, muchas compañías agregan un aroma a caramelo en la banda de cierre del envoltorio, por donde se abre».

La fragancia permite que nuestro sistema de gratificación de la dopamina reaccione al estímulo sensorial de abrir el envoltorio, lo que desata el antojo. Además, nos hace experimentar con más intensidad el chocolate y el caramelo que contiene el helado. Barry considera que esta clase de trucos está bien. «Hay una diferencia importante entre inducir y engañar —explicó—. En el caso del helado, el aroma nos induce a esperar chocolate y caramelo de verdad. Pero hay experiencias sensoriales engañosas: aromas de carne en productos vegetales, saborizantes artificiales, gomas que reemplazan grasas: todas estas cosas prometen ingredientes que no están. Allí empezamos a ver el problema».

* Uno de los integrantes del equipo, Frédéric Brochet, abandonó el ámbito académico y ahora se dedica a producir vino. En otro famoso estudio de Brochet,[2] a otro grupo de expertos se les sirvió un burdeos de gama media, pero en una botella cuya etiqueta sugería que era un vino de mesa barato. La semana siguiente, al mismo grupo se le sirvió el mismo vino, pero de una botella cuya etiqueta indicaba que era un grand cru que valía mucho más. Nuevamente, las notas de cata reflejaron que la expectativa anula la verdadera experiencia sensorial.

Barry empezó a revelarme algunas de las mentiras sensoriales que nos cuentan los ultraprocesados. Pero, para comprender esos engaños, primero necesitaba que me hiciera un recorrido por la ciencia del olfato, el gusto y el sabor, porque el lenguaje, igual que los sentidos, se confunde. Las palabras *gusto* y *sabor* se usan indistintamente para describir la experiencia perceptiva unificada de un alimento. Pero, en términos científicos, el sabor involucra tanto el gusto como el olfato, y tanto los receptores ubicados en la nariz como los localizados en la boca y la garganta detectan las moléculas de sabor. Entonces, desde el punto de vista científico, dos pasteles cocinados con la misma cantidad de azúcar pero de distintos «sabores» pueden tener el mismo gusto (dulce), pero oler diferente.* ¿Te he confundido? No te preocupes.

Comencemos por el sabor. Antes de preguntar por qué existe, tenemos que saber dónde existe. El sabor surge cuando el cerebro junta las señales que recibe de los sentidos del gusto, el olfato y el tacto. Cuando comemos, nos basamos en la información que nos dan nuestros ojos, oídos, nariz, lengua y labios para construir una impresión de sabor. Los huesos y músculos de nuestro rostro perciben vibraciones de los alimentos crujientes y resistencia de los correosos. Los receptores de la boca detectan cambios químicos en la saliva y alteraciones en la fricción de aceites y polvos. Y, desde luego, unimos todo esto con nuestras expectativas y con nuestros recuerdos —tanto conscientes como inconscientes— de la última vez que comimos eso, o con el anuncio publicitario donde lo vimos ayer.

Este sistema sensorial integrado es producto de aquella carrera armamentista de mil millones de años para extraer energía de nuestro ecosistema.

---

* Si te llevas comida a la boca y masticas, las moléculas ascienden por tu nariz desde el fondo de tu boca. Este olfato retronasal se percibe como gusto, y experimentas esa clase de olfato como si estuviera «en la boca», pero no lo está, y aporta muchísimo al sabor. Si te colocas una pinza en la nariz, ambos pasteles tendrán el mismo gusto: dulce. Pero cuando te quitas la pinza y los aromas viajan de la boca a la nariz, podemos percibir los distintos sabores de las frutas.

El olfato tiene que ver con seleccionar alimentos inocuos y nutritivos, y evitar los que son tóxicos y perniciosos. Es uno de los sistemas de alarma más antiguos para decidir si algo se puede comer sin peligro. Al fin y al cabo, cuando llegas a sentirle el gusto, podría ser demasiado tarde; pero también está la red de seguridad que brindan los receptores de lo amargo ubicados en la parte trasera de la boca, de los que hablaremos más adelante. Gracias a las cadenas globales de suministro de los supermercados modernos, muchos estamos habituados a tener frutas maduras y listas para comer en cualquier época del año, pero eso no sucede en una selva tropical. Los niveles de toxinas varían, y puede darse que una pieza de fruta sea comestible durante un lapso muy breve, determinado por el momento exacto en que la planta quiera que el animal la coma y disperse las semillas. El olfato nos ahorra tener que llevarnos a la boca algo que es venenoso... aunque, en algunas ocasiones, como señala Barry, solo nos damos cuenta de que algo no está bien cuando ya hemos empezado a masticar.

De casi todas las sustancias del mundo, se evaporan moléculas volátiles que las identifican. El olfato las detecta mediante los receptores de la nariz. Y tiene una precisión fantástica.* A menudo se dice que podemos identificar diez mil olores diferentes, pero no es así: son muchos más. En un estudio de 2014,[3 y 4] se puso a prueba a los participantes con una matriz de olores distintos, y se calculó que somos capaces de distinguir entre más de un billón de compuestos posibles,

* Cómo funciona el olfato: el aire inhalado por las fosas nasales, o el que sube por el fondo de la boca, pasa sobre unas largas crestas óseas y asciende hacia el epitelio olfativo, donde los nervios olfativos se introducen a través del hueso en la piel blanda recubierta de mucosa para entrar en contacto con el aire inhalado. El sistema olfativo es el único caso en el cual el cerebro envía sus neuronas al entorno como una sonda. Esos nervios están recubiertos por cientos de receptores diferentes, proteínas que tienen pequeñas cavidades. Los odoríferos (moléculas de olor) que están en el aire cuando inhalas se unen a esos receptores y envían información al cerebro para que la decodifique —usar algunos cientos de receptores para detectar un billón de olores es un problema de codificación—. Cada molécula de olor se une a más de un receptor, y cada receptor se junta con muchas moléculas de olor. Y todos lo hacen con diferente fuerza en diferentes ocasiones, de manera que codifican un rango mucho mayor de posibilidades que si se tratara de un solo receptor por molécula.

lo cual significa que podríamos tomar dos cualesquiera del billón y decir: «Sí, son diferentes».*

Semejante precisión exige mucha información genética: la familia de genes de los receptores olfativos es la mayor del genoma de los mamíferos y supera a la de cualquier otra especie. En parte, tenemos tantos genes por un problema básico de la química de nuestro organismo. Todas las moléculas de olor son distintas y tienen propiedades muy diferentes. El sentido del gusto solo cuenta con unas pocas clases de receptores porque cada uno detecta propiedades similares de moléculas similares. La legendaria pobreza de nuestro sentido del olfato es exactamente eso: una leyenda.

Sí es cierto que, aparentemente, cambiamos un poco de resolución olfativa por una mejor vista, pero, aun así, superamos a otros mamíferos en algunas pruebas. Si bien los perros, casi sin duda, detectan mucho mejor la orina de otros perros en los postes callejeros —aunque no se haya hecho la prueba en humanos—, los experimentos han demostrado que nosotros distinguimos mejor las frutas y los vegetales.**

---

* La cantidad real de estímulos olfativos discriminables —es decir, olores— podría ser muy superior a un billón. No solo somos capaces de distinguir entre moléculas individuales, sino también entre combinaciones de treinta moléculas diferentes. Además, se pueden distinguir combinaciones de moléculas idénticas en proporciones ligeramente distintas.

** Hay solo quince odoríferos para los cuales la ciencia ha determinado el umbral más bajo detectable por los perros. Sin embargo, los humanos detectamos mejor dosis bajas de cinco de esas moléculas, todos olores frutales o florales que, presumiblemente, tienen menos importancia para un carnívoro. Pero los perros detectan muy bien los bajos niveles de ácidos carboxílicos que liberan sus presas en su olor corporal. Muchos artículos científicos demuestran que el sentido del olfato en los humanos tiene una sensibilidad similar o incluso superior al de los perros, ratones o conejos para los odoríferos de las frutas. Los ratones detectan bien las moléculas que se encuentran en la orina de sus depredadores, aunque nosotros no lo hacemos tan mal y percibimos mejor que ellos el olor de la sangre humana. Los humanos notamos el fuerte olor del mercaptano que se añade al gas para alertarnos cuando hay alguna fuga, pero los perros no lo aprecian en absoluto. Además, los humanos podemos aprender a seguir un rastro odorífero como un perro y mejoramos inmensamente con un poco de entrenamiento, lo que indica que no usamos mucho el olfato: es un sentido que, como nuestros huesos y músculos, ha perdido fuerza por la inactividad.

Esta precisión olfativa significa que podemos tolerar moléculas similares en el queso y en los calcetines.* De hecho, las heces, la leche materna, los cadáveres en descomposición, el queso y la carne madurada comparten firmas moleculares, pero nuestro sistema olfativo ha evolucionado para distinguirlos.

No existen aromas buenos ni malos —tal vez—.** El olor actúa como un código de barras que, sin esfuerzo, asociamos a nuestra experiencia anterior con un alimento. Es un modo muy preciso de identificar algo para que, la próxima vez, podamos buscarlo o evitarlo.

Tanto los humanos como los animales aprenden que les encanta cualquier sabor que tenga un código de barras olfativo que se asocia a una gratificación nutricional.[5, 6, 7 y 8] Esto se demostró en la década de 1970, en experimentos en los cuales las ratas bebían líquidos saborizados dulces, con cero calorías, al mismo tiempo que les introducían azúcar o agua directamente en el estómago. Las ratas que recibían el azúcar aprendieron que les encantaban los sabores que bebían, pero no ocurría así con las que les administraba agua. En términos generales, si la última vez que comiste una combinación determinada de sabor y aroma tuviste una importante gratificación nutricional y no te produjo náuseas, en el futuro vas a desear comer más de eso. Todo esto sucede casi

* Es posible que las mismas moléculas se perciban de manera diferente cuando se inhalan por las fosas nasales que cuando viajan desde la boca hasta la nariz. Barry me explicó: «Un queso maloliente puede oler asqueroso (olfato ortonasal), como a calcetines sucios. Pero cuando esos aromas suben desde la boca hasta la nariz (olfato retronasal) tiene un sabor delicioso».

** Podemos aprender que algunos olores son dulces, pero esto parece ser una cuestión cultural. El butirato de etilo huele «dulce», probablemente porque es un aroma que, por experiencia, se asocia al sabor del zumo de frutas. Si se lo suma a un sabor dulce, puede hacer que resulte aún más dulce y disimular un sabor ácido. La manera en que experimentamos cualquier combinación de sabores depende de cómo la hayamos experimentado antes. Aprendemos que ciertos sabores y olores son congruentes. Desarrollamos esas asociaciones en forma de sabores a muy temprana edad, y son extremadamente específicos de cada cultura. En la cocina europea, la canela es casi siempre una especia dulce, pero en Marruecos hacen un pastel de pichón con azúcar y esta especia, que también se emplea en numerosos platos condimentados en muchos otros lugares. La vainilla huele dulce en Occidente, donde se la suele mezclar con azúcar, pero será salada para alguien del sudeste asiático, donde se suele combinar con sal y pescados.

por completo por debajo de la experiencia consciente, y de esa manera aprendemos qué alimentos nos encantan. Las patatas fritas huelen «bien» porque el cuerpo y el cerebro han asociado ese aroma con la inmensa carga nutricional de grasa e hidratos de carbono que viene tras él. Esas asociaciones que aprendemos, entre olor y sabor, aromas y nutrientes, son muy potentes y, desde luego, muy útiles.

Las firmas de sabor de los olores y gustos particulares también nos ayudan a identificar la gastronomía de nuestra cultura: históricamente, la comida que sabemos que no nos hará daño.* Este proceso de aprendizaje comienza antes del nacimiento. Julie Mennella, del Monell Chemical Senses Centre, llevó a cabo un experimento para investigar cómo influye la comida que se elige durante el embarazo en las preferencias de sabor del niño en el futuro.[9] Durante el último trimestre de gestación, las participantes bebieron un vaso grande de zumo de zanahorias o de agua cuatro días a la semana, durante tres semanas, e hicieron lo mismo durante la lactancia. Más tarde, cuando los bebés empezaron a ingerir alimentos sólidos, Mennella observó cómo reaccionaban ante una mezcla de zumo de zanahorias y cereales, en comparación con una de agua y cereales. Los bebés cuyas madres habían bebido ese zumo durante el embarazo y la lactancia preferían la mezcla con zanahoria. Algo similar se había informado antes con respecto al ajo y el anís estrellado. Esas primeras experiencias con los sabores generan una cadena continua de conocimiento de los alimentos desde

* Durante un breve período, trabajé en Chukotka, en el norte de Rusia. El primer día de mi *estadía* allí, Serguéi, el cazador de la familia con la que me alojaba, mató una morsa, le cortó una aleta y la dejó en el suelo, fuera de la cabaña, sin explicación alguna. Esa aleta se quedó allí, sobre la tierra, en el gris otoño del Ártico, a una temperatura apenas superior a la de un refrigerador, durante tres semanas, hasta que por fin un día la llevó a la cocina. Estaba cubierta por una pelusa verde, rezumaba fluidos y tenía el enfermizo olor dulzón de la podredumbre. Serguéi retiró la pelusa con un cuchillo, separó una cantidad de la grasa y me la ofreció: «Snickers». Tenía el fuerte olor característico de la fermentación —los productos ácidos de la degradación de las proteínas y las grasas— como un queso que, de tan maduro, es casi picante. El objeto de mi viaje era intentar comprender la dieta local y su efecto en la coagulación de la sangre, de modo que eso pasó a ser un alimento básico. Tardé tres días en poder comer una porción ínfima sin tener arcadas. Hasta que un día, de pronto, descubrí que lo deseaba. Era como si me creara un increíble efecto caldera por dentro: podía comerlo todo el día y no pasar frío.

hace milenios, pero algún eslabón debió romperse cuando, para muchas personas, los únicos alimentos disponibles durante el embarazo fueron los ultraprocesados.

La capacidad del cuerpo de relacionar las calorías con un olor o sabor en particular es algo de lo cual los fabricantes de UPF sacan provecho. Pueden emplear perfiles complejos y absolutamente secretos de sabor y combinarlos con una gratificación nutricional importante en forma de grasas y azúcares refinados para desarrollar la lealtad a la marca. Así como la evolución nos dio un sistema que detecta los cambios infinitesimalmente pequeños en las sustancias volátiles de las frutas con la maduración, también somos capaces de detectar la diferencia entre distintas clases de refrescos de cola. Si un fabricante de ultraprocesados consigue persuadir a los padres de que den a sus hijos su bebida de cola a edad temprana, la criatura relacionará el azúcar, el estímulo de la cafeína y el código de barras exacto de ese producto específico, y se convertirá en su cliente de por vida. Todos los demás refrescos de cola le sabrán un poco «mal». El uso de los saborizantes otorga control absoluto al fabricante. Yo consumo las mismas marcas de chocolate, yogur y kétchup que cuando era un niño. La comida debería variar: las frutas y los alimentos integrales cambian todos los días, y las cosechas brindan distinto sabor según la estación y el clima. Hay añadas buenas y malas, texturas y sabores dispares, y diferencias. Eso no sucede con los ultraprocesados. Con el agregado de saborizantes (gustos y aromas) en cantidades precisas, la homogeneidad es total.

Según Mark Schatzker, el uso de saborizantes es uno de los principales problemas de este tipo de productos. Mark escribió *The Dorito Effect* (El efecto Dorito), un libro sobre el sabor tan extraordinario que le llevó a ingresar en un grupo de investigadores de la nutrición de Yale y a publicar artículos científicos con ellos. Kevin Hall lo mencionó específicamente como un periodista que adelantó ese campo de investigación al pensar con creatividad y plantear suposiciones útiles más allá de lo demostrado.

La idea de Schatzker es que, durante el último medio siglo o más, la agricultura y la ganadería industrializadas se han concentrado en el tamaño y el aspecto, hasta tal punto que la carne, los tomates, las fresas, el brócoli, el trigo, el maíz, casi todo lo que comemos, han perdido su sabor.* En parte, la razón por la que consumimos tanto es que buscamos los gustos y sabores que nos faltan, lo cual también indica que nos falta nutrición.

Schatzker sostiene que, más allá de ser un simple código de barras, el sabor señala la presencia de determinados nutrientes, y eso es lo que nos hace buscar esos gustos. Él cita investigaciones que demuestran que muchas moléculas de sabor de los tomates son precursoras de vitaminas y ácidos grasos esenciales. Este fruto, por ejemplo, tiene una «nota de rosa», un aroma muy difundido que se encuentra en comidas, bebidas, cigarrillos, perfumes y jabones. Esa nota de rosa se elabora a partir de la fenilalanina, que es un aminoácido esencial, es decir, una molécula que el cuerpo necesita, pero no puede producir. Otro grupo de sabores del tomate se crea a partir de carotenoides como la vitamina A. De hecho, parece que somos especialmente sensibles a los sabores derivados de carotenoides: la damascenona, que se encuentra en los tomates, las bayas, las manzanas y las uvas, se puede detectar en concentraciones bajas, de hasta dos partes por billón.

Esto aún no se ha probado y falta investigación. Las frutas tienen muchos aromas, que provienen de pequeñas cantidades de ácidos grasos esenciales, pero para ingerir la dosis mínima requerida, habría que comer dos kilos de tomates al día.** Por otra parte, una fuente muy buena de esos ácidos grasos son los pescados azules, que no huelen muy bien para todo el mundo. Además, muchos alimentos que contienen todos los aminoácidos, minerales y vitaminas que necesitamos para sobrevivir, como la carne y la leche, no desprenden aromas particularmente intensos en comparación, por ejemplo, con muchos vegetales y frutas.

---

* Paul Hart señaló que, en el Reino Unido, hay una tendencia muy clara a preferir variedades superiores de azúcar, en especial de plátanos, guisantes, etc.

** El azafrán tiene un aroma deseable por el safranal, que proviene de la vitamina A. Bastan cantidades muy pequeñas para producir sabores intensos, pero, si quisiéramos obtener la dosis diaria recomendada de vitamina A del azafrán, nos costaría unos 2.900 euros. Por tanto, es posible alterar radicalmente el sabor de algo sin modificar su contenido nutricional.

Pero hay cada vez más indicios que apoyan la idea principal de Schatzker de que estamos buscando aromas porque nos falta nutrición. Un artículo científico de Albert-László Barabási, físico húngaro-estadounidense y profesor de Ciencia de Redes en la Universidad Northeastern, intentó esquematizar la complejidad química de la dieta.[10] El artículo señala que el Departamento de Agricultura de Estados Unidos cuantifica 67 componentes nutricionales del ajo, que, aunque parezcan muchos, son apenas una fracción de los más de dos mil componentes químicos que se sabe que ese bulbo contiene.

Barabási utilizó la base de datos FooDB —una iniciativa canadiense que contiene los datos de composición de los alimentos comunes, no procesados— y calculó que algunos alimentos contienen más de 26.000 elementos químicos. Esas moléculas son las que elimina el ultraprocesamiento. Recuerda que, como señalaron Nicole Avena y Paul Hart, los materiales básicos de construcción de los UPF son hidratos de carbono, grasas y proteínas modificados industrialmente, y los procesos a los cuales se los somete eliminan casi toda la complejidad química. La intensidad del ultraprocesamiento significa que se destruyen las vitaminas —o, en el caso del blanqueamiento, se eliminan deliberadamente—, se reduce la cantidad de fibra y se pierden moléculas funcionales, como los polifenoles. El resultado es que tenemos alimentos con muchas calorías pero muy poco nutritivos.

Los fabricantes están obligados por ley a suplementar sus productos con algunas vitaminas y minerales, para que no desarrollemos enfermedades carenciales. Pero eso no resuelve todo el problema. Los alimentos integrales contienen miles de moléculas más que las que agregan los fabricantes, y es posible que los efectos más sutiles que estas causan en el cuerpo sean los responsables de los ya conocidos beneficios que conlleva consumirlos: la protección que brindan contra el cáncer, las cardiopatías, la demencia y la muerte precoz.

Esos miles de elementos químicos son buenos para la salud, pero también aportan sabor. Por eso, cuando se eliminan, es necesario añadir saborizantes. Sin embargo, esos aditivos no contienen ninguno de los nutrientes perdidos, y eso se debería indicar.

El hecho de comer más debido a una falta de nutrición se ha constatado también en animales. El cirujano veterinario Richard «Doc» Holliday dio un buen ejemplo de esto.[11] Doc estaba atendiendo a unas vacas en Misuri, pero las lluvias habían llegado muy tarde ese año y eso significaba que a la provisión de alimento para el invierno le faltaban nutrientes. En consecuencia, las vacas enfermaban y parían terneros muertos. Aparentemente, las reses carecían de nutrientes a pesar de que habían empezado a comer enormes cantidades —hasta un kilo al día cada una— de su suplemento nutricional, una mezcla de diversos minerales. Buscando entender lo que ocurría, Doc y los granjeros decidieron permitir que las vacas eligieran sus propios cubos, con distintos minerales. Cuando uno de los ganaderos cruzó el establo con una bolsa de zinc para llenar uno de esos cubos, las vacas lo rodearon al instante.

Holliday relata esa ocasión en su libro:

> De pronto, varias de las vacas habitualmente dóciles lo rodearon, le arrancaron la bolsa de mineral de los brazos, la abrieron a mordiscos y engulleron con avidez hasta la última pizca e incluso también la bolsa y hasta un poco de lodo y estiércol que había donde se había derramado el mineral.

Durante los días siguientes, las vacas ignoraron todos los demás minerales y solo ingirieron zinc, hasta que, poco a poco, fueron volviendo a incluir los otros alimentos. Resultó ser que las vacas habían entrado en un círculo vicioso. A su alimento le faltaba zinc, y por eso habían empezado a comer más y más de aquella mezcla, que sí contenía un poco de ese mineral, pero también calcio. El calcio interfiere con la absorción del zinc, de modo que, cuanto más comían las vacas, menos zinc asimilaban.*

Lo que Schatzker propone es que tal vez nosotros, igual que las vacas de Doc Holliday, estamos comiendo más para compensar la

---

* Este tipo de interacción en complejos de minerales y vitaminas también se observa en los suplementos nutricionales humanos, y quizá sea esa la razón por la cual estos están relacionados con problemas de salud e incluso la muerte prematura. Si tomas grandes cantidades de calcio, no podrás absorber el hierro. Si tomas grandes cantidades de hierro, no podrás absorber el zinc. Si tomas vitamina C, reducirás tu nivel de cobre.

creciente falta de micronutrientes de nuestros alimentos. El ultraprocesamiento reduce los nutrientes hasta el punto de que las dietas modernas conducen a la desnutrición aunque, al mismo tiempo, causen obesidad.[12, 13, 14 y 15] En grupos vulnerables, como los bebés y los niños que tienen patrones de alimentación de calidad dudosa, los alimentos y bebidas ultraprocesados pueden provocarles tanto obesidad como retraso en el crecimiento.[16]*

Esto no se limita a los países de escasos recursos. En el Reino Unido, los niños de cinco años no solo tienen uno de los índices de obesidad más altos de Europa, sino que, además, están entre los de menor estatura por mucha diferencia: son cinco centímetros más bajos que los niños daneses y neerlandeses de la misma edad, quienes, a propósito, también registran algunas de las tasas más bajas de obesidad.[17, 18]

En el siglo xviii, los hombres de Estados Unidos eran de cinco a ocho centímetros más altos que los de los Países Bajos. Ahora, a partir de los dos años de edad, los neerlandeses siempre son más altos: al llegar a la edad adulta, los varones miden 182,5 cm, y las mujeres, 168,7 cm. En Estados Unidos, los hombres son 5,1 cm más bajos, y las mujeres, 5,2 cm.[19, 20]

Además, hay indicios que señalan que las concentraciones de los distintos antioxidantes, vitaminas y minerales inciden en el peso corporal, pues alteran los niveles de la hormona leptina, la cual, a su vez, afecta el apetito y la regulación del peso corporal. Cuando los niños que habían tenido obesidad y carencia de vitamina D bajaban de peso, mejoraban sus niveles de esta última. Y, a la inversa, una mayor ingesta de calcio parece reducir el aumento de peso; pero ese fue un estudio muy específico, así que no vayas a pasarte con el calcio porque

* Mucha gente se preocupa por el contenido reducido de nutrientes de la comida producida en granjas industriales, enfocadas en maximizar el rendimiento de los productos alimenticios básicos y minimizar costes. Si bien hay datos que indican la posibilidad de que incluso las frutas, los vegetales y la carne contengan menos micronutrientes que en el pasado, casi todos estamos tan lejos de seguir una dieta de alimentos integrales que no voy a concentrarme mucho en eso. Sin embargo, en cualquier sistema de producción de alimentos, si la motivación no es ofrecer un buen contenido nutricional, el resultado no será una buena salud.

no es un remedio para adelgazar y acabarás por tener carencia de otras cosas, igual que aquellas vacas.[21]

Además, los suplementos tampoco solucionan el problema. Los micronutrientes son mucho más eficientes y beneficiosos cuando están dentro de la matriz alimentaria que en forma de suplementos. Ya sea si hablamos de fitoquímicos, hierro hemo o metilfolato o vitaminas E, A u otras solubles en grasa, todos se aprovechan más en su forma natural. ¿Te acuerdas de aquel trabajo de Jacobs y Tapsell que tanto influyó en Carlos Monteiro? Señalaba que, aunque los patrones alimentarios repercuten positivamente en la salud, nadie ha podido nunca extraer las moléculas que los hacen beneficiosos. El pescado es bueno; las cápsulas de aceite de pescado, no tanto.

Los saborizantes, es decir, las moléculas que afectan el gusto y el olor de la comida, son indicadores de bajo contenido de micronutrientes. Esta puede ser una de las razones por las cuales los ultraprocesados generan obesidad y tantos otros efectos sobre la salud que se han visto en los datos epidemiológicos. Y algo que es importante: es irrelevante si los saborizantes son «naturales» o artificiales.

Si Mark Schatzker tiene razón, es probable que los sabores fuera de contexto estén afectando la capacidad del cuerpo de asociar correctamente un nutriente con el alimento que lo provee. Para que eso se dé, los sabores tienen que ser verdaderos y provenir del alimento mismo.

13

Los UPF saben raro

Mientras que los sabores son, en realidad, olores —moléculas que se detectan en la nariz—, los acentuadores del sabor son verdaderamente sabores. Se detectan en la boca, y algunos son la sal, el azúcar y moléculas como el glutamato monosódico (GMS).

Para intentar entender todo esto, fui a comer Pringles a casa de Xand con un amigo llamado Andrea Sella, que es italiano y enseña química en el UCL. Es alto, erudito, gracioso y excéntrico como lo suelen ser las personas muy inteligentes. Yo quería que me explicara por qué las Pringles tenían acentuadores del sabor: glutamato, guanilato e inosinato.

A Andrea no se le puede meter prisa, ni sería lo mejor. Su respuesta comenzó con los defectos del *risotto* hecho con caldo de verduras, y luego pasó, sin solución de continuidad, a la historia de la química culinaria en el siglo XVIII, hasta que llegó a la receta de su madre: «Si le pones huesos y tendones de vaca, tendrás un *risotto* muy distinto que si usaras caldo de verduras. Al caldo de verduras le falta... —Andrea buscó la palabra indicada con aire de disgusto—. Le falta cuerpo».

Esa falta de cuerpo es porque, generalmente, al caldo de verduras le faltan algunas de esas moléculas que observé en las Pringles: glutamato, guanilato e inosinato, registradas también como ribonucleótidos en diversas listas de ingredientes.

A lo largo de la evolución, se ha desarrollado en la boca de los humanos un sistema de detección para esas moléculas porque indican proteínas de fácil digestión: no las proteínas de la carne cruda, sino la de la carne cocida, perfectamente madurada. Son características de los vegetales y los pescados fermentados, de los caldos de carne y del queso añejo. Por eso los alimentos que tienen esas moléculas saben tan bien. Uno de ellos es el *risotto* de la madre de Andrea. Las moléculas estimulan los receptores de la boca e indican que está llegando nutrición verdadera. Cuando tragas un poco de *risotto*, tu sistema digestivo está listo para recibir algo rico y sustancioso, libre de aminoácidos. Con las Pringles, es otra historia.

Andrea concluyó la clase sobre el *risotto* y, con un despliegue de histrionismo, se colocó una Pringle sobre la lengua. Para comprender lo que está a punto de sucederle a Andrea y a la patata ultraprocesada —y por qué le va a costar parar de comerlas—, primero es necesario entender bien el gusto. Todo empieza en la lengua.

La superficie de la luna tiene mapas más precisos que la de la boca, y una geografía menos confusa.

Examínate la lengua y verás una especie de capullos pequeñitos. Esos no son las papilas gustativas, aunque sí son papilas. Las papilas gustativas son invisibles de tan pequeñitas, no tienen aspecto de capullos —más bien, de cavidades—, hay centenares de ellas y están localizadas precisamente dentro de esos capullos. En el interior de cada papila gustativa, hay unas cien células especializadas que tienen receptores para detectar las moléculas de la comida, convertirlas en una señal y enviarla al cerebro. Percibimos el gusto en toda la boca y un poco también en el fondo de la garganta, y, al contrario de lo que se cree comúnmente, no parece haber zonas específicas para cada gusto.[1, 2, 3 y 4]

De hecho, se encuentran receptores del gusto en todo el cuerpo, en la laringe, los testículos y los intestinos. Hay receptores de lo amargo en los pulmones, y de lo dulce, en el cerebro, el corazón, los riñones y la vejiga.*

* El edulcorante artificial sacarina hace que se contraiga la vejiga de las ratas. Bien podría ser importante detectar glucosa en la orina, ya que no debería estar allí. Podríamos imaginar un sistema en el cual la vejiga reaccione a la presencia de glucosa enviando una señal al páncreas para estimular la secreción de insulina, aunque esto no se ha estudiado. Tampoco se ha investigado el efecto de los edulcorantes en la vejiga ni si esta envía señal alguna.[5]

La cuestión de cuántos gustos hay con exactitud es tema de debate. Cuando los fisiólogos hablan de un gusto, en realidad quieren decir: «¿Hay un receptor específico para detectar una molécula específica?». Estamos bastante seguros de que tenemos por lo menos cinco tipos de receptores para cinco gustos diferentes en la boca: dulce, umami (sabroso), agrio, salado y amargo.* Además, podemos tener gustos específicos para el agua, el almidón, las maltodextrinas, el calcio, diversos metales y ácidos grasos, pero es notablemente difícil estar seguros de si en verdad estamos detectando el gusto. La boca también evalúa la resistencia a la masticación, si algo es pastoso, gomoso, gelatinoso, etc. Es posible que el gusto grasoso sea, en realidad, la alteración de la fricción de la lengua contra la boca y los dientes: el aceite resbala de un modo diferente de la saliva.

El gusto dulce se estimula con todas las moléculas de azúcares simples que podemos usar para obtener energía. El hidrato de carbono natural más dulce es la fructosa, que llega a ser casi desagradable de tan dulzona como es. La glucosa produce una experiencia mucho más leve. Además, puede que seamos capaces de detectar los azúcares provenientes de la descomposición de los almidones similares a la maltodextrina. En realidad, no los percibimos como dulces, pero sí parecen activar áreas del cerebro asociadas a la gratificación.

El gusto salado viene de las sales de sodio y algunos otros compuestos. Los productos «restringidos en sal» que suele usar la gente que padece hipertensión están hechos de cloruro de potasio, que tiene cierto sabor salado, pero no es exactamente lo mismo. Ahora estamos bastante seguros de que existe un canal específico de sodio en la piel de la boca, que detecta la sal. Estos canales de sodio se encuentran en todo el cuerpo, en tejidos similares a la piel, y mueven los iones de sodio de un lado al otro, aunque aún no sabemos

* Incluso dentro de los gustos sobre los que hay acuerdo, se podría argüir que los únicos de los que estamos seguros son el dulce, amargo y umami. En el momento de escribir esto, los únicos receptores que está confirmado que existen en los humanos vivos son los del dulce, el amargo (toxinas) y el umami. Los otros también existen —podemos ver sus firmas en nuestros genes—, pero nuestro conocimiento proviene solo de estudios realizados en ratones y moscas.

con claridad de qué manera detectan la concentración de sal y luego envían esa información a nuestra conciencia.[6 y 7]

El umami o gusto sabroso proviene de esas tres moléculas que conocemos por la lista de ingredientes de los ultraprocesados: inosinato, guanilato y glutamato. El glutamato se encuentra en la leche materna, las algas, los tomates, las vieiras, las anchoas, el queso, la salsa de soja, el jamón curado y muchos otros alimentos. El inosinato se halla principalmente en los pescados: el bonito seco y las sardinas secas. Empieza a formarse apenas muere un pez, y llega a su nivel máximo unas diez horas más tarde. El guanilato se encuentra sobre todo en los shiitake secos y otros hongos, y se forma por la degradación del ADN en las células que mueren.

El gusto agrio proviene de los ácidos. Se han propuesto muchos receptores diferentes para este gusto, pero, básicamente, nadie sabe cómo percibimos el vinagre o el ácido ascórbico (la vitamina C). Casi todos los animales rechazan los sabores agrios; se han realizado experimentos en otros primates que demuestran que los escupen.[8] Pero en los humanos, ese gusto puede resultar útil. Al fin y al cabo, lo agrio es señal de fermentación, más que de putrefacción. Cuando las bacterias fermentan los alimentos, producen ácidos que los preservan. Los lactobacilos de la leche digieren la lactosa en ácido láctico para hacer yogur, que dura hasta diez veces más. Probablemente la vitamina C sea la razón original por la que seguimos detectando lo agrio, porque, en realidad, es el único sabor agrio que tiene importancia en la nutrición. A diferencia de muchos animales, no podemos sintetizar la vitamina C, y no comemos suficiente fruta fresca para garantizar que la obtendremos en cantidad suficiente sin buscarla específicamente. La combinación de dulce y agrio indica una fruta que está madura y contiene mucha vitamina C; quizá por eso nos atrae esa combinación.

Es probable que esos cuatro gustos (dulce, salado, agrio y umami) se registren, básicamente, a través de cuatro receptores. Pero lo amargo es otra historia. Lo amargo es señal de algo que es potencialmente tóxico, y hay una enorme cantidad de estructuras químicas que tienen ese sabor. Para detectar lo amargo, necesitamos veinticinco genes diferentes, lo que nos da una gran capacidad para detectar toxinas. Pero ese sabor también puede llegar a encantarnos. El café amargo puede hacer que a un niño le den arcadas, pero tú aprendes a asociar ese gusto con la euforia que produce la cafeína, hasta el punto de que se vuelve esencial para hacer tolerable la vida adulta. Las plantas comestibles contienen toxinas indisolublemente asociadas a los nutrientes. Esas sustancias tóxicas tienden a ser destruidas por el hígado, que se ocupa de toda la sangre que proviene de los intestinos. Pero, aunque un alimento contenga dosis bajas de diversos compuestos amargos, lo experimentaremos como intensamente amargo. Nuestra boca se esfuerza muy bien por registrar la dosis total de cada toxina y analizar si el hígado puede depurarla toda.[9]

El gusto es importante para los animales omnívoros, mientras que aquellos más especializados han perdido algunos gustos. Los gatos ya no poseen su receptor del dulce; tampoco los pandas el del sabroso. Los lobos marinos, aparentemente, tienen muy poco sentido del gusto —en gran medida, se tragan a sus presas enteras—, pero sí pueden oler. Las ballenas y los delfines, sin embargo, parecen haber perdido por completo el sentido del olfato. Los animales se deshacen de las cosas que ya no les sirven evolutivamente. El hecho de que hayamos conservado órganos sensoriales tan complejos, así como los tejidos neurológicos necesarios para procesar la información, significa que el gusto y el olfato son muy importantes para los humanos.*

Además, todos los gustos se afectan entre sí. Si haces un cóctel de sacarosa, glutamato monosódico, cloruro de sodio, ácido cítrico y sulfato de quinina y lo bebes, ese cóctel te resultará dulce, sabroso, salado, agrio y amargo, todo a la vez. Puedes distinguir los componentes individuales, pero tu disfrute de cada uno se ve afectado por los demás. Nos gusta lo sabroso, pero solo en el contexto de sal o azúcar; el glutamato monosódico solo no es agradable. Los gorilas toleran los taninos amargos de las plantas si tienen un alto contenido de azúcar.

---

* Las aves han perdido el gusto dulce, pero algunas, como los colibríes, beben néctar; se valen para ello de sus receptores de umami. Barry Smith piensa mucho en eso: «Como filósofo de los sentidos, por supuesto que quiero saber si a un colibrí el néctar le sabe dulce o sabroso». Los colibríes detestan el aspartamo pero les gusta el agua azucarada. Nadie sabe por qué a los tucanes les gustan las frutas. Ni siquiera Barry.

Lo mismo sucede con los niños humanos y casi cualquier alimento. Del mismo modo, la quinina es la quintaesencia de lo amargo; sin embargo, acompañada de azúcar, podemos disfrutarla en un agua tónica.

Lo que esto significa es que los fabricantes de ultraprocesados pueden valerse de estas interacciones entre los gustos para hacernos consumir sus productos. Y lo hacen de varias maneras. Primero, usan un truco que vienen empleando los cocineros desde hace siglos: realzan el sabor. En concentraciones y combinaciones determinadas, lo dulce, agrio, salado y sabroso «acentúan» el sabor y hacen la comida más apetecible. Las mejores comidas tradicionales de muchas culturas usan vinagre agrio, azúcar dulce, sabores sabrosos de umami y grandes cantidades de sal. Piensa en un plato italiano de pasta: ácidos de tomates y vinagre, azúcar de los tomates, sal agregada y parmesano rallado, rico en glutamato. Es el mismo principio, pero las compañías que producen ultraprocesados lo llevan al siguiente nivel.

Tomemos como ejemplo a Coca-Cola, porque es la más popular, aunque daría lo mismo cualquier bebida similar. Cuando se inventó, el objetivo era crear una bebida estimulante, y la fórmula original contenía extracto de hojas de coca —probablemente una pequeña cantidad de cocaína, aunque es difícil saberlo con certeza—* y cafeína. Tanto la cocaína como la cafeína son extremadamente amargas, de modo que la empresa agregó mucho azúcar para disimular ese sabor. Pero esa amargura inicial fue, en realidad, una ventaja, pues fue lo que les permitió añadir a la bebida más azúcar de lo que habría sido posible de otro modo.

No hubieran podido agregar más porque tenemos una aversión natural al exceso de azúcar. No podemos comer miel a cucharadas ni azúcar a puñados. Son demasiado empalagosas. Esto se debe a una sencilla razón: el cuerpo no quiere absorber azúcar a un ritmo que supere su capacidad de eliminarla de la sangre. El azúcar en la sangre

* La compañía misma no niega que originalmente tuviera cocaína, pero dicen, con mayor ambigüedad, que «la cocaína nunca fue un ingrediente agregado de la Coca-Cola».[10]

es perjudicial en muchos aspectos: en primer lugar, esta sustancia es alimento para las bacterias, y además, tener demasiada en el sistema circulatorio hace que se traspase mucha agua de las células a la sangre. Eso aumenta el volumen de la sangre y hace que los riñones produzcan más orina, lo que ocasiona deshidratación; por eso, uno de los primeros indicios de la diabetes es orinar mucho.

La Coca-Cola moderna conserva esa amargura de la cafeína, resaltada por una acidez extrema debida al agregado de ácido fosfórico. La mezcla de ambos permite que toleremos una enorme cantidad de azúcar.* Pero no son solo esos dos elementos. También contribuye a ello la efervescencia de la bebida, igual que la sugerencia de que se la beba helada. Por motivos que no están del todo claros, es posible suprimir la dulzura si algo es frío y efervescente. Esto se puede comprobar en casa: la Coca-Cola a temperatura ambiente y sin gas, a pesar de la amargura y la acidez, es tan dulce que resulta casi imposible de beber.

Los buenos cocineros combinan los sabores y los gustos para realzarlos, pero yo creo que los ultraprocesados son el equivalente nutricional del *speedballing*. En el mundo de las drogas ilegales, el término *speedball* denomina una mezcla de un sedante, como la heroína, con un estimulante, como el crack. Uno te duerme —las sobredosis de opioides causan la muerte porque detienen la respiración— y el otro te despierta —las sobredosis de crack causan la muerte porque elevan tanto la tensión arterial que los pacientes sufren accidentes cerebrovasculares—. Mezclando ambas cosas, quienes consumen pueden tomar más de los dos. La gente también hace esto de un modo más benigno —pero que, aun así, a menudo tiene consecuencias fatales— con la cafeína y el alcohol: un cóctel tipo *espresso martini* o un vodka con Red Bull son el primer escalón del *speedballing*: la cafeína estimula y

* A propósito, el ácido fosfórico presente en los alimentos no se extrae de frutas ni vegetales. Se produce quemando rocas que contienen fósforo en un horno de arco con carbón. También se usa en el procesamiento de semiconductores y para modificar el asfalto de los caminos. Originalmente, los refrescos de cola se llamaban sodas de fosfato. Fueron uno de los primeros ultraprocesados. El ácido fosfórico no solo pudre los dientes y disimula el azúcar: también puede restar minerales a los huesos.[11]

compensa los efectos sedantes del alcohol. Este enfoque ilusorio del consumo de drogas se repite constantemente en los gustos de los ultraprocesados.

Al beberla según las instrucciones, me gustaría que pensáramos que CocaCola aprovecha esos gustos diferentes de un modo que crea una confusión sensorial similar al *speedballing*. La amargura, la acidez, el frío y la efervescencia permiten que las corporaciones multinacionales de bebidas den a tus hijos más azúcar del que sería posible de otro modo: nueve cucharaditas por lata. Yo le serví Coca-Cola a temperatura ambiente y sin gas a Lyra, que apenas pudo tomar un par de tragos —y ella sí es capaz de comer azúcar a cucharadas, si se le da la oportunidad—.

Pero ¿por qué The CocaCola Company quiere que consumamos tanto azúcar? ¿Te acuerdas de aquellos estudios realizados en ratas, que aprendían a disfrutar los sabores combinados con las calorías? Pues bien, lo mismo se da en las personas. Dana Small, neurocientífica de Yale, llevó a cabo en humanos una serie de experimentos que revelaron que, al parecer, aprendemos a desear un sabor en particular según cuánto cambie nuestra glucemia cuando lo consumimos.[12] El equipo dio a los voluntarios bebidas con sabores elegidos al azar, y al cabo de varias rondas, aprendieron a desear los sabores que habían sido combinados con un hidrato de carbono sin sabor: la maltodextrina. Cuanto más subía su nivel de azúcar en sangre, más deseaban ese sabor. Puede ser, entonces, que al utilizar efervescencia, frío, ácido y cafeína para dar a la gente una dosis enorme de azúcar —y con ella, una inmensa carga de calorías y un aumento drástico de la glucosa en sangre— los productores de refrescos de cola estén haciendo que desees sus productos cada vez más.

Esto también puede explicar un extraño fenómeno que tiene que ver con los precios y que se advirtió por primera vez en Centroamérica, pero que es común en todos los países de escasos recursos del mundo. Las bebidas gaseosas dulces cuestan lo mismo o menos que el agua embotellada. Obviamente, es más caro fabricar los refrescos de cola, pero, cuando la gente compra uno, después compra más. El agua es más barata de producir, pero es difícil que las personas beban mucha. En San Cristóbal, en México, los residentes locales acusaron a CocaCola de provocar escasez de agua por las grandes cantidades que se usaban en la producción mientras sus ventas aumentaban. La empresa sostuvo que eran calumnias injustas, y dijo a *The New York Times* que, si bien usaba cientos de miles de litros de agua al día, eso no afectaba la provisión de la ciudad, pues sus pozos eran mucho más profundos que las aguas superficiales que abastecían a la localidad. Señaló además otros factores, como la rápida urbanización y la falta de inversión del gobierno.[13]

Al combinar distintos gustos y sensaciones, los ultraprocesados pueden obligarnos a consumir más calorías de las que toleraríamos de otro modo, pues crean una gratificación neurológica que nos hace querer más. Eso es malo, pero está muy lejos de ser el único problema. También debemos preocuparnos por los edulcorantes artificiales con cero calorías. ¿Qué sucede cuando el gusto que percibimos en la boca no concuerda con las calorías?

* * *

El 14 de octubre de 2012, el entonces futuro presidente de Estados Unidos Donald Trump tuiteó una observación sobre la Diet Coke: «Jamás vi una persona delgada que bebiera Diet Coke». Al día siguiente, continuó el tema con lo que parecía ser una pregunta: «¿Cuanta más Diet Coke, Diet Pepsi, etc., se bebe, más se engorda?». El 16 de octubre, parecía haber aclarado su opinión sobre el tema: «The CocaCola Company no está contenta conmigo… No importa, voy a seguir bebiendo esa basura».

Una semana más tarde, tal vez después de algún experimento personal, llegó a una conclusión sobre el efecto fisiológico de esa bebida: «La gente está como loca con mis comentarios sobre el resfresco Diet Coke (gaseosa). Seamos realistas: no sirve. Da hambre».

Mucho se ha investigado sobre los edulcorantes bajos en calorías desde aquel tuit final, pero, una década más tarde, sigue siendo un resumen razonable de lo que la ciencia sabe. Trump había entendido algo que se les había escapado a muchos médicos y nutricionistas: el gusto dulce en la boca afecta al cuerpo más allá de darle un poco de placer.

Puede parecer una obviedad decir que, como los edulcorantes artificiales no contienen calorías, no pueden causar obesidad. Pero si entendemos por qué una bebida con cero calorías podría provocar aumento de peso y enfermedades metabólicas, comprenderemos una de las maneras más fundamentales en que los ultraprocesados pueden causar problemas de salud.

Si un alimento contiene un edulcorante artificial es, por definición, un UPF. Esas sustancias solían venir solo en sobrecitos y en los refrescos dietéticos. Ahora están en todo: panes, cereales, barritas de granola, yogures *light*, helados sin azúcar añadido, leche saborizada. Se agregan a condimentos como el kétchup reducido en azúcar, la mermelada sin azúcar y el sirope para panqueques sin azúcar. Incluso vienen en medicamentos, complejos multivitamínicos y productos para la higiene, como pastas dentales y enjuagues bucales. Los de consumo más común son el ciclamato y la sacarina —el más barato y antiguo—, y el mercado global representa unos 2.045 millones de euros al año.

No se sabe con exactitud cómo afectan los edulcorantes artificiales a nuestra salud, pero no parece nada bueno. Hay estudios financiados por instituciones como el Medical Research Council, del Reino Unido, y los Institutos Nacionales de Salud de Estados Unidos —que están relativamente libres de conflictos de intereses corporativos—, que demuestran que los edulcorantes artificiales están relacionados con el aumento de peso y la diabetes.[14, 15, 16 y 17] Aunque también hay investigaciones que sugieren que los edulcorantes no comprometen la salud de ninguna manera en particular, o incluso que pueden ser beneficiosos, los autores de muchos de esos estudios han declarado tener relación con compañías de alimentos como Abbott, Danone y Kellogg's.[18 y 19]

Un importante análisis de los datos[20] publicado en *The American Journal of Clinical Nutrition*, que no halló relación alguna entre los edulcorantes bajos en calorías y el peso corporal, incluía la siguiente declaración sobre conflictos de intereses: «Queremos expresar nuestro reconocimiento al Comité de Edulcorantes Bajos en Calorías del International Life Sciences Institute (Instituto Internacional de Ciencias de la Vida) por sus observaciones y su revisión del protocolo del estudio y del manuscrito». Lo que el informe no mencionaba era que ese comité había sido financiado por Pepsi, CocaCola y otras grandes empresas de alimentos.*

Si ni siquiera un análisis estadístico realizado por el sector encuentra que los edulcorantes bajos en calorías tengan algún beneficio considerable, deberíamos alarmarnos. Lo que yo leo en esos datos es que las bebidas que contienen edulcorantes bajos en calorías guardan ligeramente más relación con la obesidad y con la diabetes tipo 2 que sus equivalentes que llevan azúcar. Sin embargo, no olvidemos que las bebidas endulzadas con azúcar también tienen una vinculación muy fuerte con esas cosas; es decir, que sean igual de malas que las bebidas azucaradas no deja de ser terrible.

Pero ¿qué está ocurriendo para que la eliminación del azúcar de los alimentos no mejore la salud? Allison Sylvetsky, profesora adjunta en la Facultad de Salud Pública del Milken Institute, de Estados Unidos, llevó a cabo un estudio de los niños estadounidenses y descubrió que beber refrescos tanto bajos en calorías como azucarados, o ambos, tenía que ver con un aumento del consumo total de calorías y azúcar en comparación con quienes solo tomaban agua; es decir, los refrescos bajos en calorías pueden promover el consumo excesivo en general.[22]

Dicho de otra manera, Trump tenía razón —aunque no es que eso haya conducido a ningún tipo de regulación cuando fue presidente—. Cuando los edulcorantes se consumen con una cantidad, aunque sea muy pequeña, de azúcar, los niveles de insulina aumentan

* Otro estudio[21] publicado en la misma revista científica investigó la pérdida de peso en adultos con el consumo de bebidas dietéticas o agua. Uno de los autores tenía una subvención de Nestlé Waters. Al final, dice que no hay conflictos de intereses, pero eso no es cierto. Si te financia una empresa que produce agua —y que también elabora bebidas endulzadas artificialmente— y llevas a cabo un estudio sobre, justamente, el agua y las bebidas endulzadas artificialmente, sí constituye un problema. No quiere decir que el estudio esté equivocado. Pero sí es un conflicto.

considerablemente. Esto hace que disminuya la glucemia, y entonces puede provocar apetito, lo que causa una mayor ingesta de comida —una vez más, recuerda los tuits de Trump—. Esta es una de las discordancias de los ultraprocesados, una de las mentiras que me explicó Barry. El gusto dulce en la boca prepara al cuerpo para el azúcar. Si el azúcar no llega, tenemos un conflicto.

El problema puede ser aún mayor cuando se mezcla el azúcar con edulcorantes artificiales. Dana Small hizo otra serie de estudios en los que dio a beber a los voluntarios bebidas de diversos grados de dulzor (por medio de diferentes dosis de sucralosa) y calorías (mediante maltodextrina sin sabor). Algunas bebidas tenían muchas calorías pero nada de dulzor; otras eran dulces, pero no tenían calorías. Los informes de Dana no son los más fáciles de leer —en lugar de «empezaron a comer» dice «iniciaron el acto consumatorio»— y las conclusiones obtenidas en el laboratorio son difíciles de trasladar al mundo real. No obstante, sus resultados son intrigantes. Ella demostró que la medida en la cual la gente aprendía a desear un sabor dependía no solo de las calorías de la bebida, sino además de si el grado de dulzura coincidía con el de calorías.[23]

Otro estudio igualmente alarmante, en el cual Small dio a voluntarios sanos bebidas que contenían distintas cantidades de sucralosa, azúcar o ambas cosas, aparentemente demostró que la mezcla de edulcorante y azúcar disminuía la respuesta del cuerpo a la insulina de un modo similar al de la diabetes tipo 2.*

Todo esto sugiere que, cuando se consume azúcar con edulcorantes artificiales, como sucede en el mundo real, produce efectos perniciosos en la salud metabólica. Aun cuando Pepsi y CocaCola no mezclen directamente el azúcar con los edulcorantes, es muy posible que sus clientes estén consumiendo otro ultraprocesado al mismo tiempo.

Además de sus efectos en el metabolismo del azúcar, la insulina y el potencial adictivo, hay datos que sugieren que el consumo de

* Los resultados de este estudio son compatibles con los de otros realizados en roedores.[24]

edulcorantes incrementa la preferencia por otros alimentos dulces.[25 y 26] Un estudio reducido reveló que el deseo de ingerir azúcar se reducía al cabo de dos semanas de no consumir edulcorantes artificiales. Un edulcorante en particular (Splenda) que contiene sucralosa y maltodextrina, también parece alterar la actividad cerebral en las ratas, en áreas que controlan la ingesta de comida, la obesidad y el control de la energía, además de afectar el intestino mismo.[27 y 28]

Por si fuera poco, es probable que los edulcorantes artificiales alteren el microbioma, la población de bacterias que viven en nosotros y forman parte fundamental de nuestros sistemas inmunitario y digestivo. Este efecto fue muy difundido por un notorio artículo que se publicó en la revista *Nature*.[29] Hay datos de estudios realizados en animales que revelan que la sucralosa modifica el microbioma intestinal, incluso a los niveles aprobados por los organismos normativos y, sin duda, a los niveles habituales de consumo humano.*

Es posible, entonces, que los edulcorantes artificiales bajos en calorías estén contribuyendo al aumento de enfermedades metabólicas como la diabetes tipo 2 en el mundo. No está probado, pero las investigaciones nos dan una idea de que existe, por lo menos, un mecanismo creíble.

Todo esto es preocupante, porque el reemplazo del azúcar por edulcorantes bajos en calorías es uno de los pilares tanto de la política gubernamental en el Reino Unido como de la industria de las bebidas gaseosas… que quiere afirmar sin reparos que está beneficiando a la salud pública.

Espero que, a estas alturas, comprendas que las cuatro luces verdes que aparecen en el costado de las latas de las bebidas dietéticas están un poco fuera de lugar.

---

* Es posible que otros edulcorantes no alteren el microbioma, pero los efectos sobre el metabolismo mediante el gusto en la boca pueden ser los mismos: el gusto dulce que anuncia el azúcar que nunca llega siempre puede ser un problema con cualquier edulcorante de bajas calorías. Existen otros aspectos muy preocupantes en relación con la inocuidad de algunos edulcorantes artificiales. Por ejemplo, los autores de un informe de 2019 consideraban que la Autoridad Europea de Seguridad Alimentaria había aplicado un criterio permisivo e indulgente respecto de los estudios que demostraban los efectos perniciosos del aspartamo.

Muchos gobiernos nacionales han propuesto gravar el azúcar. Son propuestas que parecen sensatas y reducen el consumo de esta sustancia, pero a la vez invitan a la reformulación con edulcorantes bajos en calorías. En 2018, el Reino Unido estableció un impuesto al azúcar porque los adolescentes del país estaban consumiendo aproximadamente una bañera llena de refrescos al año.[30]* La tasa generó una reducción del 44,3 % en la venta de bebidas azucaradas, más de cuarenta millones de kilos de azúcar menos consumidos entre 2015 y 2019. Esto parecería justificar el impuesto. Pero a pesar de que se consumía un 10 % menos azúcar por hogar, el volumen de venta de refrescos no cambió,[31] porque la gente empezó a comprar más bebidas edulcoradas de manera artificial.

La organización benéfica First Steps Nutrition descubrió que un 65 % de los niños de entre uno y tres años está consumiendo, de media, una lata de bebida endulzada artificialmente al día.[32] Es muy difícil ver esto como un triunfo de la salud pública, especialmente porque la normativa actual en el Reino Unido prohíbe la adición de edulcorantes artificiales a los alimentos dirigidos específicamente a bebés y niños de hasta tres años. Y, si bien los edulcorantes artificiales no perjudican directamente a los dientes, muchas bebidas dietéticas son muy ácidas y pueden causar un daño considerable en el esmalte dental de los niños.

Con la adición de edulcorantes, han aparecido bastantes productos ultraprocesados que afirman ser saludables, y ahora muchos tienen el logo con el pulgar hacia arriba de «Good Choice Change4Life». Change4Life es una campaña de *marketing* social de salud pública en Inglaterra que, entre otras metas, se propone crear conciencia sobre el contenido de azúcar de los alimentos y alienta a los consumidores a optar por alternativas más bajas en esta sustancia. Esto resulta muy llamativo por la ausencia total de cualquier dato que demuestre que

* Lo recaudado con el impuesto del azúcar, que se estimaba en cientos de millones al año, se destinaría a ayudar a las escuelas a mejorar sus instalaciones deportivas. No me convence eso de asociar una tasa al azúcar con mayores fondos para el deporte. Me parece que da la idea de que la actividad física puede, en cierto modo, compensar el efecto de los refrescos en la salud.

mejoran la salud y la preocupación muy real por el daño que pueden causar.*

A pesar de los datos inquietantes de sus posibles consecuencias negativas y escasos beneficios, continúa el consumo de bebidas endulzadas artificialmente.** En círculos gubernamentales o legislativos, existe la impresión de que cualquier cambio en las leyes que tienda a cosas saludables es un triunfo, porque es muy difícil de conseguir. A mí no me convence esa idea, pero, por otro lado, mi trabajo no es cambiar las políticas. Personalmente, creo que si queremos impedir que los niños desarrollen enfermedades relacionadas con la dieta, no es una buena idea instaurar medidas que inciten a los niños de dos años a beber, de media, una lata entera de refresco endulzado artificialmente todos los días. Transmite el mensaje de que esas bebidas son saludables y permite que la industria que las vende se salga con la suya.

Mientras leía los informes de Dana Small, se me ocurrió que esas discordancias entre gustos y nutrición se encuentran en todos los ultraprocesados. Las gomas y pastas de las que me había hablado Paul Hart crean en la boca una sensación de grasa. Cuando las usan en un yogur con cero calorías o una mayonesa baja en grasas, ¿cómo afectan a nuestra fisiología interna? Nadie lo sabe. Y nadie sabe a ciencia cierta qué hacen los acentuadores del sabor de esa Pringle que Andrea se llevó a la boca.

Pero te diré lo que yo sospecho que sucede —y mis sospechas están respaldadas por muchos datos—.[34]

---

* Hay otra cosa que es absurda, señalada por First Steps Nutrition: a veces, el logo de Change4Life aparece en productos que contienen colorantes artificiales. Debido a que los colorantes artificiales pueden tener un efecto adverso en la actividad y la atención de los niños, los alimentos que los contienen deben incluir una advertencia en su etiqueta. Esto significa que hay productos que tienen a la vez advertencias e incentivos en sus etiquetas, lo que no facilita la interpretación de los padres. Cabe mencionar también que la campaña de Change4Life contra la obesidad en el Reino Unido contó con los siguientes socios comerciales: Tesco, Asda, PepsiCo, Kellogg's, Grupo Co-operative, Fitness Industry Association, Advertising Association, Spar, Costcutter, Nisa, Premier y Grupo Mills.

** La British Soft Drinks Association (Asociación Británica de Bebidas Gaseosas) informó recientemente de que, en 2018, un 65 % del total de refrescos comprados eran reducidos en calorías o de cero calorías. En el caso de las bebidas disolubles, esa proporción fue del 88 %.[33]

La forma de silla de montar que tienen las Pringles, cuyo nombre más correcto es paraboloide hiperbólico, coincide casi con exactitud con las curvas de la lengua, lo que significa que todas las papilas gustativas de la boca de Andrea entraron en contacto con esa lámina ultraprocesada. Luego, al masticarla, la doble curvatura hizo que la patata frita se quebrara de manera desigual, algo que los ingenieros denominan falla catastrófica. Mientras masticaba, Andrea comenzó a explicar cómo sus receptores de umami estarían preparando su fisiología interna para algo como el *risotto* de su madre: «Pero —concluyó mientras tragaba— lo único que llegará es una triste pelotita de almidón de patata».

Así pues, con una confusión fisiológica que apenas alcanza la superficie de nuestra experiencia consciente, nos servimos otra... en busca de esa nutrición que nunca llegó. Es fácil ver las Pringles como una muestra de genialidad técnica malévola, como un producto diseñado deliberadamente para generar obesidad. Pero se crearon en la década de 1960, y no creo que nadie se haya propuesto hacer que provocaran dependencia.* Sin embargo, en la carrera armamentista de los productos que conseguimos en nuestros comercios, los que sobreviven son aquellos que tienen propiedades adictivas.

Entonces, mediante el uso de aditivos que afectan al gusto y la combinación de experiencias sensoriales, los ultraprocesados logran hacernos tragar más recompensas gratificantes —como el azúcar— de las que toleraríamos de otro modo. Hace que deseemos estos productos industriales más de lo que nunca podríamos desear la comida casera. Y, al crear discordancia entre las sensaciones que se experimentan en la boca y la nutrición que llega al tubo digestivo, las empresas han dado —aunque por accidente— con un método para impulsar el aumento del consumo. Pero ¿qué hay de todos los demás aditivos, miles de ellos, que se podrían usar para identificar los ultraprocesados? ¿Tienen algún efecto específico en nuestra salud?

---

* Mi abogado me sugirió que no expresara una opinión sobre si un producto específico es adictivo o no, pero en el caso de las Pringles, a su equipo de *marketing* no pareció molestarle la implicación: «Cuando haces pop, ya no hay stop». Es una zona gris de la legalidad pero, no obstante, en mayo de 2009, un artículo de *The Guardian* describió a las Pringles, sin problemas, como «crack en un tubo de cartón».

14

La preocupación por los aditivos

En mi hospital, todos compran su comida en Pret a Manger, una cadena de comida rápida especializada en sándwiches y productos orgánicos. Desde el edificio, se ven tres locales, y hay dos más a cinco minutos a pie. Y eso tiene que ser bueno, ¿verdad? La marca Pret es inexorablemente natural, ética y saludable.

Por eso fui allí un día, durante la última semana de mi dieta: para tomarme un respiro de los ultraprocesados. Compré una sopa tailandesa roja, pero en cuanto la probé reconocí un gusto particular. Recorrí entonces la lista de 49 (¡!) ingredientes, y encontré maltodextrina y extractos de especias. Revisé los ingredientes del pan de mi sándwich, algo que jamás había hecho en los años que llevaba comiendo en Pret: ésteres monoacetiltartárico y diacetiltartárico de monoglicéridos y diglicéridos de ácidos grasos.

Esos ingredientes parecían incompatibles con la marca que yo creía conocer. Fíjate en esta declaración que hizo Pret en 2016:

> Pret se inauguró en Londres en 1986... [y desde entonces] hacen sándwiches de verdad, evitando los productos químicos, aditivos y conservantes desconocidos pero tan comunes en tanta comida «preparada» y «rápida» que hay en el mercado.

La página web empleaba las palabras *natural* o *naturalmente* seis veces más.

La Real Bread Campaign escribió a la empresa para verificar esas afirmaciones y descubrió que los productos de Pret contenían un «cóctel de aditivos»: además de los aquí mencionados, E920 (clorhidrato de l-cisteína), E472e (ésteres de ácido diacetiltartárico de monoglicéridos y diglicéridos), E471 (monoglicéridos y diglicéridos de ácidos grasos), E422 (glicerol), E330 (ácido cítrico) y E300 (ácido ascórbico). La Real Bread Campaign preguntó a Clive Schlee, que por entonces era el director general de Pret, si la empresa estaba dispuesta a abandonar el uso de aditivos o bien dejar de promocionar su comida como «natural». La respuesta de Schlee a ambas opciones fue negativa. Entonces, la campaña escribió a la Advertising Standards Agency, el organismo regulador de la publicidad, y este ordenó a Pret que dejara de promocionar sus comidas como «producidas por la naturaleza». Una portavoz de Pret intentó capear la situación: «Nos encantaría encontrar una solución, y nuestro equipo de comidas está trabajando en ello, probando recetas que no contengan emulsionantes. Aún no han encontrado una que cumpla con las expectativas de nuestros clientes».[1 y 2]

Nuestras expectativas podrían ser diferentes si hubiera una mayor oferta de pan libre de aditivos y emulsionantes. Pero intentemos mirar esto desde la perspectiva de los dueños de Pret: JAB Holding Company. Se trata de un conglomerado privado con sede en Luxemburgo, y su valor total ascendía a casi 112.000 millones de dólares en 2020.[3, 4, 5, 6 y 7] Les resultaría mucho más caro elaborar el pan sin esos aditivos y, de momento, los clientes no parecen estar enterados de que Pret los usa.

Pero ¿de verdad deberíamos preocuparnos por eso? Seguramente, estos aditivos han atravesado una burocracia normativa que exige muchas pruebas de seguridad y, en última instancia, se llegó a la conclusión de que no resultan perjudiciales. Antes, yo daba por sentado que los «aditivos», que comprenden todas esas sustancias que se agregan a los alimentos con fines tecnológicos específicos, no eran más que indicadores de ultraprocesados, una señal de todo el otro procesamiento que es dañino pero que, en sí, eran inocuos y necesarios. Además, me resistía a caer en la tentación de la «angustia por los aditivos», que a menudo aparece en los comentarios anticientíficos en general.

La angustia por los aditivos surgió por primera vez, como era de esperar, en la década de 1970 en California, cuando el pediatra Ben Feingold sugirió que los saborizantes y colorantes artificiales podrían provocar trastorno por déficit de atención e hiperactividad (TDAH). La comunidad médica lo denigró y creo que, en aquel momento, yo también lo habría desestimado. Al fin y al cabo, la comida está hecha de elementos químicos. Nosotros mismos estamos hechos de elementos químicos. Y, si bien los productos químicos sintéticos pueden resultar tóxicos, también pueden serlo los naturales.

Sin embargo, al hablar con los expertos en ultraprocesados, me quedó claro que es probable que esos aditivos estén afectando a nuestro cuerpo mucho más de lo que había imaginado. Comencé a pensar en cómo los edulcorantes y los acentuadores del sabor provocan esa discordancia entre gusto y nutrición que puede resultar dañina. Y entonces encontré un estudio publicado en 2007, veinticinco años después de la muerte de Feingold.

Estaba financiado por la UK Food Standards Agency, el organismo de normas alimentarias del Reino Unido, y en él habían participado unos trescientos niños,[8] a los que se les dieron seis colorantes —todos de números E— y un conservante, o bien un placebo. Los que consumieron las bebidas que contenían los aditivos tuvieron índices de hiperactividad más altos que los que habían tomado los placebos. El estudio se publicó en *The Lancet*, y ahora, en el Reino Unido, todo alimento o bebida que contenga uno de esos seis colorantes artificiales debe incluir una advertencia en su envase: «Puede tener un efecto adverso en la actividad y la atención en los niños».* Si esto sucede con los colorantes, ¿habrá motivos sólidos para preocuparnos también por otros aditivos?

La respuesta no está clara, como tampoco sabemos con exactitud cuántos aditivos consumimos. En la Unión Europea, hay más de dos mil cuyo uso está permitido. En Estados Unidos, la cantidad se desconoce, lo

* El estudio no era brillante. Tanto la Administración de Alimentos y Medicamentos de Estados Unidos (FDA) como la Autoridad Europea de Seguridad Alimentaria lo analizaron de forma independiente y llegaron a la conclusión de que no confirmaba un vínculo entre los aditivos y los efectos sobre la conducta. Pero sí abrió la puerta al estudio creíble de algunos de los perjuicios que causan este tipo de sustancias.

cual resulta aterrador, pero se cree que son más de diez mil.[9] Ahora que la producción está totalmente automatizada, con robots controlados por ordenador que cortan los vegetales, muelen la carne, mezclan ingredientes, extruden la masa y envuelven el producto terminado, se necesitan muchos aditivos para que los alimentos resistan el proceso. Si todo ese zarandeo robótico hace que la comida pierda colores y sabores, simplemente se los reemplaza químicamente, como ya hemos visto.

Existen tantos miles de aditivos que ni siquiera llegaré a cubrir todas las categorías principales: hay saborizantes, acentuadores del sabor, colorantes, emulsionantes, edulcorantes artificiales, espesantes, humectantes, estabilizadores, reguladores de la acidez, conservantes, antioxidantes, espumantes, antiespumantes, incrementadores de volumen, gasificantes, gelificantes, agentes de glaseado, quelantes, blanqueadores, leudantes, clarificantes... y muchos más. Voy a concentrarme en apenas un puñado, para comprender cómo afectan a nuestro cuerpo y cómo están, o no, reglamentados.

Una categoría importante de aditivos es la de los emulsionantes que se encuentran en el pan. De hecho, son casi universales en los ultraprocesados.

Los emulsionantes son las moléculas de la vida, casi tanto como el ADN.* Se componen de una parte que ama la grasa y otra que ama el agua, lo cual significa que pueden unir esas dos sustancias inmiscibles. El cuerpo humano está lleno de estos emulsionantes, que se encuentran en toda la naturaleza y también en la comida tradicional. La yema de huevo en la mayonesa o la mostaza en el aliño para ensaladas se usan, en parte, como emulsionantes, pues permiten mezclar el vinagre líquido y los aceites grasos.

Uno de los emulsionantes más comunes que verás en las listas de ingredientes es la lecitina, que puede ser derivada del huevo, la soja u

---

* Todas las células vivas dependen de las membranas que rodean las gotículas de agua para mantener la separación entre sí. Estas membranas se componen de moléculas que tienen una cabeza que ama el agua y una cola que la detesta, pero en su lugar ama la grasa: son emulsionantes. Y se acomodan naturalmente en forma de membrana que rodea una gota de agua: una célula. La membrana separa la vida del mundo exterior. Son la frontera entre tú y lo que no es tú: literalmente, el borde de la vida.

otras fuentes. Las lecitinas están clasificadas como naturales, pero a menudo lo son poco: consisten en mezclas de elementos químicos que se dan naturalmente pero que han sufrido una modificación en el laboratorio. Verás también el polisorbato 80, la carboximetilcelulosa y los que tanto se encuentran en el pan en el Reino Unido: ésteres de ácido diacetiltartárico de monoglicéridos y diglicéridos, también conocidos como E472e, o DATEM.

El DATEM se produce mediante el procesamiento de grasas animales o vegetales (triglicéridos). No se da en la naturaleza, pero, igual que las lecitinas, es similar a las moléculas biológicas, y esa semejanza puede resultar peligrosa. En experimentos realizados sobre células en laboratorio, el DATEM parece tener la capacidad de insertarse en las membranas celulares; es posible que esto explique algunos de los datos que estás a punto de leer acerca de cómo perjudica a los intestinos.[10 y 11] Tampoco se entiende del todo cómo actúa el DATEM en los alimentos. Fortalece, suaviza y modifica las interacciones de la proteína del pan, el agua y los hidratos de carbono, aporta humedad y elasticidad y contribuye a la larga duración de muchos panes comerciales ultraprocesados.

La empresa química estadounidense DuPont fabrica una variedad de emulsionantes. Su DATEM lleva la marca Panodan.[12] Además, tienen otro emulsionante que añade más cremosidad a los productos desnatados, que se usa mucho en la goma de mascar y el PVC, y otro más que mejora el rendimiento de la masa para pasteles y la estructura de la miga… a la vez que funciona bien en los plásticos como antiempañante. Pero la sustancia similar a los emulsionantes más conocida con la que trabajó DuPont es el ácido perfluorooctanoico o PFOA. Solían usarlo para impedir que los revestimientos de teflón se apelmazaran durante la producción. Es uno de esos «productos químicos eternos» que se acumulan en cualquier organismo que los ingiera. Según un informe emitido en 2016 por la Agencia de Protección Ambiental, se asocia al colesterol elevado, al aumento de enzimas en el hígado, a la disminución de la respuesta a las vacunas, a los defectos congénitos, a la hipertensión gestacional y a los cánceres de testículo y riñón.[13]

DuPont empezó a usar PFOA en los años cincuenta y durante varias décadas estuvo vertiendo cientos de miles de kilos de PFOA al río Ohio y a balsas de residuos, desde las que penetraron a la napa freática local y, por consiguiente, al agua potable de más de cien mil personas que vivían cerca de la planta de Washington Works, en Virginia Occidental.[14] Al mismo tiempo que arrojaba esas sustancias al agua, la empresa llevaba a cabo estudios médicos para investigar sus posibles daños. Primero descubrieron que esa sustancia provocaba tumores y defectos congénitos en animales. Después, hallaron defectos congénitos en los hijos de algunos de sus empleados. Según Rob Bilott, el abogado ambiental que llevó adelante la demanda colectiva, «hacía décadas que DuPont intentaba esconder sus actos. Sabían que aquello era pernicioso, e igualmente lo pusieron en el agua. Era una acción dolosa».[15]

Una actuación perversa, sin duda. Según las normas internas de la compañía misma, el máximo permitido en el agua potable era de una parte en mil millones. El agua potable local contenía el triple de ese nivel, pero DuPont no hizo público su descubrimiento. Hasta ahora, las demandas contra esta empresa se han resuelto mediante acuerdos extrajudiciales, con un coste total para la empresa de unos 370 millones de euros.[16] Los juicios aún continúan, pero, en cierto modo, la compañía que causó todo esto ya no existe.

En 2020, NBC News informó de que DuPont había transferido sus obligaciones de limpieza e indemnización a empresas más pequeñas que no tienen dinero para pagarlas. Sus responsables niegan haber constituido sociedades derivadas para quitarse de encima sus obligaciones, pero una de las compañías que, según DuPont, no se crearon con ese fin ahora está demandándola, con el argumento de que aquella escondió intencionadamente la magnitud de esas responsabilidades al transferirlas.[17]

PFOA no es un emulsionante para alimentos, y es dañino en aspectos y dosis muy distintos de los emulsionantes que se usan en algunos ultraprocesados. Pero creo que este caso contiene información útil por dos motivos.

Primero, tal vez desees hacer compras desde una perspectiva activista y evitar las empresas que hayan causado daños ambientales importantes. (Aunque cabe admitir que, dada la complicada cadena de suministro de los ultraprocesados, resulta casi imposible conocer los nombres o incluso la cantidad de empresas que participan en la elaboración de un producto. Es casi imposible averiguar qué empresa produjo el DATEM que contiene tu pan).

Segundo, en lo que toca al aspecto normativo de los aditivos para alimentos, verás que el sistema actual da por sentado que confías en que las empresas como DuPont se certifiquen y regulen solas. Es posible que este caso relacionado con los PFOA influya en el grado de confianza que te inspiren.

Sin embargo, más allá de los antecedentes controvertidos de las empresas que los producen, ¿está demostrado que los emulsionantes de los ultraprocesados son perjudiciales? Bueno, pues sí. Y, en su mayor parte, el daño que causan parece tener que ver con los cambios que producen en nuestro microbioma.

* * *

Las ecuaciones que describen un dónut y las que nos describen a ti y a mí son esencialmente iguales: todos somos cilindros de paredes dobles. El tubo del medio es tu intestino y tiene ramas que llegan a tus oídos, pulmones y algunos otros lugares, todos recubiertos de mucosidad, una mezcla compleja de agua, proteínas y glucoproteínas. No es graso ni gelatinoso, sino extremadamente variable y de una curiosa consistencia fibrosa. Es una capa viva llena de anticuerpos y células inmunitarias que ayudan a conservar la paz con los demás residentes del intestino: el microbioma.

Es muchísimo lo que se ha escrito sobre el microbioma, pero aún sabemos relativamente poco sobre él. Sin embargo, estamos empezando a afianzarnos en parte de sus fundamentos científicos, aunque no estemos seguros de lo que implican.

Durante el nacimiento y en los días y las semanas posteriores, entre diez y cien billones de microbios colonizan al nuevo ser humano.* En los primeros meses de vida, el sistema inmunitario del bebé y su reciente microbioma se ponen a prueba y se definen mutuamente en una danza compleja de la que entendemos muy poco. El bebé alimentado con leche materna recibe su microbioma de su madre, así como anticuerpos específicos de la leche que favorecen el desarrollo de las bacterias útiles. Hay un enfrentamiento frenético durante los primeros años de vida, hasta que el niño y algunos cientos de especies deciden convivir y el microbioma pasa a ser uno de los órganos inmunitarios más grandes del cuerpo. Nosotros damos al microbioma un hogar con mucosidad tibia y húmeda, llena de nutrición, y ellos forman biopelículas, capas viscosas que limitan la capacidad de los microbios para dañarlos tanto a ellos como a nosotros. Funcionan como un consorcio, una coalición que provee un baluarte contra invasores o colonos.

Según algunos cálculos, por cada una de tus células, hay otros cien organismos que viven como parte de ti: virus, bacteriófagos, bacterias, protozoos, arqueas, hongos y hasta algunos animales, como lombrices y ácaros. Tienes veinte mil genes humanos, pero muchos millones de genes bacterianos.** La mayor cantidad de organismos se encuentra al final del intestino delgado, donde se digiere la comida, y en todo el intestino grueso o colon, donde se absorbe el agua y se fermenta la fibra. El colon humano tiene una de las más altas densidades de bacterias de todos los entornos de la tierra, incluido el suelo del bosque húmedo. Pero más importante que la cantidad es la diversidad: en ti existen entre quinientas y mil especies tan solo de bacterias. Cada ser humano tiene un conjunto único de especies, que cambian con el

* La colonización inicial es, en parte, fecal, pero proviene principalmente de la flora vaginal: esas son las especies pioneras. Y es importante: un examen de datos realizado en Dinamarca sobre dos millones de niños nacidos entre 1977 y 2012 reveló que aquellos traídos al mundo por cesárea tenían considerablemente más riesgo de asma, trastornos generalizados del tejido conjuntivo, artritis juvenil, enfermedad inflamatoria intestinal, carencias inmunitarias y leucemia.[18]

** En realidad, son tus genes. No puedes separar tu microbioma de ti, como tampoco podrías separar ningún otro órgano. Tiene una cadena ininterrumpida de ancestros que datan de mucho antes de que los tuyos fuesen peces primitivos.

tiempo. No se sabe a ciencia cierta por qué, pero el cuidado de la comunidad de criaturas que componen nuestro cuerpo está estrechamente relacionado con la buena salud, y eso implica seguir una buena dieta.*

Los microbios que viven en nuestros intestinos son un motor digestivo adaptable. Producen vitaminas y convierten la comida que no podemos digerir en moléculas que aportan beneficios al corazón y al cerebro. Por eso la fibra nos hace bien. En términos generales, fibra es todo hidrato de carbono para cuya digestión no tenemos las enzimas. Contamos con una cantidad muy pequeña de enzimas para la digestión de hidratos de carbono que están codificadas en nuestros genes, pero nuestras bacterias nos aportan muchas más. Las bacterias del colon fermentan la fibra para generar energía para sí mismas, lo cual, a su vez, crea moléculas residuales llamadas ácidos grasos volátiles de cadena corta. Utilizamos estos últimos para generar energía y para todo tipo de fines: ayudan a reducir la inflamación, regulan el sistema inmunitario y son combustibles especializados para el corazón y el cerebro. En resumen, igual que las vacas de Eddie Rixon, vivimos, en parte, de los productos residuales de las bacterias que habitan en nuestro intestino.

Sin embargo, lo que tenemos con nuestro microbioma es una relación con límites estrictos. Necesitamos que los microbios del colon se queden allí. Si los organismos amigos acaban en el lugar incorrecto, pronto pueden convertirse en enemigos. Por ejemplo, la mayoría de las infecciones de orina están provocadas por bacterias fecales que van a parar al aparato urinario, que no puede lidiar con ellas.

Cuando la comida, los antibióticos o los organismos invasores dañan el revestimiento intestinal, la población del microbioma se modifica: aparecen nuevas especies con las cuales no hemos firmado un tratado de paz. Estas no han evolucionado con la obligación de cuidar nuestros intereses: para ellas, no somos más que un nuevo nicho que explotar. Y, como todo nuevo colono, destruyen la cultura y el

* A mi modo de ver, los datos no apoyan la noción de ingerir muchas otras bacterias en forma de probióticos.

ecosistema locales de manera deliberada y, a la vez, accidental. Esto se llama disbiosis. Tenemos cada vez más seguridad de que este desequilibrio tiene que ver con la enfermedad inflamatoria intestinal (es decir, la enfermedad de Crohn y la colitis ulcerosa), la enterocolitis necrosante en bebés prematuros (un cuadro que a menudo es fatal, en el cual el intestino muere), procesos inflamatorios graves (como la esclerosis múltiple y la diabetes tipo 1), enfermedades alérgicas (dermatitis atópica y asma) y metabólicas (obesidad y diabetes tipo 2), además de cáncer y hasta trastornos mentales graves.[19, 20, 21 y 22]* No entendemos bien la comunicación entre el intestino y el cerebro, pero por algo está allí esa comunidad diversa de protozoos, hongos, arqueas y bacterias: según parece, influyen en lo que enviamos por el tubo y en cómo vivimos. Y parece estar cada vez más claro que condicionan nuestros pensamientos, emociones y decisiones.

No sabemos a ciencia cierta si la disbiosis es la causa o el resultado de esas enfermedades y de muchas otras, pero es posible que todas tengan su origen patógeno en un aumento de la reactividad del sistema inmunitario al microbioma.

Esto puede suceder si nuestra dieta induce un cambio en la población de microbios que daña la barrera intestinal. Esta última se

* El microbioma influye profundamente en la conducta de los roedores. Los ratones que no tienen gérmenes son menos sociables y demuestran cambios drásticos en su comportamiento que los llevan a correr riesgos mucho más que aquellos que tienen pasajeros microbianos. Si se les dan antibióticos cuando son muy jóvenes, también experimentan cambios de angustia y en su comportamiento social. Si se introduce microbiota en ratones criados en un ambiente estéril más o menos en el momento del destete, pueden recuperar sus conductas normales e incluso, tal vez, cierto grado de ansiedad, que es una protección. Los efectos de los emulsionantes se demostraron con elegancia en 2019.[23] A los ratones se les suministró agua con carboximetilcelulosa o polisorbato 80, y se inflamaron y engordaron. Pero lo más significativo es que comenzaron a tener más conductas relacionadas con la angustia. Por si te da curiosidad por saber cómo midieron este sentimiento en los ratones, lo hicieron con una prueba de campo abierto, una de las más utilizadas en psicología animal: se ha usado en vacas, cerdos, conejos, primates, abejas y langostas marinas. Ni el ratón ni el humano que lleva a cabo el test necesitan una preparación especial para obtener resultados. Consiste simplemente en una caja blanca, con paredes altas y sin tapa. El animal se siente expuesto en el centro y, por lo general, permanece a los lados. Se puede medir el tiempo que pasa en la parte abierta, además de otras acciones, como cuánto defeca. Se comprobó que los emulsionantes angustiaban mucho más a los ratones.

compone de vínculos estrechos entre las células, la mucosidad y las células inmunitarias, que trabajan en conjunto para mantener a raya al microbioma. Cuando esa barrera se daña, empiezan a filtrarse microbios y sus productos residuales al resto del cuerpo. En nuestra dieta hay muchas cosas que pueden alterar la población del microbioma y la integridad de la pared intestinal, como la grasa, la fibra y, por supuesto, los emulsionantes.

Dos de los emulsionantes más ubicuos, y por ello los más estudiados, son la carboximetilcelulosa y el polisorbato 80. El polisorbato 80, también conocido como monooleato de sorbitán polioxietilenado o E433, es un emulsionante completamente sintético. Se encuentra en gran cantidad de encurtidos *kosher*, helados, crema batida en espray, pastas dentales, cremas humectantes, champús y tintes para el cabello. La carboximetilcelulosa —también conocida como goma de celulosa o E466 para ti y para mí— se inventó durante la Primera Guerra Mundial. Es un polímero hecho de azúcares vegetales alcalizados, sometidos a un proceso químico con ácido cloroacético. Lo encontrarás en muchos ultraprocesados espesos y pringosos: evita que se disgreguen. Productos como la leche Brownie Flavor de Tesco, el Costa Caramel Latte y el batido con sabor a galletas dulces de Müller. Se encuentra también en desodorantes de bola de marca Rexona, en colirios y hasta en una marca de microenemas llamada Norgalax. Puedes comprarla por internet en bolsas grandes, si te interesa la gastronomía molecular o la diarrea.

Entonces, aquí va una nueva idea: si estás preguntándote si algo es o no un ultraprocesado, una buena regla empírica es que si alguno de sus ingredientes también se puede encontrar en tu desodorante o tu enema, es probable que lo sea.

En 2015, un equipo integrado por profesionales de Estados Unidos e Israel publicó una elegante serie de experimentos sobre la carboximetilcelulosa (CMC) y el polisorbato 80 en la prestigiosa revista científica *Nature*.[24] (Esto no quiere decir que los artículos de esta publicación nunca se equivoquen, pero ese fue el primero de una cantidad cada vez mayor de estudios que revelaban lo mismo). Los investigadores probaron el polisorbato 80 y la

CMC en ratones en concentraciones más bajas que las que todos ingerimos habitualmente.*

Al cabo de apenas doce semanas, observaron cambios drásticos. La mucosa que actúa como barrera estaba muy dañada.[25] En ratones sanos, las bacterias intestinales se encuentran suspendidas en una capa de mucosidad que las mantiene apartadas de las células que revisten el intestino, pero en los ejemplares tratados con emulsionantes, las bacterias prácticamente tocaban esas células. A la larga, llegó a haber una filtración tan grande que los componentes bacterianos se podían detectar en la sangre de los ratones. También resultaron afectados los tipos de bacterias que viven en el microbioma, con niveles reducidos de bacteroidales —típicamente asociadas a la salud— y un aumento de las que disgregan la mucosidad y producen inflamación. También empezaron a proliferar las *Helicobacter pylori*, que se sabe que producen cáncer y úlceras en humanos.[26] En general, hubo una reducción de la diversidad del microbioma, que es una de las características que definen la buena salud.

Vistos al microscopio, los intestinos de los ratones estaban tan hinchados que parecían estar desarrollando colitis. Esta inflamación se extendió a todo su cuerpo, y empezaron a comer más y a engordar. Cuando los emulsionantes interrumpieron su capacidad de manejar la glucosa, algunos avanzaron hacia una diabetes tipo 2 relacionada con la alimentación.

Para comprobar si esos efectos tenían que ver con el microbioma, el equipo repitió los experimentos en ratones estériles —nacidos y criados sin bacterias en sus intestinos— y no se observó ningún efecto. Luego, trasplantaron heces de los ratones tratados con emulsionantes al colon de los ejemplares estériles, y todos desarrollaron los mismos problemas. En general, ese estudio aportó datos sólidos que sugieren que, en el caso de esos dos emulsionantes

* Usaron una concentración un 1 %, más baja que la de los conservantes de muchos alimentos. A fin de verificar las dosis mínimas, los investigadores la redujeron al 0,5 % y al 0,1 %, y los efectos continuaron. En el caso del polisorbato 80, una concentración de apenas el 0,1 % produjo una inflamación leve y un aumento de la adiposidad.

de uso común, los efectos perjudiciales se deben al daño que provocan en el microbioma.*

La conclusión de ese artículo de la revista *Nature* proponía la posibilidad de que los emulsionantes alimentarios hubieran «contribuido al aumento en la incidencia de enfermedad inflamatoria intestinal, síndrome metabólico y quizá también otras enfermedades inflamatorias crónicas que se registró en la segunda mitad del siglo XX».[27]

La ingesta excesiva de comida puede deberse a los aditivos alimentarios que alteran el microbioma y promueven la inflamación intestinal. Por supuesto que los ratones no son personas, pero resultan cada vez más evidentes las consecuencias de los distintos componentes de los ultraprocesados en la delicada mucosa intestinal, y el consiguiente efecto en nuestro cerebro.

* * *

Sin embargo, los emulsionantes no son los únicos aditivos de los ultraprocesados que comprometen nuestro microbioma. Las maltodextrinas** son cadenas sintéticas de moléculas de azúcar que se encuentran comúnmente en este tipo de comida. Añaden textura y prolongan la vida útil del producto, y aparentemente realzan esa gratificación que obtenemos de los alimentos, a pesar de que casi no tienen sabor. (Recuerda que se usaron en el experimento de Dana Small sobre cómo aprendemos a desear la comida).

A primera vista, las maltodextrinas parecen relativamente inofensivas, pero los experimentos sugieren que provocan estrés celular, daño a la mucosa, inflamación intestinal y reducción de la respuesta

* Para trasladar estos resultados al ser humano, tendríamos que suponer que hay una concentración mínima media de 0,1 % en la dieta, lo cual, para algunas personas —o incluso la mayoría— es muy habitual.

** La maltodextrina se inventó en 1812; luego, se olvidó y fue redescubierta por otro químico industrial llamado Fred C. Armbruster, que tenía como pasatiempo la colocación de trampas para cazar animales por su piel y que regentaba, a tiempo parcial, un negocio de control de plagas denominado Fred's Wildlife Nuisance Control.

inmunitaria a las bacterias. Además, pueden estar implicadas en el aumento de los trastornos inflamatorios crónicos, como la enfermedad de Crohn y la diabetes tipo 2. En estudios realizados con ratones, se ha observado que las maltodextrinas favorecen la *Salmonella* y la *E. coli*, que empiezan a formar capas viscosas y penetran en las mucosas del cuerpo. Los resultados no revelan que los emulsionantes provocan inflamación a todo el mundo sino que, si tienes riesgo genético de contraer la enfermedad inflamatoria intestinal —lo cual puedes ignorar por completo—, la maltodextrina o los emulsionantes hacen que se manifieste.[28]

Luego, están todas esas gomas. Una que consumimos constantemente es la goma xantana. Se trata de un exopolisacárido: una especie de «baba» azucarada que segregan las bacterias *Xanthomonas campestris* y que forma una capa negra de podredumbre en los vegetales.

La goma se usa como espesante, pero tiene una propiedad notable: si se la sacude o se expulsa a chorro, se hace temporalmente más líquida, de modo que es fácil de verter. Cuando queda otra vez en reposo, se espesa y se adhiere al recipiente. Se usa en dentífricos y en bebidas para personas que tienen dificultad para tragar, así como para espesar los lodos de perforación en la industria petrolera, ya que mantiene los sólidos suspendidos en la arcilla —y en las salsas para ensaladas— de manera que facilita el bombeado del pozo petrolífero.

Yo había dado por sentado que la goma xantana era asquerosa pero inofensiva. Sin embargo, un investigador llamado Matthew Ostrowski, del Departamento de Microbiología e Inmunología de la Universidad de Míchigan, estudió más a fondo lo que provoca en el cuerpo.[29] Ostrowski descubrió que, en realidad, la goma xantana es alimento para una nueva especie de bacterias. Si nos basamos en los datos poblacionales, parece ser que este aditivo ha conseguido que esta bacteria colonice a miles de millones de personas. Está completamente ausente en las poblaciones que no la consumen... a quienes Ostrowski encontró solamente en grupos remotos de cazadores-recolectores. Asimismo, si tienes esta especie bacteriana, es posible que también tengas otra nueva que se alimenta de los desechos de la primera. No comprendemos los efectos de estas bacterias, pero sí sabemos que la goma xantana crea una cadena alimenticia en el intestino humano y, como los microbios a los que da de comer pueden colonizar a los niños a edad muy temprana, es probable que esté afectando profundamente al desarrollo del sistema inmunitario.[30, 31 y 32]

La cantidad de artículos científicos sobre el efecto de los distintos aditivos no deja de crecer.[33] La trehalosa, un azúcar añadido que se consideraba inocuo en Estados Unidos en el año 2000, se ha relacionado con brotes de la superbacteria *Clostridium difficile*.[34 y 35]

En estudios realizados en humanos, se ha demostrado que muchos emulsionantes de uso común, como el estearato de glicerol, el monoestearato de sorbitano y los carragenanos, alteran los niveles generales de bacterias beneficiosas en la microbiota intestinal.[36 y 37]

Sabiendo esto, cabría suponer que las empresas productoras de alimentos jamás usarían estas sustancias.

Pero, si son tan malas, ¿cómo han llegado a nuestra comida?

CUARTA PARTE
¡Pero ya lo he pagado!

15

Entes desreguladores

En junio de 2017, una empresa con sede en Iowa, Corn Oil ONE —por entonces denominada CoPack Strategies— notificó voluntariamente a la Administración de Alimentos y Medicamentos de Estados Unidos (FDA) que planeaba comercializar un producto llamado «aceite de maíz COZ».[1]

La FDA es el ente que regula los aditivos alimentarios y los fármacos en Estados Unidos, de modo que contactaron con el organismo indicado. Cualquier medicamento que hayas tomado ha sido autorizado por al menos uno de un puñado de organismos reguladores supuestamente «rigurosos», como la FDA. Para obtener la autorización para comercializar un fármaco, hay que presentar una gran cantidad de datos de pruebas en animales y humanos, además de dar libre acceso al organismo y a sus expertos a todas las instalaciones de investigación y elaboración. Por eso cuesta tanto dinero obtener esa autorización: el coste de las pruebas necesarias puede ascender a cientos de millones.*

Yo daba por sentado que, en Estados Unidos, los aditivos alimentarios debían someterse a un procedimiento similar, porque los regula el mismo organismo federal. También suponía que, por estar familiarizado con el tedio tranquilizador de la burocracia normativa

* Tanto control y tantos trámites se deben a que, cuando la industria farmacéutica no estaba tan supervisada, las empresas eran expertas en manipular los datos de maneras sofisticadas para minimizar los daños y maximizar los beneficios que parecían ofrecer sus productos.[2]

farmacéutica, podría entender los fundamentos del proceso. Sin embargo, cuando entré en el sitio web de la FDA y comencé a leer, descubrí que no comprendía en absoluto los requisitos de pruebas o presentación de datos. Ni siquiera entendía su definición de aditivo. Me pareció una señal de que la FDA estaba adoptando un enfoque complejo y detallado. Pero decidí que, por si acaso, sería mejor consultar a algunos expertos en la normativa de los aditivos alimentarios.

Maricel Maffini y Tom Neltner son dos de los autores de un informe de veintisiete páginas publicado en 2011, titulado *Navigating the US food additive regulatory program*, una guía para comprender la reglamentación de los aditivos alimentarios en Estados Unidos.[3] Sus nombres han aparecido con frecuencia en revistas científicas de prestigio, en artículos que abordan —y esto es un anticipo de lo que vamos a hablar en este capítulo— las omisiones importantes del sistema regulatorio alimentario de su país.[4 y 5] Hablé con ellos por separado, pero son un dúo muy dinámico. Maffini es bioquímica y fisióloga, mientras que Neltner es ingeniero químico y abogado.

Se valieron del ejemplo del aceite de maíz COZ para explicarme este proceso de regulación.

Tal vez estés preguntándote, como yo, por qué la empresa había preguntado a la FDA por algo tan inofensivo como el aceite de maíz, muy común en las cocinas de Estados Unidos, que se extrae de los granos de este cereal. La respuesta es que su aceite se elaboraba con un método novedoso.

Se extraía del «puré» de maíz que se usa para producir biocombustible para automóviles a base de etanol. Esa pasta contiene antibióticos y otros aditivos, y el «aceite de maíz destilado» que se obtenía de ella solo se había permitido antes para la alimentación del ganado. La empresa quería procesar aún más ese aceite y comercializarlo para el consumo humano, para agregar valor a sus resultados financieros.

Dado el procesamiento adicional y el hecho de que se incorporaría a la alimentación humana, era necesario considerarlo un nuevo aditivo alimentario. La empresa tenía tres opciones para comercializarlo.

La primera y más rigurosa era solicitar a la FDA una revisión completa del nuevo aceite de maíz e incorporarlo formalmente a la lista de aditivos alimentarios. No implicaría el mismo grado de análisis que para un nuevo medicamento, pero sí habría que presentar una gran cantidad de datos a este organismo. El proceso podía demorarse varios años.

Los requisitos para la aprobación formal de nuevos ingredientes como aditivos alimentarios se establecieron en la década de 1950, cuando el Congreso de Estados Unidos comenzó a cuestionar cada vez más la inocuidad de cientos de productos químicos nuevos, producidos industrialmente, que estaban transformando el modo en el que se cultivaban, envasaban, procesaban y transportaban los alimentos. Según un informe de esa época, se calculaba que había más de setecientos compuestos químicos en uso en la alimentación, de los cuales tan solo cuatrocientos se sabía que eran inocuos. El informe decía lo siguiente:

> Eminentes farmacólogos, toxicólogos, fisiólogos y nutricionistas han expresado su temor de que muchos de los productos químicos que se agregan hoy a los alimentos no hayan sido probados lo suficiente como para determinar que no son tóxicos y sí aptos para el uso alimentario.[6]

Esto se podría haber escrito ayer. A los científicos de los años cincuenta no les inquietaban tanto las cosas que son inmediatamente tóxicas, ya que esas son relativamente fáciles de probar. Les preocupaban aquellas «sustancias que pueden producir efectos nocivos solo después de meses o años de consumo».

Tenemos pruebas bastante buenas para descubrir si las moléculas producen cáncer, defectos congénitos y toxicidad inmediata, pero las consecuencias más sutiles y a largo plazo eran, y aún son, mucho más difíciles de evaluar. No es fácil discernir si un nuevo aditivo causará problemas que solo serán detectables años después de su consumo: depresión, aumento de las tendencias suicidas en adolescentes, incremento de peso en adultos jóvenes, disminución de la fertilidad, enfermedad inflamatoria intestinal o trastornos metabólicos, como la diabetes tipo 2.

En la década de 1950, el Congreso reconoció las posibles conexiones entre esas enfermedades y los aditivos alimentarios, y la dificultad de comprobarlas. En particular, ordenaron a la FDA tomar en cuenta «el efecto acumulativo» de esos productos químicos. Aquí la palabra importante es *acumulativo*.

Veamos, por ejemplo, la función tiroidea. Sabemos que el consumo en dosis bajas de muchos productos químicos que se agregan a los alimentos, o van a parar a ellos por medio de los plaguicidas o los envases, puede dañar la tiroides. Éteres difenílicos polibromados, perclorato, plaguicidas organofosforados, sustancias perfluoroalquiladas y polifluoroalquiladas (PFAS), bisfenol A, nitratos y ortoftalatos: todos pueden alterar diversos aspectos del sistema de las hormonas tiroideas. Una dosis baja de cualquiera de ellos tal vez resultaría inocua, pero ¿qué ocurre cuando todos están presentes en pequeñas dosis en alimentos que se consumen durante un tiempo prolongado?

Estas inquietudes culminaron en la Enmienda sobre Aditivos Alimentarios de 1958, que, en apariencia, facultaba a la FDA para regular estrictamente estas sustancias añadidas y exigir pruebas extensas para asegurar su inocuidad. El objetivo de la enmienda era proteger a todos aquellos que pudieran ser vulnerables, es decir, a todos los que comemos o hemos comido alguna vez en Estados Unidos, pero, en especial, a los niños, que son particularmente susceptibles a las sustancias tóxicas en su alimentación. Eso se debe, en parte, a que aún están desarrollándose; en parte, a que es probable que su contacto con dichas sustancias sea más prolongado que el de los adultos, que ya estaban en la mitad de su vida cuando se expusieron a ellas por primera vez, y también porque comen y beben más en proporción a su tamaño en comparación con los mayores.

Pero —y este «pero» es importante— la enmienda permitía una excepción al término «aditivo alimentario». Algunas sustancias debían considerarse «generalmente reconocidas como seguras» o GRAS, una designación destinada a permitir que los fabricantes de ingredientes comunes, como el vinagre y la sal de mesa, se ahorraran el largo proceso de revisión de inocuidad cuando se añadían sus productos a los alimentos.

Casi de inmediato, sin embargo, ese tecnicismo pasó a ser la manera en que las empresas lograban omitir directamente el paso por la FDA. Cientos de productos químicos se agregaron enseguida a la lista de los

GRAS. No queda claro cómo algunos llegaron a figurar en esta relación, ya que muchos de los documentos disponibles son de las empresas que presentaron originalmente la solicitud, mientras que no se ha publicado la documentación ni los datos presentados al organismo regulador.

La segunda opción que ofrecía la FDA consistía en registrar un nuevo aditivo como GRAS, y esa fue la ruta que eligió Corn Oil ONE. Si no quieres ahogarte en trámites que exigen la presentación de montones de datos, puedes solicitar voluntariamente una notificación de GRAS, enviar algunos datos a la FDA y —con suerte— te enviarán una carta que diga que no tienen preguntas. ¡Uf, qué alivio!

Neltner me envió la presentación de ochenta páginas de Corn Oil ONE a la FDA,[7] que afirmaba que el aceite de maíz era inocuo sobre la base de dos estudios no publicados y la opinión de cuatro expertos convocados por la empresa. Al examinarlo, me llamó la atención un diagrama de la estructura molecular del aceite de maíz. Me pareció curioso que lo hubiesen incluido por varias razones, pero principalmente porque el aceite de maíz no tiene estructura molecular: se compone de muchas moléculas diferentes. Además, el diagrama me resultaba extrañamente conocido. Busqué un libro de farmacología. En lugar de la estructura de un aceite, la empresa había colocado la fórmula molecular de un fármaco para el VIH llamado Lopinavir. Presumiblemente, por error. Pero el hecho de que hayan incluido una estructura molecular incorrecta es una señal de que la compañía quizá no tenga el enfoque meticuloso y detallado que se esperaría cuando se intenta establecer la inocuidad de los aditivos que irán a nuestra comida. La FDA también se preocupó e identificó otras carencias importantes en esa determinación de GRAS. Por ejemplo, la empresa usaba un aditivo de procesamiento fabricado por DuPont que se llamaba FermaSure XL (dióxido de cloro), que, según un blog de Tom Neltner y una presentación *online* de DuPont, comercializa como GRAS a pesar de que la FDA le denegó la solicitud en 2011.[8 y 9]*

* La empresa envió tres determinaciones de GRAS. Esta cuestión se refiere a la segunda, que generó más preguntas de la FDA y entonces la empresa les pidió que dejaran de evaluar el aceite.

Uno pensaría que, a estas alturas, la Administración de Alimentos y Medicamentos querría inspeccionar las instalaciones, como hacen con las farmacéuticas, pero en la práctica, no pueden hacerlo si la empresa elige la tercera opción, que es solicitarle que deje de evaluar el aditivo. Eso fue lo que hizo Corn Oil ONE cuando la FDA cuestionó las pruebas presentadas. Sin embargo, aunque la empresa le pidió que dejara de examinar el aceite, eso no significaba que tuvieran que abandonar la idea de incluirlo en la comida, gracias a una nueva interpretación que hicieron varias compañías de la ley original de los GRAS.

En las décadas de 1960, 1970 y 1980, se acumularon las solicitudes de GRAS que esperaban una definición, por lo que las empresas optaron por decidir ellas mismas sobre la inocuidad, en secreto, sin comunicárselo a la Administración de Alimentos y Medicamentos. En 1997, la FDA propuso que esa interpretación de la enmienda estaba muy bien, y en 2016 acabaron de darle el visto bueno, con lo cual quedó legalmente aprobada.[10, 11 y 12] Esto se conoce como autodeterminación. Parece una palabra muy firme y positiva, ¿verdad? Puedes decidir tú mismo si tu producto te parece inocuo y ponerlo en la comida.

Como este proceso es tan diferente del modo en que se regulan los medicamentos, tuve que pedir a Maffini y Neltner que me lo explicaran varias veces. Si la empresa que va a lucrarse con un ingrediente no está de acuerdo con las inquietudes de la FDA y cree que su producto es GRAS, puede retirar su solicitud e incorporar la molécula a los alimentos sin ningún problema.

No se sabe si el aceite de maíz COZ finalmente llegó a la comida, pero nada impide que Corn Oil ONE lo comercialice como inocuo, siempre que sus científicos —los mismos que confundieron un fármaco para el VIH con la estructura molecular del aceite de maíz— así lo crean. Según Neltner, la FDA podría ir a investigar a la planta o la sede de la empresa, pero nada demuestra que lo haya hecho. Es muy posible que el aceite de maíz que tienes en tu cocina, o que figura como ingrediente de tu almuerzo, haya sido elaborado con una tecnología que lo deja lleno de antibióticos y aditivos no autorizados. Pero lo único que vas a leer en la etiqueta es «aceite de maíz».

Quizá estés preguntándote si este no será solo un ejemplo muy extremo. Yo pensaba lo mismo, y pregunté a Neltner con qué frecuencia las empresas aprovechan este vacío legal. No se sabe cuántas moléculas se han definido así como GRAS, porque las empresas que lo hacen no lo informan a la Administración de Alimentos y Medicamentos. Desde el año 2000, hubo apenas diez solicitudes a este organismo para la aprobación plena de una nueva sustancia. Desde entonces, se han sumado 766 nuevos aditivos químicos a los productos alimentarios, es decir que los restantes 756 (o el 98,7%) fueron autodefinidos por las empresas que los producen.[13]

Maffini y Neltner revisaron esas solicitudes, y encontraron una sola que tomaba en cuenta realmente el efecto acumulativo de los aditivos. En menos de la cuarta parte llevó a cabo el estudio de un mes en animales, y menos del 7% hizo pruebas para comprobar sus consecuencias en el desarrollo o la reproducción.[14] En un momento en que la fertilidad está disminuyendo en los países más desarrollados, donde el consumo de aditivos es mayor, semejante falta de información resulta pasmosa.*

Neltner calcula que en Estados Unidos hay un universo de unas diez mil sustancias que se añaden a los alimentos. Pero, como a las empresas se les permite tener autodeterminación, ni siquiera la FDA cuenta con la lista completa, y se estima que alrededor de mil de esos aditivos fueron autodeterminados en secreto.

Lo que me dijeron Maffini y Neltner —que en Estados Unidos no hay regulación funcional de los aditivos alimentarios que garantice que los alimentos son inocuos— me resultaba tan increíble que pensé que exageraban. Para cerciorarme, llamé a Emily Broad Leib, profesora en Harvard y directora fundadora de la Clínica sobre Derecho y Políticas

* A estas alturas, seguramente tendrás muchas preguntas razonables, del tipo: «Pero seguramente, aunque las empresas tengan autodeterminación, tendrán la obligación de realizar pruebas específicas, ¿no?». Consulté a Netner sobre eso: «No hay ningún requisito de que hagan ninguna prueba en particular», me dijo, y después lo denominó «toxicología basada en supuestos». La empresa puede hacer que sus propios científicos examinen los datos y decidan que el producto es GRAS. «Si más tarde hay problemas —prosiguió Neltner—, es posible que nunca sepas que se debieron a ese aditivo en particular porque no todos figuran en las etiquetas. Fíjate en el aceite de maíz: ¿Cómo podrías saber de qué manera se lo elaboró?».

Alimentarias de la Facultad de Derecho de esa universidad. Ella me dijo exactamente lo mismo: que ahora todo el proceso es, en esencia, voluntario.

Como profesora de Derecho, considera que el vacío legal «frustra la voluntad del Congreso», que, por supuesto, había exigido que la FDA regulara los productos. Broad Leib toma como ejemplo las grasas trans para ilustrar por qué la autodeterminación es un problema. Las grasas trans se hacen cuando se recurre a la hidrogenación para transformar los aceites vegetales líquidos en grasas sólidas más útiles. La FDA reconoció que, cada año, esas grasas estaban provocando cientos de miles de ataques cardíacos y decenas de miles de muertes. Aun así, pasaron décadas hasta que se logró retirarlas de la provisión de alimentos en Estados Unidos —¡a pesar de que las primeras inquietudes se publicaron en la década de 1950!—, pero, en ese caso, al menos sabíamos lo que eran. Como señaló Broad Leib, «si las grasas trans hubiesen sido aprobadas por las mismas empresas,* jamás se las habría tomado en cuenta. Nadie habría podido relacionarlas con la mayor cantidad de ataques cardíacos y muertes».**

* La FDA aprobó dos tipos de grasas trans, pero otros usos y variantes fueron declarados como GRAS sin revisión alguna. Por eso el organismo primero tuvo que anularlos —porque calculaban que miles de personas morían cada año— para poder obligar a la industria a presentar una solicitud de aprobación como aditivo, que después la FDA denegó.

** Vale la pena pensar en todo esto desde el punto de vista de la Oficina de Inocuidad de los Aditivos Alimentarios de la FDA, que es la responsable de regular más de diez mil productos químicos y una industria multimillonaria en dólares... al menos en teoría. La oficina cuenta con apenas cien empleados técnicos a tiempo completo y un presupuesto anual de aproximadamente 925 millones de euros, que no son casi nada en comparación con lo que necesita. Están inundados de consultas de GRAS. El resultado es que, desde dentro de la FDA, parecería un sistema regulatorio: analizan datos e indicios y trabajan mucho. Sin embargo, todo eso significa muy poco o quizá nada, porque no existe una regulación independiente seria. Cuando se trata de productos químicos alimentarios, casi daría lo mismo si la FDA los enviara a todos a casa y cerrara el departamento. Tal vez sería más honesto que hiciera exactamente eso y dijera, simplemente, que la industria se va a ocupar y que todos podemos arriesgarnos a consumir lo que ella decida aprobar. Ese fue, en cierta medida, el abordaje del gobierno de Donald Trump.

* * *

Los saborizantes son un problema aparte. La Flavor and Extract Manufacturers Association (FEMA, Asociación de Fabricantes de Saborizantes y Extractos) es una organización comercial que concentra a unas 120 empresas. Tiene su propio proceso de determinación de GRAS, independiente de la FDA. Las empresas presentan solicitudes de aprobación al grupo de expertos de la organización, y FEMA ha determinado que más de 2.600 sustancias saborizantes son GRAS. Literalmente, la industria de los saborizantes se regula a sí misma. Esto es un problema.

Veamos el caso del isoeugenol, un producto químico que se puede extraer del clavo de olor, la albahaca y las gardenias. Se agrega comúnmente a las bebidas y a la goma de mascar, y se usa como saborizante en panadería y pastelería. FEMA lo certificó como GRAS. El Programa Nacional de Toxicología de Estados Unidos llevó a cabo un estudio sobre él porque tiene una estructura similar a otras moléculas que son cancerígenas.[15] Ese análisis encontró indicios «claros» de que el isoeugenol causaba cáncer de hígado en roedores: el 80% de los ratones machos tratados tuvieron tumores hepáticos.

No obstante, FEMA declaró que el isoeugenol era GRAS porque se trataba de un «fenómeno que se da con dosis altas y no tiene relevancia para evaluar el posible riesgo de cáncer por el uso de isoeugenol como saborizante en alimentos». FEMA estimó que la ingesta diaria per cápita de saborizantes a base de isoeugenol en Estados Unidos era dos mil veces más baja que lo que había calculado la Organización Mundial de la Salud —que era aún más baja que la estudiada en ratones, pero los experimentos con estos animales constataron un efecto que dependía de la dosis—.[16]

Si esto te preocupa como consumidor o ciudadano, tus opciones son limitadas. Podrías demandar a una empresa productora de ingredientes, pero sería muy difícil probar la relación aun cuando supieras que cierto ingrediente está presente, y podrías no saberlo. Neltner no se mostró optimista: «Es casi imposible imaginar una situación en la cual un consumidor lograra hacer responsable a alguien sin un perjuicio inmediato y demostrable. Y lo digo como abogado».

En respuesta a uno de los estudios de Maffini y Neltner que revelaban que a la mayoría de los aditivos les faltan datos sobre ingesta máxima tolerable y toxicidad reproductiva, John Endres, director científico de AIBMR Life Sciences, una consultoría que ayuda a las empresas a interactuar con la FDA, arguyó que no podían aportar ninguna prueba del perjuicio. «¿Dónde están los cadáveres?», preguntó.[17]

Los cadáveres, desde luego, pueden estar a nuestro alrededor. Imagina que el cóctel de diez mil productos químicos que intervienen en la comida en Estados Unidos tiene efectos adversos, pero que estos se manifiestan indirectamente al cabo de muchos años; por ejemplo, reduciendo la fertilidad, provocando aumento de peso, ansiedad, depresión o enfermedades metabólicas. Todos estos males han aumentado con la ingesta de esos compuestos químicos, pero es casi imposible corroborar o refutar la relación de causa y efecto cuando los datos son tan limitados y la exposición a los productos es tan universal.

Aunque, según señaló Broad Leib, no todos estamos expuestos en la misma medida. Los aditivos exacerban las desigualdades. Al fin y al cabo, la gente que no tiene mucho dinero suele llevar a su mesa las marcas más baratas, que tienden a ser productos de empresas de menor envergadura, que es más probable que usen aditivos aprobados solo por ellas mismas. Para muchas comunidades que conocen el problema y desean alimentarse mejor, pero no les sobra el dinero, la única comida accesible es cualquier ultraprocesado cargado de aditivos.

«Es un ejemplo inmenso de injusticia —aseguró Broad Leib—, sobre todo si pensamos en quiénes se están beneficiando con este sistema alimentario: una cantidad reducida de individuos muy ricos que se lucran a expensas de una gran cantidad de individuos marginalizados, poblaciones de menores ingresos, comunidades originarias, personas de color».

En Europa, la situación es un poco mejor. La Unión Europea

aplica un enfoque preventivo, mantiene una base de datos y lo publica todo. De manera periódica y proactiva, hace una revisión de los aditivos, pero aún le falta mucho en lo relativo a las pruebas. Es muy difícil hacer análisis en busca de efectos crónicos a través del microbioma, por lo que no se realizan. Las palabras «obesidad», «disbiosis» y «microbioma» están casi ausentes en los informes de la Autoridad Europea de Seguridad Alimentaria (EFSA).

Aquí también hay una cuestión ética. Cada año, gastamos globalmente unos 1.850 millones de euros en estudios de toxicología y matamos alrededor de cien millones de animales experimentales.[18]

Una sola prueba de seguridad reproductiva en dos generaciones requeriría más de mil animales. No creo que muchos pensemos que el color de un alimento sea un buen motivo para quitarle la vida a tantos seres, pero en los envases no figura la cantidad de animales que se mataron para determinar la posible inocuidad de los aditivos. Además, no somos ratas de setenta kilos: absorbemos y metabolizamos las sustancias de manera muy diferente. Hay una cantidad de estudios que demuestran que las pruebas no dan los mismos resultados en humanos que en animales.

Reconozco que no me molesta recurrir a datos sobre ratones y ratas para apoyar lo que intento decir, pero hay una diferencia: yo quiero reducir el riesgo para la vida, mientras que los fabricantes de colorantes para alimentos quieren vender colorantes para alimentos. Es cierto que, si un problema se da en roedores, es posible que también se dé en humanos. Sin embargo, el hecho de que no se observen daños en ratones no significa que un aditivo sea inocuo.

Es extrañamente ilógico que no hagamos más pruebas en humanos para los aditivos que, según nos aseguran, son inocuos para nosotros. O los comités de ética están rechazando esas propuestas, o no se las está financiando. Tal vez no abunden los voluntarios que acepten beber una solución de polisorbato al 1% durante un año. O quizá el problema más importante sería encontrar personas que no estén ya haciendo eso como parte de su alimentación habitual.

Lo cierto es que existe una cantidad muy reducida de académicos y activistas realizando el trabajo que deberían hacer los gobiernos e intentando proteger a los más vulnerables. Una abogada como Emily Broad Leib estaría ganando mucho más si trabajara para la industria alimentaria, por lo que le pregunté si alguna vez había pensado en pasarse al otro lado: «No me imagino en un empleo donde solo ganara dinero y empeorara las cosas... —Hizo una pausa y frunció el rostro, como si nunca se le hubiese ocurrido esa idea—. Me cuesta imaginarme haciendo eso. ¿Qué mejor manera de darle uso a mi título de abogada que buscar estas injusticias e intentar corregirlas?».

Le planteé la misma pregunta a Neltner, quien respondió que no piensa mucho en cuánto dinero habría podido ganar en todo este tiempo: «Estamos comprometidos con esta cuestión. Maricel y yo trabajamos en equipo desde hace doce años... no vamos a parar. Somos como un bulldog. ¡No! Más bien, como una tortuga mordedora. ¡Esas no te sueltan nunca!».

Me parece evidente que, tanto en Europa como en Estados Unidos, deberíamos tener un enfoque mucho más preventivo de las moléculas que incluimos en nuestra comida. Son las empresas que producen y utilizan aditivos quienes deberían demostrar su inocuidad a largo plazo. Además, necesitamos muchas más investigaciones independientes de los efectos sutiles que esas moléculas producirían en nuestra salud con el paso de los años.

¿Por qué recae en las agrupaciones sociales, en los activistas y en los académicos la carga de demostrar que podría ser perjudicial añadir miles de moléculas nuevas completamente sintéticas a nuestra alimentación? Sin duda, no debería ser así. El hecho de que los activistas tengan que invertir tiempo y dinero en intentar resolver esto es solo una de las maneras en que pagamos muchas veces por los ultraprocesados... como descubriría después, en un viaje a Brasil.

16

Los ultraprocesados destruyen las dietas tradicionales

A comienzos de 2020, viajé a Brasil. Estaba trabajando en una investigación —que aún continúa— de la industria de la leche de fórmula para bebés para el *The British Medical Journal* y la BBC. Una parte del proyecto consistía en estudiar los efectos de la estrategia de *marketing* de alimentos industriales más ambiciosa de la historia, desarrollada por Nestlé.

Nestlé es una multinacional suiza y la mayor empresa procesadora de alimentos del mundo. En 2021, tuvo un volumen de ventas de poco más de 88.000 millones de dólares, más que el PIB de la mayoría de los países. Su grupo controla más de dos mil marcas, desde íconos globales hasta líderes locales, y sus productos se venden en 186 países. En 2016, más del 40 % de sus ventas se registraron en mercados emergentes como Brasil. Como dijo ese año a los inversores Mark Schneider, director ejecutivo de Nestlé, «en un momento en que… el crecimiento es más moderado en las economías establecidas, pienso que lo mejor es tener una fuerte presencia en mercados emergentes».[1] La mayoría de los productos de Nestlé son ultraprocesados. Pero la compañía también produce comida para mascotas (una forma de UPF), algunos alimentos médicos (también UPF) y agua mineral, que, según insiste mi esposa, Dinah, es el máximo ultraprocesado: podrá no tener aditivos extraños, pero toma el ingrediente más barato del mundo y lo comercializa con *marketing* contundente sin más motivo que el afán de lucro.

Una cultura alimentaria tradicional fuerte es un desafío que las empresas modernas productoras de alimentos necesitan superar.

En la década pasada, Nestlé se concentró en Brasil, debido a la saturación de los mercados de Europa y Norteamérica y a una creciente oposición relacionada con la salud pública. Para acceder a la gente más vulnerable de Brasil, Nestlé fue precursora en el uso de técnicas de *marketing* novedosas, en especial la «venta directa». Esta consistía en equipos de comerciales, vestidos con uniforme de la empresa, que recorrían los barrios pobres que carecen de la infraestructura normal de distribución, con unos carritos cargados de postres, galletas dulces y comida envasada.

Tras un informe publicado en 2017 en *The New York Times* sobre esta práctica,[2] se retiró el portal web relativo a ella. Pero las páginas archivadas* revelan que Nestlé describía lo que hacía como «aportar valor a la sociedad»,[3] con una red de doscientos microdistribuidores y siete mil vendedoras que llevaban, todos los meses, comida de la marca a unos setecientos mil consumidores de escasos recursos. Según Nestlé, eso significaba que «esas zonas no solo se benefician con nuevos ingresos, sino también con productos enriquecidos con vitamina A, hierro y zinc, las tres principales carencias nutricionales en Brasil».

El grupo de alimentación tenía, además, planes de expandirse aún más. De acuerdo con Felipe Barbosa, uno de los supervisores, «la esencia de nuestro programa es llegar a los pobres. Lo que lo lleva adelante es la conexión personal entre el vendedor y el cliente».

Es la etapa final de un sistema que afecta a todo Brasil. A los agricultores se los insta a abandonar los cultivos de subsistencia y cultivar las materias primas que se necesitan para los ultraprocesados,

---

* Wayback Machine es un recurso increíble; yo les hago una donación todos los meses. Recorre periódicamente internet y guarda las páginas web, de manera que, aunque las empresas borren cosas, siempre quedan registros.

como el maíz, la soja y el azúcar, y luego, se hace presión para lograr políticas que favorezcan a las empresas de UPF.

Nestlé sostiene que algunos de los productos que se venden puerta a puerta son saludables. No obstante, aun cuando aceptemos sin cuestionamientos la definición de comida sana de la propia empresa, los vendedores revelan que a los clientes solo les interesaban los dulces: los KitKat o yogures que contenían casi la dosis diaria máxima recomendada de azúcar en una sola ración.

Mientras estaba en Brasil, me despertó la curiosidad un rumor que había oído. Tenía que ver con una campaña de *marketing* espectacular que, según decían, había anunciado Nestlé en 2010. Logré encontrar un viejo comunicado de prensa que describía esa iniciativa.[4]

Nestlé Até Você a Bordo (Nestlé a bordo) era un enorme supermercado flotante tripulado por once personas, que salía de Belén, la ciudad donde yo estaba trabajando, y recorría cientos de kilómetros río arriba, llevando productos a ochocientas mil personas de las lejanas poblaciones amazónicas. Según el comunicado de prensa, «Nestlé apunta a desarrollar otro canal comercial que ofrezca acceso a la nutrición, la salud y el bienestar a las comunidades remotas del norte».

El día que se lanzó el comunicado de prensa, el sitio web de Nestlé afirmaba:

> Nuestro objetivo central es mejorar la calidad de vida de los consumidores todos los días, en todas partes, ofreciéndoles opciones de alimentos y bebidas más sabrosos y sanos y fomentando un estilo de vida saludable.

* * *

Belén, fundada en 1616, es la segunda ciudad del norte de Brasil y la última región conquistada por Portugal a los franceses. Se encuentra en una bahía muy cercana al vasto delta del Amazonas... por error. La intención era fundarla en el canal principal de este gran río para controlar los embarques comerciales. Pero, según la leyenda local, es tal la inmensidad del Amazonas a esa altura que la construyeron en el sitio equivocado. Así, está ubicada sobre un río menor, el Pará, aunque, en este contexto, «menor» es un término relativo: visto desde cualquiera de sus dos orillas, sus aguas parecen pertenecer a un enorme océano marrón. En Belén está el Ver-o-Peso, uno de los mercados al aire libre más grandes del mundo.* Carlos Monteiro me había recomendado visitar ese último bastión de la dieta tradicional brasileña. Localizado en la orilla misma, comprende un kilómetro cuadrado de puestos cubiertos por una multitud de toldos de lona raída. Hay bayas de asaí, grasosas y de color púrpura; copoazú, pupuña, camarones secos, pescados salados, raíces de mandioca, frutos secos aún con sus cáscaras: todos productos del Amazonas.

Al otro lado del río hay una línea verde que parece ser vegetación silvestre.

En uno de mis días libres, fui a buscar el supermercado flotante de Nestlé en los varaderos ubicados en la costa sur de la ciudad, acompañado por un intérprete local. Tomamos un sendero de tierra entre dos grandes almacenes hasta llegar a un muelle desvencijado sostenido por pilotes, y allí estaba: el Terra Grande. Era más una barcaza que un barco: dos pisos en la popa, con el puente que daba al «supermercado», una construcción blanca con techo corrugado. Alrededor de todo ello, se extendía la cubierta, recientemente pintada.

Parecía invitarnos a subir. ¿Y por qué no? Trepamos y vadeamos sobre troncos, muelles rotos y barcos semihundidos, y empujamos una pequeña canoa abandonada hacia el Terra Grande. Casi de inmediato, se empezaron a oír sirenas y perros que ladraban furiosamente. Riendo aterrados, volvimos a subir a la canoa y regresamos al muelle a toda prisa. Fue una aventura pequeña, pero inquietante. ¿Quién custodiaba el barco? ¿Por qué tenía alarma y estaba rodeado de perros? Aún no tengo respuestas para esas preguntas.

Al día siguiente, tomé un barco que se dirigía río arriba, hacia algunos de los primeros lugares donde el supermercado flotante había

* En el siglo XVII, durante la era colonial, allí se recaudaban impuestos para la corona portuguesa sobre todo lo que se extraía de la selva. Esto ocurría en la Casa do Haver-o-Peso, la «casa de pesaje». En el transcurso de tres siglos, ese nombre se abrevió a Ver-o-Peso.

llevado sus productos más de una década atrás. Salimos de Belén a media mañana bajo un sol ardiente; el río se veía ocre y los árboles de la orilla tenían un verde luminoso. Al cabo de un par de horas, cruzamos la bahía y navegamos entre islas arboladas hasta ingresar al canal principal del Pará.

De inmediato, nos vimos rodeados por barcos de carga y buques tanque que iban rumbo al océano. Son de los navíos más grandes de su clase en el mundo, tanto que cuesta describirlos en términos relativos sin tomarlos por partes. Los puentes en la popa son del tamaño de catedrales, ocho pisos con torretas y campanarios cubiertos de antenas y mástiles. Los cascos parecían rascacielos oxidados y sin ventanas, caídos de costado. Había veinte o más de esos buques cargándose mediante enormes brazos mecánicos que salían de la terminal de granos de Ponta da Montanha, uno de los principales puertos desde donde se exporta la soja amazónica.

Ese es un lugar importante para los ultraprocesados del mundo. En febrero de 2022, Archer Daniels Midland, una multinacional estadounidense de procesamiento de alimentos y comercio de productos básicos, estableció en el municipio brasileño de Barcarena un récord con el mayor embarque de soja de la historia: 84.802 toneladas en un solo buque.[5] Equivaldría a cincuenta piscinas olímpicas llenas de habas de soja,[6] que se cargaron en el MV Harvest Frost, que mide 237 metros de eslora y cuarenta de manga, con destino a Róterdam, en los Países Bajos.

Brasil es el máximo exportador mundial de soja; la mayor parte de su producción se usa para alimentar animales de cría en China, Europa y Estados Unidos. En el Reino Unido, muchos de los pollos se alimentan de soja brasileña. La inmensa escala del cultivo de esta leguminosa significa que es barata. Por lo tanto, es una base fantástica para elaborar UPF. Se estima que más del 60 % de toda la comida procesada del Reino Unido contiene soja,[7] desde cereales para desayuno y barritas de cereales hasta bizcochos, quesos untables, productos de confitería, tartas, postres, salsas, fideos, pasteles, sopas, condimentos y mucho más. La única vez que verás una haba de soja entera es en forma de edamame —vainas de soja cosechadas antes de que lleguen a madurar y hervidas enteras—, que tienen un contenido relativamente alto de azúcar y aminoácidos libres, lo que les da un dulce sabor umami.

A menos que estés comiendo edamames o tofu, toda la soja que consumes es ultraprocesada en múltiples etapas físicas y químicas: aplastada, separada y refinada en sus distintas partes, puede figurar en las etiquetas como harina de soja, proteína vegetal hidrolizada, extractos purificados de proteína de soja, concentrado de proteínas, proteína vegetal texturizada, aceite vegetal (simple, total o parcialmente hidrogenado), esteroles vegetales o lecitina emulsionante. Las múltiples formas en las que puede figurar sugieren el valor que tiene para los fabricantes.

Gran parte de la soja que sale de Barcarena proviene de establecimientos agrícolas ubicados a miles de kilómetros al sur, en el estado de Mato Grosso.[8] Seguramente habrás visto imágenes de la deforestación en esa región, aunque no reconozcas el nombre: en un lado de la imagen, selva virgen, y al otro, una línea muy recta donde comienzan los campos de soja. En una declaración sobre el embarque récord de Archer Daniels Midland, el director de logística de la empresa para Sudamérica, Vitor Vinuesa, dijo con entusiasmo: «Esto es algo que, sin duda, volveremos a hacer más a menudo».

Mientras cruzábamos el Pará, el sol empezó a cubrirse de nubes de tormenta que fueron cerrándose hasta que río y cielo parecían uno solo. La oscuridad se condensó sobre la orilla opuesta, y cuando llegamos a Muaná, llovía tanto que el aire era más líquido que gaseoso. Caían cortinas de agua que lo empapaban todo. Habíamos tardado cinco horas en llegar a la ciudad que era la sexta parada en la ruta de tres semanas del barco-supermercado de Nestlé.

Cuando desembarcamos, fue difícil no pensar en el desarrollo y la explotación que el río había traído a las comunidades que viven en sus orillas. Muaná es un bonito caos de chozas, palmeras, antenas de radio y construcciones de ladrillos. Tiene algunos miles de habitantes, y por allí circulan unas cuarenta mil personas que viven en todo este municipio brasileño. Entrevisté a niños y funcionarios locales, dos de los cuales me llamaron la atención al describirme los problemas que habían empezado con Nestlé.

Paula Costa Ferreira es la directora de la escuela local, y tiene ese aire de ajetreo y autoridad que comparten todos los grandes maestros. Ella recordaba muy bien el barco de Nestlé: «Venía todas las semanas; era como un centro comercial en la ciudad. Era nuevo y estaba abierto hasta tarde. Los jóvenes lo usaban como lugar de reunión. Lo primero que ocurrió fue que hizo bajar los precios por debajo del valor del mercado local».

Entre la compleja maraña de afirmaciones sobre los beneficios económicos que proponía Nestlé, ese era un efecto del que no se hablaba en los comunicados de prensa ni en los comentarios a los medios. Es cierto que la empresa dio trabajo a algunas personas, pero no a nadie de Muaná. Mientras tanto, con la caída de los precios, la vida era más difícil para los comerciantes locales de alimentos naturales. De ser un lujo, el supermercado del barco pasó a ser un servicio esencial.

Costa Ferreira me habló además de varios niños locales que tenían diabetes tipo 2 (relacionada con la alimentación). Pensé que el intérprete se había equivocado, porque me parecía increíble que hubiese menores con ese tipo de enfermedad en una comunidad tan pequeña. Los casos deberían haber sido cero. Y, hasta hace poco, sí había cero casos. Eso es algo que las estadísticas sobre obesidad infantil esconden. En muchos lugares, la proporción de niños que encajan en la definición de obesidad ha aumentado en cientos de casos, pero el índice de incremento en las zonas más afectadas es, esencialmente, infinito. Yo no había encontrado datos de menores que tuvieran diabetes relacionada con la alimentación en aquella región de Brasil hasta que aparecieron emprendimientos como el barco de Nestlé.

Fui a un supermercado pequeño en la ciudad, Fruteira Pomar, que vendía enormes cantidades de alimentos tradicionales (arroz, frijoles, ñames, papayas, tomates, cebollas), pero también una variedad de ultraprocesados. El dueño del comercio me dijo que no conocía los productos de Nestlé hasta que llegó el barco. Pero se sentía obligado a tenerlos porque los clientes empezaban a pedirlos. Haya sido o no la intención, las cosas le salieron bien a Nestlé: ahora hasta los comercios más pequeños de la ciudad tienen un *stock* de sus productos desde el suelo hasta el techo, además de otros ultraprocesados de otros fabricantes.

Las ONG religiosas han empezado a intentar paliar la crisis de salud pública. Lizete Novaes, de la católica Pastoral da Criança, me llevó a un pueblo ubicado en las afueras de Muaná, que constaba de una larga hilera de casitas de madera sobre pilotes en una selva pantanosa. Desde una perspectiva sanitaria, era un desastre. Los senderos eran tablones de un par de metros sobre el fango, en el cual se vaciaban directamente las letrinas de las casas. Había poca agua corriente. La gente que vivía allí trabajaba principalmente para una empresa de palmitos, me dijo Novaes con aire enigmático: «Viven aquí porque no tienen adónde ir».

Me llevó a ver a un niño llamado Leo, que vivía con su madre una casucha dividida en tres habitaciones diminutas. Tenía doce años y serias dificultades de aprendizaje. Su IMC era de aproximadamente 45, lo cual lo ubicaría en el 1% de mayor peso entre los niños de su edad en el Reino Unido.

Caminamos haciendo equilibrio sobre los tablones hasta una tienda local, acompañados por Leo, que iba alegre y sonriente. Tardamos más o menos dos minutos en llegar. Por el calor que hacía, era fácil comprender en qué beneficiaba al comercio la venta de ultraprocesados: no necesitan refrigeración. Muchos de los productos que vendía eran de Nestlé. La madre de Leo aseguraba que le resultaba imposible impedir que fuera a la tienda: «A veces le digo que no coma, pero él me engaña y viene de todos modos a comprar. Come verduras, pero no le gustan. No sé por qué, solo le gusta la comida basura». Leo hurgó en la tienda y puso un montón de cosas sobre el mostrador: bizcochos de chocolate, galletas de fresa, leche en polvo y patatas fritas. Yo lo pagué todo.

Colonos, misioneros, ejércitos: todos han usado el desarrollo para justificar la violencia en esta parte del planeta. Igual que en todo el mundo, las grandes empresas de alimentos también ejercen la violencia al venir a un lugar como Muaná, por el daño que causan a las personas y al medioambiente. En Londres, donde vivo, la violencia me parece menos presente, quizá porque ya la hemos normalizado después de tanto tiempo. En Brasil, en cambio, era posible ver los cambios mientras se producían. Era la realidad viva de lo que Monteiro había observado en sus datos: el momento en que había llegado por primera vez el barco de Nestlé. Como dijo Novaes: «Los nuevos productos que venían con el barco estaban deliciosos, y entonces todos empezaron a comer esa clase de cosas». Todos, desde los comerciantes y la madre de Leo hasta los maestros y la gente que trabaja para las ONG, coinciden en algo: todo empezó con el barco. Y casi todas las personas con las que hablamos (Costa Ferreira, Novaes, Leo y su madre) vivían con obesidad.

* * *

Las empresas que producen ultraprocesados desplazan las dietas tradicionales, como lo están haciendo en Brasil, o bien las absorben y las recrean con nuevos ingredientes. Comencé a observar esa tendencia poco tiempo después de empezar mi dieta.

Un día después de que Emily Broad Leib, la profesora de derecho alimentario en Harvard, me hablara de la desigualdad que generan los ultraprocesados, hice el intento de disfrutar de unas alitas picantes de KFC. Era una de las comidas que más había esperado en mi dieta basada en UPF, porque las recordaba como uno de mis platos favoritos cuando era niño. Los miércoles, Xand y yo volvíamos de la escuela en autobús, después de una hora de deporte. Convencíamos a mamá de que los entrenamientos solían prolongarse, así podíamos llegar a casa más tarde sin que nos hicieran preguntas. Y todas las semanas pasábamos por KFC.

Incluso en aquel entonces, sabíamos que esas alitas picantes eran un producto especial. La mezcla con que las rebozaban formaba una corteza seca, casi una coraza. Al romperse, liberaba un estallido de jugos de la carne tierna de pollo que encerraba. Tenían el punto justo de picante que me dejaba sin aliento. Eran tan deseables como cualquier droga, y lo más importante era que las teníamos absolutamente prohibidas. No tengo ni idea de cómo hicimos para que nunca nos descubrieran al volver cubiertos de grasa, sin poder cenar.

Las alitas picantes siguieron siendo una de mis comidas favoritas durante toda mi juventud, pero en algún momento, al acercarme a los cuarenta, la combinación de una esposa y una barriga creciente me hizo reducir su consumo a cero. No lo sentí tanto como una decisión mía sino, más bien, como algo que me imponían los mensajes de salud pública, el hecho de ser médico y presentador en un programa de TV para niños, la preocupación por el medioambiente y el hecho de que mi esposa detestaba que las comiera.

Pero ahora tenía permiso. Debía comer alitas picantes. Era todo en aras de la ciencia. Así que una noche me senté frente a un plato, sabiendo que podía al fin disfrutarlas. Eran exactamente como las recordaba, quizá incluso mejor: más especiadas, con rebozado más crujiente y carne incluso más jugosa y tierna. Sin embargo, mi interpretación de esa información sensorial fue completamente diferente. Al igual que tantos otros productos, las alitas picantes se habían vuelto muy desagradables.

En internet no están los ingredientes de las alitas picantes que se sirven el Reino Unido, pero pude encontrar los de Canadá. Llevaban glutamato monosódico, almidón de maíz modificado, aceite de soja parcialmente hidrogenado y algo denominado dimetilpolisiloxano.

El dimetilpolisiloxano, o aditivo alimentario E900, fue evaluado por primera vez por la Food Standards Agency en 1969. Se emplea como antiespumante en aceites para freír, con el objetivo de proteger a los trabajadores.[9] Además, se usa como tratamiento antipulgas, acondicionador para el cabello y lubricante de condones. Numerosos experimentos realizados en ratas revelan que casi no se absorbe al ingerirlo y se expulsa sin cambios con las heces. Puede ser que el dimetilpolisiloxano sea inocuo. Pero también es posible que resulte sutilmente dañino al cabo de un largo período, por algún mecanismo aún no descubierto. Sea como sea, no se da en la naturaleza. No importa lo que haga o no haga al cuerpo: nunca lo habíamos encontrado, y la evolución no ha tenido tiempo para hacerle sitio.

Más inquietante que el dimetilpolisiloxano me resultó la gráfica de la caja, algo en lo que nunca me había fijado siendo adolescente. Estaba comiendo KFC unos meses después del asesinato de George

Floyd por un policía de Mineápolis, Derek Chauvin. En todas partes se hablaba de la historia de esclavitud de Estados Unidos y del Reino Unido, y en la caja de mi pollo había alguien que parecía un coronel confederado.[10, 11 y 12]

Recordé un artículo de *The Guardian* que acababa de poner una vez más en los medios el tema de la discriminación y este tipo de comida en el Reino Unido: «Siempre me encantó el pollo frito. Pero me avergonzaba el racismo que lo rodea».[13] Estaba escrito por Melissa Thompson, chef, periodista e historiadora de la comida. Su último libro, *Motherland* (Madre patria), es un recorrido por la historia de la comida jamaicana.

En aquel artículo de *The Guardian*, Thompson entrelaza sus propias experiencias de racismo con la historia del pollo frito:

> Históricamente, los pollos tuvieron una importancia especial para los afroamericanos esclavizados, ya que eran los únicos animales de cría que se les permitía tener. Los trabajadores domésticos negros preparaban pollo frito, primero para sus amos, y más tarde, para sus empleadores. Tras la emancipación, las mujeres solían llevar bandejas de pollo frito que vendían a los viajeros por las ventanillas abiertas de los trenes que se detenían en las estaciones.
>
> Pero aunque aquellas cocineras y amas de casa negras efectivamente inventaron lo que llegaría a conocerse como comida sureña, su aportación fue borrada. Los blancos asumieron el mérito de su creación, mientras que los negros recibían burlas y se los parodiaba como consumidores glotones. Es uno de los ejemplos más escandalosos de robo cultural.

Me puse en contacto con Thompson y le pregunté por la caja de KFC. Ella hizo hincapié en que la cocina del sur de Estados Unidos —comida sureña, comida *soul*— fue creada por cocineras negras en entornos domésticos: «KFC es una empresa basada en el ingenio de los negros y, sin embargo, no alude a ello ni lo celebra».

En el sitio web de KFC, hay una biografía de «El Coronel». Nacido en 1890, se fue de su casa a los trece años para buscar su fortuna y, en 1930, se hizo cargo de una gasolinera para servir a los viajeros fatigados el mismo pollo frito que comía en su infancia. No dice con claridad quién se lo preparaba cuando era niño; tal vez su madre o una criada. Como fuera, lo más probable es que no haya sido él quien realmente creó la comida que tenía frente a mí: cuesta creer que la receta original llevara aceite vegetal parcialmente hidrogenado, almidón de maíz modificado, extractos de especias o glutamato monosódico.

Thompson me habló, además, de la relación más amplia que existe entre las cadenas de restaurantes de comida rápida que venden ultraprocesados y la comunidad negra del Reino Unido. Miramos juntos algunos anuncios publicitarios. En julio de 2021, McDonald's lanzó un vídeo corto en Twitter que mostraba a seis muchachos negros que estaban en un parque comiendo y pasándoselo bien. Yo no sabía muy bien qué pensar. Parecía inclusivo pero, a la vez, problemático. «En este país, no cabe duda de que la publicidad de comida rápida es inclusiva —me dijo Thompson—, y realmente habría que poder celebrarlo. Pero la razón por la que es inclusiva es precisamente porque intenta vender comida que no es sana a personas que ya están marginadas. En ese sentido, resulta predatoria».

Hay sofisticadas campañas de *marketing* que apuntan a grupos minoritarios para que la identidad racial quede íntimamente ligada a las marcas. Entonces, si se critica a esas marcas, se estará criticando la cultura, la crianza, la aparente posibilidad de elegir. Las multinacionales se han apropiado de la comida que alguna vez fue parte orgullosa de una identidad cultural, y ahora está indisolublemente asociada a la mala salud. Pero el pollo frito casero tradicional interactúa con el apetito humano de un modo muy diferente al del pollo frito ultraprocesado que venden en todas las calles comerciales del Reino Unido.

* * *

Esta tendencia es global. Hay locales de KFC en casi todos los países del mundo, con más de 850 tan solo en el África subsahariana, en

Angola, Tanzania, Nigeria, Uganda, Kenia, Ghana y más allá. Los funcionarios de salud pública sostienen que, con comidas como la de KFC, está aumentando la prevalencia de la obesidad en Ghana, que en 1980 era de menos del 2% y subió a 13,6%.[14] Charles Agyemang, profesor ghanés de la Universidad de Ámsterdam, comentó a *The New York Times* que en algunas partes de Ghana se ve con malos ojos que la gente prefiera la comida local: «La gente ve lo europeo como civilizado».

Ashok Mohinani, cuya empresa es dueña de todas las franquicias de KFC en Ghana, declaró al periódico que «queremos que esto evolucione hasta que la marca llegue a consumirse a diario». Ante la pregunta de si no era malo para la salud que la gente comiera pollo frito con tanta frecuencia, una portavoz de la compañía respondió lo siguiente: «En KFC, estamos orgullosos de nuestro pollo frito mundialmente famoso, recién preparado en el local, y estamos convencidos de que se puede disfrutar de él como parte de una dieta equilibrada y una vida sana». En una entrevista en CNN, Greg Creed, exdirector de YUM! (la sociedad que controla esta marca), llevó esa respuesta un paso más allá y afirmó que «es mucho más seguro comer en un KFC en Ghana de lo que es hacerlo, obviamente, pues… en casi cualquier otra parte».

Ghana no es el único país donde se produjo un aumento muy marcado del peso corporal. En 2017, ya había en el mundo más personas que tenían obesidad que bajo peso. Y, si bien en Estados Unidos, Australia y el Reino Unido las cifras absolutas de ciudadanos que viven con obesidad son escandalosas, el aumento en otros países es mucho mayor. Entre 1980 y 2015, los índices de obesidad en Estados Unidos y el Reino Unido se incrementaron un poco más del doble. En China, los índices subieron un 800%. En Mali, el crecimiento fue del 1.550%.*

---

* Este aumento del peso corporal se refleja en las ventas de ultraprocesados. Los datos recabados por la firma de investigación de mercado Euromonitor revelan que la venta de bebidas gaseosas se duplicó en América Latina desde el año 2000, hasta el punto de que ha superado a Estados Unidos como mercado. A nivel mundial, la venta de comida rápida creció un 30% entre 2011 y 2016. En 2016, la cadena Domino's Pizza abrió 1.281 locales, uno cada siete horas, casi todos fuera de Estados Unidos.[15] Ahora, la India tiene casi 1.500 locales de esta firma.[16]

A partir de lo observado en Brasil y otros países, queda claro que la mayor disponibilidad de comida rápida occidental —que consta de ultraprocesados casi en su totalidad— amplifica el riesgo de diabetes, cardiopatías y muerte.[17] Y en los países de bajos o medianos ingresos, la infraestructura de salud tiene mucha menos capacidad para atender la creciente necesidad de fármacos contra la diabetes o la hipertensión. Esto puede darse especialmente en regiones remotas o rurales como el Amazonas. Sin embargo, esto no parece importar mucho a las empresas que producen este tipo de productos; al fin y al cabo, los países en vías de desarrollo son una fuente importante de ingresos y crecimiento. En todo el mundo, los ultraprocesados están desplazando a las dietas tradicionales en el marco de una transición nutricional global, y la estrategia para hacerlo de la manera más efectiva se ha desarrollado en lugares como Muaná.

* * *

Cuando volvimos a Belén después de visitar Muaná, nuestro guía logró encontrar al gerente del supermercado flotante de Nestlé, un hombre llamado Graciliano Silva Ramo. Caminamos juntos por el muelle junto al Terra Grande, mientras caía mi última noche en la ciudad. Me contó cómo había conseguido el empleo, que había quedado «encantado» la primera vez que había visto la propuesta de Nestlé de tener el único supermercado flotante del mundo.

«Este río fue mi hogar durante siete años —me dijo—. Estaba orgulloso de mi trabajo y de lo que hacía para el proyecto y para la población, una población pobre que necesitaba mucha ayuda en aquel momento, especialmente comida de calidad. Pero —prosiguió—, no toda la que llevábamos a la gente era nutritiva».

El barco ofrecía cientos de productos diferentes pero, según Ramo —y toda la gente de los pueblos—, lo que más se vendía eran los KitKat. Dijo que tenían que llevar una gran cantidad para atender la demanda de los ribereños.

Ramo se molestó mucho cuando Nestlé canceló el servicio del barco. Se había imaginado una vida en la que llevaría una enorme ilusión a las comunidades ribereñas, viendo cosas que ningún brasileño urbano común y corriente vería jamás. Al principio no había sido consciente del daño que producía, del tamaño cada vez mayor de los niños ni de los abscesos dentales que padecían. Pero ahora había cambiado de opinión: «Ese era el gran problema, y sigue siéndolo: la mala alimentación. La gente se alimentaba mal, no tomaba comida saludable, y entonces padecía caries y se enfermaba del estómago».

Cuando terminó su relato, ya había oscurecido. El barco era un caballo de Troya. Su fin no era suministrar alimentos, sino crear un mercado. Una vez que pruebas el helado y los KitKat, no hay vuelta atrás.

17

El verdadero coste de las Pringles

Cuando nos terminamos el tubo de Pringles que estábamos comiendo con Andrea, Xand se acordó de algo: «¿No hubo un juicio donde alguien trató de demostrar que las Pringles contienen tan poca patata que, legalmente, no son patatas fritas? O tal vez es solo un mito urbano».

Resulta que no lo era. Si buscas en los archivos del British and Irish Legal Information Institute —¿y por qué no habrías de hacerlo?—, verás que fue un caso real. Quizá el motivo que le dio ese aire de leyenda radica en este detalle: fueron precisamente los fabricantes de Pringles, Procter & Gamble (P&G), quienes intentaron probar que no contienen suficiente patata para ser denominadas patatas fritas.

En el Reino Unido, casi todas las causas extrañas relacionadas con la comida que salen en las noticias tienen que ver con nuestro sistema impositivo, considerado internacionalmente uno de los más complejos del mundo. Aquí se agrega el IVA a muchos alimentos, pero no a los que se consideran «esenciales».* El derecho tributario británico dice que los

* Una de las críticas que se hacen al IVA es que a los pobres les supone gastar una proporción de sus ingresos mucho mayor que a los ricos. Para contrarrestar eso, ciertos productos esenciales se eximen del IVA (o, mejor dicho, se les da una calificación de cero, lo cual es lo mismo pero con un ligero toque legal que solo entienden los abogados especializados en impuestos). Se paga IVA sobre todos los productos de lujo.

«alimentos» no llevan IVA, pero hay una lista de excepciones que sí se gravan, y además hay excepciones a las excepciones, que no se gravan.

El resultado es que hay discusiones constantes entre los fabricantes de alimentos, que quieren incluir sus productos en las categorías que no llevan IVA y quedarse con lo que pagarían de impuestos, y la Agencia Tributaria y Aduanera de Su Majestad, que quiere cobrárselo. El caso reciente más memorable giraba en torno a si un producto llamado McVitie's Jaffa Cake era un pastel o una galleta.

La parte legal se podría resumir de la siguiente manera: los productos de confitería pagan IVA, a excepción de los pasteles y las galletas, que son alimentos básicos, salvo si van bañadas en chocolate, que se consideran un lujo, a menos que sean hombrecitos de jengibre cubiertos de chocolate, suponiendo que no tienen más que un par de puntitos de chocolate a modo de ojos, que son alimentos básicos. Sin embargo, por lo que respecta a la ley, cuando estos hombrecitos de jengibre llevan botones o cinturones de chocolate, entonces se convierten en un lujo. Si el chocolate está entre dos galletas, como un sándwich, no lleva IVA. Lo mismo sucede con las galletas de chocolate en forma de canastilla.

Ninguno de los abogados especializados en derecho tributario con los que hablé pudo explicarme por qué los pasteles bañados en chocolate no son un producto de lujo, pero lo cierto es que, según los fines impositivos, no se consideran como tales.

Esto quiere decir dos cosas. Primero, que los abogados de las empresas que fabrican galletas tienen convicciones muy fuertes sobre el color de los ojos y el grado de desnudez de los hombrecitos de jengibre. Segundo, que si, por ejemplo, las Jaffa de la marca McVitie's se consideraran galletas bañadas en chocolate, llevarían IVA, pero si se las calificara solo como pasteles cubiertos de chocolate, estarían exentas. Al final, la firma consiguió que se calificaran como bizcochos y, por tanto, se salvaron del impuesto.

En el caso de las Pringles, la ley establece que las patatas fritas deben tener impuestos, a diferencia de casi todos los demás aperitivos. Cuando se promulgó esa ley, en 1969, la intención del gobierno era gravar aquellos alimentos que no se compraban principalmente con fines de nutrición: en aquel entonces, los únicos *snacks* no dulces eran las patatas fritas y los frutos secos. Pero en 2004, cuando se inició el juicio de Pringles, muchos de sus competidores (como los Doritos) no contenían patatas y, por tanto, no estaban gravados.

P&G estaba decidida a que sus productos no se categorizaran como «patatas fritas» para que quedaran exentos de IVA. Su estrategia fue buscar un vacío legal: si un alimento exige mayor preparación, evita el impuesto. Es una excepción que existe, supuestamente, para que las patatas cortadas —lejos de ser un lujo— no entren en la categoría de gravables. Así comenzó una larga batalla jurídica.

En 2004, P&G lanzó un nuevo producto denominado Pringles Dippers.[1] Tenían forma de cuchara y eran ligeramente más gruesas para que soportaran una nueva gama de salsas. De inmediato, P&G llevó su nuevo producto a un tribunal económico-administrativo y declaró que el hecho de que se usaran para cargar otro alimento constituía «mayor preparación». El tribunal estuvo de acuerdo, falló a favor de P&G y añadió que las Pringles Dippers no eran patatas fritas, porque les faltaba «similitud y el contenido necesario de patatas». Ese fallo sentó las bases para los juicios siguientes de P&G, que se llevaron a cabo entre 2007 y 2009.[2, 3 y 4]

El abogado que trabajaba para P&G era Roderick Cordara, que se graduó con las mejores calificaciones en Cambridge y cuya página web describe sus cualidades diciendo, entre otras cosas, que tiene «hambre de ganar». Cordara arguyó que, dada la combinación del bajo contenido de patatas (alrededor del 40 %) y el proceso de manufactura, las Pringles eran, más bien, una torta. Según la ley, las tortas son un alimento «esencial» y están exentas de IVA.

Veamos ahora cómo resumió el fallo lo que, de acuerdo con Cordara, eran las «características fundamentales» de las Pringles. Es, probablemente, una de las descripciones más francas del procesamiento industrial de alimentos que vas a leer:

> A diferencia de una patata frita, la elaboración de una Pringle no consiste en cortar y freír una patata. Se hace a partir de una masa, como una torta o un bizcocho. La masa se presiona contra un molde metálico estandarizado y, luego, pasa por el proceso de

cocción en una cinta transportadora, lo que permite lograr uniformidad de forma, color y textura.

El fallo incluye más detalles:

> ... la característica que distingue a las Pringles comunes era que el proceso de manufactura hace que el aceite se introduzca en los espacios que crea la textura del producto y reemplace el agua que se elimina durante la fritura. Esto produce esa sensación de que «se derrite en la boca» al comerlas; a diferencia de las patatas fritas, en las cuales la mayor parte de la grasa se queda en la superficie.

P&G presentó dos apelaciones. La sentencia de 2008 estableció que las Pringles comunes debían estar exentas de IVA. Fue una enorme victoria para la empresa. Sin embargo, el Servicio de Aduanas e Impuestos de Su Majestad apeló ese fallo en 2009, y el juez que presidía el tribunal, Lord Jacob, decidió que no era una cuestión que «requiriera o justificara un análisis jurídico demasiado complejo, casi tedioso».

No obstante, el fallo abarca quince páginas y demuestra por qué ambas partes invirtieron tantos esfuerzos. Comienza en un tono shakespeariano:

> ¿Las Pringles son «similares a las patatas fritas y se hacen con patatas»? Esa es la cuestión. De [esta decisión] depende una cuestión que involucra mucho dinero: hasta cien millones de libras en impuestos pasados y unos veinte millones al año en el futuro.

P&G afirmaba que el producto debe tener el contenido de patatas suficiente para darle «patatidad». Sin embargo, Jacob no podía imaginar que el gobierno, al crear esa ley, pensaba imponer el requisito de que una cosa tuviese esa cualidad: «Es una pregunta aristotélica: ¿el producto tiene "esencia de patata"?».

Tras citar textos jurídicos que databan de 1921, Jacob sugirió que el debate de si las Pringles estaban o no hechas de patata sería dirimido mejor por un niño que por un nutricionista o un pedante culinario:

«Considero que, en la mayoría de los casos, si a un niño se le pregunta si las mermeladas que tienen frambuesas están "hechas de" mermelada, tendrá el sentido común de responder que sí, a pesar de las frambuesas».

Al cabo de años de discusiones jurídicas, P&G perdió la apelación final. El tribunal decidió que, en efecto, las Pringles están hechas de patata y deben ser gravadas con el IVA. La cuestión de si el hecho de hundir una patata frita en una salsa constituía «mayor preparación» se dirimió en 2005 en el proceso de United Biscuits contra el Servicio de Aduanas e Impuestos de Su Majestad en relación con los McCoy's Dips, proceso en el cual un tribunal dictaminó que, obviamente, no era así en ningún sentido normal del idioma. El cáustico fallo decía que «quien compra el producto [de United Biscuits] no necesita más que abrir un paquete de patatas fritas y un bote de salsa. Después, puede sumergir las patatas en la salsa o no. El proceso de llevarse la patata frita a la boca, ya sea tras su paso por el bote o no, constituye, a nuestro juicio, lo que se describe común y corrientemente como comer; por tanto, no se trata de una preparación».

Desde entonces, las Pringles Dippers ya no se venden. Sin embargo, no puedo evitar preguntarme si la estrategia legal fue tan sofisticada y de tan largo alcance como para que la compañía lanzara toda esa gama de productos con el único objetivo de crear el precedente jurídico del que se sirvió en sus diversos casos.

Sin duda, los más de cuatro millones de euros que se gastaron en comercializar las Pringle Dippers se habrían recuperado muy pronto si lograban evitar el impuesto. Y, si bien al Servicio de Aduanas e Impuestos de Su Majestad le cuesta menos litigar esos casos que ceder, llama la atención que tengan que luchar en los tribunales.

Si ingresas en la base de datos jurídica el nombre de cualquiera de las diez o doce empresas que producen la mayor parte de los ultraprocesados que consumimos, encontrarás cientos de estos casos, a cual más entretenido. Y el Servicio de Aduanas e Impuestos de Su Majestad —que nos representa a los británicos— suele perder: Doritos, Twiglets, Deltas, Skips, Cheeselets, Mignon Morceaux, Ripplins y Wheat Crunchies, todos han conseguido la calificación cero.

Parece que los ciudadanos británicos estamos, esencialmente, subsidiando a esos productos. Y no es que recuperemos ese dinero consiguiéndolos a un precio menor: si observas toda la línea de aperitivos, los precios no reflejan si llevan impuestos o no. Cuando una empresa no paga el IVA, en cierto modo está privatizando un bien público.* Aun cuando no consumas esos *snacks*, estás pagándolos dos veces: pagas el subsidio cuando no están gravados, y les pagas a los abogados que el Servicio de Aduanas e Impuestos de Su Majestad tiene que emplear para vencer a abogados altamente calificados como Cordara.

Estos juicios se dan todo el tiempo, como una carrera armamentista con abogados cada vez más caros y argumentos de creciente complejidad.

Hace poco, Kellogg's demandó al Gobierno británico y puso en tela de juicio la legalidad de una nueva ley que haría que sus productos no pudieran promoverse ni exhibirse en los estantes más visibles de los supermercados. El argumento de la empresa era que, como en el Reino Unido habitualmente tomamos los cereales con leche, el contenido de azúcar de sus productos debería juzgarse en conjunto con la leche, que, por su peso, obviamente reduciría mucho la cantidad que aportan estos.[5 y 6] Perdieron, pero nos costaron a todos mucho dinero. Chris Silcock, director ejecutivo de Kellogg's en el Reino Unido, dijo que el resultado los había decepcionado y que las empresas podrían «cobrar precios más altos».

Es posible que acabes pagando más por los cereales para cubrir el coste de los abogados de Kellogg's, y un poco más de impuestos para cubrir el de los abogados del Servicio de Aduanas e Impuestos de Su Majestad.

En mi opinión, evadir impuestos es parte del ultraprocesamiento, según lo definen el sistema NOVA y Monteiro. Los equipos legales que participaron para reducir las obligaciones tributarias con el fin de incrementar las ganancias son una etapa necesaria en este tipo de industria. Todas las empresas alimentarias los tienen. Y no siempre se trata solo de impuestos. Los UPF conllevan una gran cantidad de

---

* Para mí, todo ese episodio resulta incongruente con la afirmación del cuerpo directivo de P&G en su sitio web acerca de que «siempre se esmera por aplicar sus conocimientos y su experiencia para mejorar la vida de los consumidores».

costes externalizados, que remiten a la definición original de Monteiro de que el objeto del ultraprocesamiento es crear productos altamente rentables. Quiero concentrarme en los tres más importantes: la destrucción ambiental (esto incluye el cambio climático y el uso de suelo), la resistencia a los antibióticos y la contaminación con plástico.

Primero, el clima.

Hace mucho tiempo que el ser humano provoca efectos considerables en el clima terrestre, pero nuestro sistema alimentario actual, impulsado por la demanda de ultraprocesados, está destruyendo el capital ecológico más rápido de lo que se regenera.*

---

* En el Nuevo Mundo, el año 1492 marca el comienzo del «intercambio colombino», un extraño eufemismo que implica comercio y beneficios recíprocos, en lugar de lo que ocurrió en realidad: el inicio de un período conocido como la Gran Muerte, pero que se describiría mejor como la Gran Matanza. Los historiadores de la América precolombina describen un ciclo de asesinatos, violencia y esclavitud, catalizado por Colón y continuado por otros europeos que fueron más tarde a explotar los recursos del continente. La llegada de los europeos fue el inicio de muchas oleadas de enfermedades epidémicas: sarampión, viruela, peste bubónica y virus respiratorios, como el de la gripe.[7, 8 y 9] Científicos de diversos ámbitos han trabajado en conjunto para hacer un cálculo aproximado de cuál era la población poco después de 1492. Según mis compañeros del UCL, el número total de habitantes todo el continente americano en el año 1500 estaba alrededor de sesenta millones. Había sociedades prósperas: en el Amazonas, vivían hasta veinte millones de personas. Allí tenían complejos sistemas agrícolas y cultivaban batatas, arroz, mandioca, maní, pimientos y maíz. Los restos arqueológicos revelan terrazas de piedra construidas en las colinas, sistemas de desagüe y cultivos de altura, además de extensas modificaciones del paisaje por medio del fuego, la eliminación de plantas que no les servían y la dispersión de semillas. Apenas cien años después de la llegada de Colón, la población se había reducido a seis millones. Con esa reducción del 90% de la población en el transcurso de un siglo, la tierra cultivada se convirtió en selva. Volvieron a crecer los árboles en 56 millones de hectáreas de tierra, que eliminaban 7.400 toneladas de dióxido de carbono de la atmósfera. El equipo del UCL sugirió que esa reforestación podría haber llevado a la «pequeña era de hielo» que se ve en escenas invernales en muchas pinturas del siglo XVII.[10 y 11] Es posible que lo mismo haya ocurrido en Australia. Las poblaciones humanas antiguas quemaban los bosques, presumiblemente, para generar praderas de caza, y tal vez, como sucedió en el norte de África en los antiguos humedales que hoy son el Sahara, eso afectó el ritmo natural del monzón de verano. Son temas controvertidos y con razón, pero parece ser que hasta las sociedades antiguas habrían tenido un impacto importante en la meteorología, el clima y la geografía del mundo. Esto no debería socavar el compromiso de incorporar conocimientos indígenas a las políticas alimentarias y ambientales, ya que poseen valor práctico, y los pueblos originarios tienen derecho al uso de la tierra. Fueron y son comunidades que viven de la tierra de un modo sostenible desde hace milenios. Eso no quiere decir que su impacto sea cero, sino que no han consumido el capital ecológico fundamental del sistema en menos de un siglo.

El impacto del sistema alimentario actual no es sostenible en las próximas décadas, mucho menos en los próximos milenios. El coste ambiental es tan inmenso que, aunque pusiéramos fin a todas las emisiones de combustibles fósiles, bastarían las del sistema alimentario global para superar ampliamente el aumento fatal de 1,5 °C de temperatura para el año 2100.[12] Y, aunque el cultivo y el procesamiento de alimentos para ocho mil millones de personas siempre tendrá un impacto ambiental, los ultraprocesados son impulsores por excelencia de las emisiones de carbono y la destrucción ambiental.

Si continúan las tendencias alimentarias, se estima que, para el 2050, las emisiones per cápita de gases de efecto invernadero que producen las calorías vacías —aquella que no agregan un valor nutricional considerable— llegarán a ser casi el doble. En Australia, por ejemplo, ya se calcula que el consumo de ultraprocesados causa más de un tercio del total de efectos ambientales relacionados con la alimentación.*

Para comprender los efectos ambientales de los UPF, fui a reunirme con Rob Percival, director de política alimentaria de la Soil Association. Rob habla como un experto en políticas que tiene un doctorado —cosa que es cierta—, mientras que su cabello largo, su barba cerrada y su jersey demasiado grande le dan un claro aspecto de surfista. Nos encontramos en un pub de la zona este de Londres para almorzar un curri vegano. Yo quería entender cuánto del daño ambiental se debe específicamente a los ultraprocesados, en comparación con la producción de alimentos en general.

«La pregunta importante —me dijo— no es ¿cuál es la huella de carbono de un producto en particular?, sino ¿qué alimentos encontraríamos en un sistema alimentario que ayudara a resolver las crisis del clima y la naturaleza?».

Según Percival, los ultraprocesados plantean preguntas ambientales obvias, pero el problema es mucho más profundo. Su prevalencia en nuestra dieta es sintomática de un modelo enfermo: «En este

---

* Específicamente, un 35% del uso del agua, un 39% del de la energía, un 33% de los equivalentes de dióxido de carbono y un 35% de la utilización de la tierra.[13]

momento, el sistema alimentario global se orienta fundamentalmente a producir la mayor cantidad posible de comida».

Dado que somos muchos, y que mucha gente pasa hambre, esto parece sumamente sensato. Pero, como me explicó Percival, ha conducido a resultados perversos. En el esfuerzo por producir tanta cantidad de alimentos, las empresas agropecuarias han invertido en un puñado de especies vegetales y productos de alto rendimiento,* que típicamente se cultivan en lo que debería ser una selva tropical, utilizando insumos agroquímicos: fertilizantes, plaguicidas, herbicidas y, por supuesto, muchísimo combustible fósil. Con el apoyo de subsidios gubernamentales, este enfoque ha conducido a una superabundancia de productos agrícolas básicos y a la disminución de la diversidad alimentaria.

Para que esos productos agrícolas básicos sean rentables, es necesario convertirlos en algo, y hay dos opciones —o tres, si se cuenta el biocombustible—: «Puedes obligar a un animal criado industrialmente a consumirlos para producir carne o procesarlos para obtener un UPF, que se comercializará con publicidad intensiva».

Resulta engorroso cultivar alimentos específicos para comunidades determinadas. Es mucho más rentable sembrar o criar un número limitado de especies con máxima eficiencia, para luego añadirles color y sabor, y comercializarlas como alimentos diversos. Como hemos visto, todo, desde los *nuggets* de pollo hasta el helado, se puede fabricar a partir de los mismos líquidos y polvos de base.

«La actividad agropecuaria intensiva y los ultraprocesados son dos caras de la misma moneda de la comida industrial —dijo Percival—. Además, desde luego, gran parte de esa carne de origen industrial, aunque no toda, se convierte posteriormente en UPF».

El resultado es que, de las miles de variantes de plantas o razas de animales que se han cultivado y criado desde el nacimiento de la agricultura y la ganadería, hoy en día toda la comida que se consume o se desecha en el mundo proviene de tan solo doce plantas y cinco animales.[14, 15, 16 y 17]

* Entre ellos, el aceite de palma, la proteína y el aceite de soja, el azúcar, el trigo, el maíz, la carne, la leche y los huevos.

Y, aunque a menudo se culpa al azúcar por los efectos en la salud, una parte considerable de la carga calórica de los ultraprocesados proviene de los aceites vegetales refinados. Estos han pasado de ser una fuente muy pequeña de calorías a convertirse en el combustible predominante en la dieta global. El aceite de palma es el que más consumimos ahora, y su impacto ambiental es cada vez más conocido.

Desde 1970, se ha destruido más de la mitad de los bosques húmedos de Indonesia por este aceite.[18 y 19] Entre 2015 y 2018, se deforestaron allí 130.000 hectáreas para cultivar palma;[20] un terreno de tamaño similar al área metropolitana de Londres. Si sobrevolaras esa zona en un avión, verías cómo las plantaciones se extienden de un horizonte al otro en todas las direcciones. Literalmente, no alcanzarías a ver toda la región a menos que fueras al espacio. Esa enorme extensión de tierra se logró con motosierras y técnicas de tala y quema, ya que el suelo del bosque húmedo está compuesto por turba inflamable. Es difícil concebir la cantidad de carbono emitido como consecuencia de esta práctica. En 2015, en el transcurso de varios días, los incendios lanzaron a la atmósfera más dióxido de carbono que toda la economía de Estados Unidos.[21]

Alrededor de tres cuartas partes del aceite de palma que se produce se emplea en la elaboración de ultraprocesados. El resto se usa en jabones, cremas de afeitar, dentífricos, lápices labiales y mil productos de uso diario.[22] A mi modo de ver, si algo contiene aceite de palma es un UPF, y el mismo argumento se podría aplicar a todos los aceites RBD (refinados, blanqueados y desodorizados). Esto demuestra hasta qué punto está corrupto nuestro sistema alimentario, porque esos aceites altamente procesados aún se consideran simples ingredientes de cocina o grupo 2 en la escala NOVA. Hay un debate aparte sobre su efecto en la salud humana, pero no voy a entrar aquí en ese tema.

Aunque no lo aceptes, es difícil encontrar un producto que contenga aceite de palma y no sea ultraprocesado. Si bien el aceite de palma virgen se usa en muchos países para cocinar, está muy lejos de la sustancia altamente modificada que se utiliza para producir algo como la crema untable de chocolate Nutella.

Un boicot a gran escala implicaría reemplazar los aceites de los ultraprocesados por otra cosa, lo que permite que las empresas se defiendan argumentando que no puede hacerse debido a una cuestión de eficiencia. Las grandes compañías sostienen que las plantaciones de aceite de palma son la forma más eficiente de producir calorías porque, para extraer la misma cantidad de aceite de los coteros, por ejemplo, se necesitaría diez veces más terreno, es decir, tendríamos que talar diez veces más selva.

Sin embargo, este razonamiento es erróneo por varias razones. Por ejemplo, podemos cultivar otras fuentes de sustancias grasas, como los girasoles, en climas templados no tropicales. Se necesitaría más espacio, pero tendría menos impacto en las emisiones de carbono. En los climas templados, la tierra almacena menos carbono que, por ejemplo, un pantano de turba en Borneo, y como además hace siglos —si no milenios— que se usa con fines agrícolas, contribuye mucho menos al cambio climático que talar una selva tropical virgen para cultivar palma.

El otro argumento frecuente de la industria es que existe el aceite de palma *sostenible*. Pero nada se sustenta en el modo en que producimos los ultraprocesados. La palabra sostenible no tiene significado formal para ningún organismo independiente. Es mayormente la industria la que decide los criterios de sostenibilidad y, en general, la designación solo significa que un establecimiento agrícola no talará más árboles. Pero, si los taló el año anterior a solicitar la designación, no hay ningún problema.

Además, ¿por qué estamos consumiendo aceite de palma de Indonesia? Muchos ultraprocesados no son estrictamente necesarios, de modo que cultivar sus ingredientes básicos es, más que nada, un desperdicio de tierra. No hay aperitivos ni productos no esenciales ultraprocesados que sean necesarios para la alimentación humana, es decir que muchos de estos impactos ambientales podrían evitarse.

Por otro lado, el sistema alimentario actual no es eficiente, como comentó un equipo de ingenieros en alimentación de la Universidad de Wageningen en un artículo publicado en 2016.[23] Los autores encaran este problema de dos maneras excelentes. Primero, señalan que en nuestra comida hay mucha menos energía que la que demanda su producción. La gente del Neolítico no habría sobrevivido si hubiese tenido que realizar semejante grado de procesamiento a mano. La mecanización provoca una ilusión de eficiencia energética, pero en realidad se ahorran costes mediante el consumo de enormes cantidades de combustible fósil barato. El petróleo resulta económico por la misma razón por la que lo son los ultraprocesados: porque, según el Fondo Monetario Internacional y muchos otros, todos lo subsidiamos pagando alrededor de 5,5 billones —sí, billones— de euros en costes externos, como mayores gastos de atención médica debido a la polución del aire o los efectos del cambio climático.[24]

La segunda ineficiencia que informan es que las plantas producen una inmensa cantidad de proteínas potencialmente nutritivas, pero casi no las consumimos: se las damos al ganado.[25] Hasta hace bastante poco, los animales eran una manera de convertir las proteínas vegetales de muy baja calidad (pasto, hojas, residuos de alimentos y forraje) en proteínas comestibles de alta calidad. Pero dadas las demandas de la ganadería intensiva, que exige que los animales se críen con rapidez, ahora se les da de comer plantas bastante nutritivas que podrían consumir los humanos.

Es bien conocido que, como fuente de alimentación, la carne es menos eficiente en términos de carbono que las plantas. La producción de cien gramos de proteínas de carne vacuna emite por lo menos 25 kg de dióxido de carbono, de media. El pollo produce mucho menos, entre 4 y 5 kg de CO_2 por cada cien gramos, pero comemos mucho más que carne de vaca. Por cada cien gramos, el tofu produce 1,6 kg de dióxido de carbono; las legumbres, 0,65 kg, y los guisantes, 0,36 kg. Algunos frutos secos son negativos en carbono incluso después de su transporte, porque los árboles que los producen están reemplazando los cultivos y toman CO_2 del aire.[26]

Hay maneras de criar vacas y pollos que incluso pueden ayudar a capturar carbono. Además, muchos sistemas de agricultura ecológica en los que se cultiva sin agroquímicos y los animales de cría pueden pastar y ramonear contribuyen a mejorar la salud del suelo y el capital natural, a la vez que apoyan al ecosistema local y global. Sin embargo, es dudoso que estos métodos puedan producir suficiente carne para satisfacer nuestro apetito actual, cada vez mayor.* Si seguimos consumiendo más y más carne, habrá que destruir más selvas tropicales, y eso, en consecuencia, provocará enfermedades pandémicas y acelerará el cambio climático.

Dado que la mayor parte de lo que comemos son ultraprocesados, la mayor parte de la carne que consumimos se encuentra en este tipo de productos. Ya sea en *nuggets* reformulados, hamburguesas, etc., la carne contenida en los UPF representa el 7% de la dieta británica media, mientras que la carne fresca o mínimamente procesada es apenas el 5%.[29]

Además, dada la naturaleza de los UPF, el proceso de elaboración no deja lugar a la preocupación por el medioambiente ni permite un alto nivel de cuidado de los animales. Promueve el consumo excesivo de comida y, necesariamente, disminuye nuestro conocimiento sobre su origen. Si compras carne o pollo frescos, a menudo verás en el paquete la leyenda «alimentado con pienso» o «alimentado con maíz». Muchas veces, la gente quiere saber de qué granja provienen. Pero muy pocos preguntan de qué se alimentaba el pollo que viene en su sándwich UPF envasado, aunque esta es una pregunta importante.

Fíjate en un haba de soja, una de las plantas de cultivo más antiguas del mundo. Tradicionalmente, la soja no se usa mucho como alimento porque tiene mal sabor y cuesta digerirla. Se puede fermentar y extraer de ella buenas proteínas en forma de tofu —o bien cosecharla antes y comerla en forma de edamame—, pero, para la mayoría de la gente, nunca ha sido una fuente importante de calorías, hasta hace poco.

Sin embargo, con alrededor del 42% de proteínas, la soja es muy eficiente como alimento de animales a granel, si se procesa intensamente

* Hoy, alrededor del 80% de las tierras cultivables del mundo se usan como pastura para los animales o bien para cultivar especies que los alimentan. El peso combinado de los animales que se crían por su carne ya es diez veces superior al peso combinado de todos los animales y las aves silvestres juntos.[27 y 28]

utilizando muchísimo combustible fósil. Primero se sacuden las vainas para quitarles el tallo y la suciedad; se las deshidrata en unos calentadores enormes, se las descascara mecánicamente y, luego, unos rodillos gigantes las aplastan y las convierten en partículas, tras lo cual se vuelven a hidratar y se les da forma de copos, que se pueden usar para alimentar al ganado. El aceite se extrae por medio de hexano, un disolvente inflamable. Otro uso de los copos consiste en volver a calentarlos, enfriarlos, molerlos finamente, disolverlos con un pH y precipitarlos con otro para fabricar «extracto de proteínas», que luego se puede agregar a cualquier ultraprocesado para darle más cuerpo, mejorar la sensación en boca o permitir que se promocione el producto diciendo que tiene un alto contenido de proteínas. La soja es un buen ejemplo de la codependencia de la ganadería intensiva y las industrias productoras de UPF. Aproximadamente el 75% de la soja se destina al consumo animal, pero el mercado del aceite de esta leguminosa también es muy lucrativo, ya que este se emplea en toda clase de ultraprocesados.[30]

Esta no es una manera eficiente de producir alimentos a partir de una planta —en comparación, por ejemplo, con el hecho de comérsela directamente—, pero es barata, hasta el punto de que gran parte de las proteínas de la soja se usa para alimentar a los pollos —y también a los cerdos y las vacas lecheras—, que luego se usan para producir ultraprocesados.[31]

La carne más popular es el pollo. En el Reino Unido, cada año se crían aproximadamente mil millones de pollos (quince por cada adulto y niño, el doble de la media global), y en un 95%, se trata de razas de crecimiento rápido que se crían de manera intensiva en el interior de las granjas. Casi nunca pueden moverse por el exterior. Y, como es necesario mantenerlos dentro para evitar la gripe aviar, es posible que los «pollos camperos» sean ya algo del pasado.

La mejor manera de ganar dinero con este tipo de aves es dedicarles la menor cantidad de tiempo posible. Si tienes un pollo como mascota, puede vivir unos seis años. Sin embargo, para el 95% de los que consumimos, el período que transcurre desde su nacimiento hasta su muerte es de apenas seis semanas, menos del 2% de lo que sería su vida natural. Los pollos camperos viven unas ocho semanas, y los orgánicos, doce semanas —por eso son más caros—. Desde un punto de vista puramente comercial, la cría en jaulas de batería ha sido un éxito: en términos reales, el pollo es hoy casi tres veces más barato que en la década de 1960.[32]

A estos pollos se les da una dieta alta en proteínas, a base de harina de pescado y mucha soja. Cada año, el Reino Unido importa tres millones de toneladas de soja, y esta, en su mayoría, ha provocado daños ambientales que ya están afectando el clima mundial.[33, 34 y 35]

Tanto predomina la soja como alimento industrial para animales de cría que el habitante medio del Reino Unido o de Europa consume alrededor de 61 kilos de soja al año, mayormente en forma de productos animales, como carne de pollo, cerdo, salmón, queso, leche y huevos.[36] Solo entre el 20 y el 30 % de la que se importa tiene «certificación de sostenibilidad» —y ya hemos hablado de lo poco que eso significa—. Entonces, si vives en el Reino Unido, en los trópicos hay un terreno del tamaño de una cancha de tenis donde se produce soja solo para ti, y la mayor parte de esta leguminosa proviene de lugares como Brasil y Argentina, donde se están destruyendo ecosistemas que afectan al clima global.*

Si seguimos así, la producción global de carne casi llegará a duplicarse en los próximos treinta años, y entonces vamos a necesitar un área del tamaño de Europa para producir la soja y el maíz para alimentar a los animales.

No se trata solo de la destrucción del hábitat. El uso de plaguicidas en los cultivos de soja en las Américas se asocia con defectos congénitos y mayor incidencia de cáncer en las poblaciones locales. En Argentina, la producción de esta leguminosa se cuadruplicó desde 1990, y el uso de herbicidas aumentó once veces.

* Desde la década de 1960, se ha perdido la mitad de la ecorregión del Cerrado por los cultivos de soja y la ganadería. La «huella de soja» del Reino Unido en el extranjero es un área del tamaño de Gales: 1.700 millones de hectáreas de selva tropical talada que ya no alberga armadillos, osos hormigueros, jaguares, ni a los humanos que vivieron allí durante milenios.[37] A nivel individual, por persona, un impacto de esta magnitud también se da en Estados Unidos (que tiene aproximadamente cinco veces más población que el Reino Unido) y en la mayoría de las economías occidentales.

En las áreas donde se cultiva, hay mayor cantidad de abortos espontáneos y defectos congénitos. En todo el país, alrededor del 20 % de las muertes se deben al cáncer, pero en esas zonas, el índice supera el 30 %.[38, 39 y 40]

Si eso te parece algo lejano, no deberías pensar lo mismo de los efectos en el clima mundial. La seguridad alimentaria de la que muchos gozamos es el resultado de un sistema de producción que ha mantenido los costes bajos a expensas de la destrucción de áreas silvestres y de no pagar las emisiones de carbono a la atmósfera. Irónicamente, estos abordajes crean una inmensa inseguridad alimentaria. Esto ya está sucediendo en todo el planeta, pero en ninguna región de manera más directa que en las áreas del Amazonas que se han deforestado para cultivar soja. Para que llueva tierra adentro, se necesitan árboles. Las nubes de lluvia no pueden, por sí solas, viajar más de cuatrocientos kilómetros desde el mar. Para que llueva en el centro de un continente —la misma lluvia que crea la selva amazónica central, por ejemplo— tiene que haber bosques continuos hasta la costa. Aproximadamente, la mitad de la lluvia que cae sobre el Amazonas se debe a sus árboles. Como todo estudiante de geografía sabe, el agua del mar se evapora y luego cae en forma de lluvia sobre los bosques costeros. Esos árboles «exhalan» vapor de agua, que crea nuevas nubes que viajan hacia el interior del continente en los llamados «ríos voladores».

Fundamentalmente, así llega el agua a las plantaciones de soja y maíz en el centro y oeste de Brasil. Cuando destruyes el bosque, te llega menos lluvia. Un estudio de 2019 reveló que la temporada pluvial en el estado de Mato Grosso se había acortado un mes en una década,[41 y 42] y muchas de las principales plantaciones agrícolas de Brasil están sufriendo la sequía que ellas mismos causaron.

No será posible desviar ríos, porque el agua de los ríos proviene de la lluvia.[43] Por las temperaturas más altas y las sequías, el sudeste del Amazonas, en lugar de ser un sumidero de carbono, se ha convertido en una fuente de CO_2, y algunos estiman que ahora esta región del planeta produce más carbono del que almacena.[44 y 45]

Entonces, la mayor amenaza para la industria agropecuaria brasileña es... la industria agropecuaria brasileña.

¿Por qué esto no nos importa? En parte, porque los envases de los alimentos no mencionan nada de esta información apocalíptica. Puede ser, simplemente, que es difícil estudiar cada elemento en una lista de treinta ingredientes. El empaquetado y el procesamiento crean una distancia entre el consumidor y el medioambiente.*

Confiamos en que el fabricante habrá hecho bien las cosas para conseguir el pollo que utiliza. Ese es el poder de una marca. Pero si piensas que al gastar más en un producto ultraprocesado más caro estarás consumiendo un tipo de pollo elegido con más cuidado, te equivocas.

En la primavera de 2022, se detectó *Salmonella* en la planta de procesamiento de Cranswick en Hull, durante una «inspección interna rutinaria». Cranswick se presenta como productora de 160 toneladas diarias de pollo *gourmet* para sándwiches y comidas. La *Salmonella*, por su parte, es un género bacteriano que provoca diarrea, fiebre y cólicos estomacales, y en el Reino Unido, mata a alrededor de cincuenta personas cada año.

Como resultado, se retiraron más de cien marcas de las más baratas, pero también otras de mayor categoría que cuestan más. Afectó a todo el espectro de la venta minorista de alimentos en el Reino Unido: Aldi, Tesco, Starbucks, Amazon, Waitrose, Sainsbury's, Jamie Oliver Deli by Shell, Co-op, M&S, Leon y Pret.

Si eres una empresa que elabora sándwiches de pollo, sería una locura que gastaras más del mínimo posible en ese tipo de producto. El pollo es pollo y ya. Casi nadie piensa en la carne que llevan los ultraprocesados que consume, cómo se la trata y cómo afecta al planeta.

El procesamiento en sí consume mucha energía. En el caso de los UPF, puede haber muchas etapas de calentamiento, molienda, troceado

* Es posible que esta falta de conexión se refleje en la cantidad de alimentos que desechamos. El Reino Unido es bastante representativo: se tira a la basura alrededor del 25 % de toda la comida.[46]

y recombinación, con transporte entre una etapa y la siguiente. Hay discusiones en torno a si la producción culinaria masiva es eficiente. Es verdad que una fábrica que hierve un millón de patatas de una sola vez es más eficiente que un millón de personas que hiervan una patata individualmente en su cocina. Pero no es más eficiente cuando la fábrica las muele, las deshidrata, las envasa y, luego, cada uno le añade agua hirviendo en casa para rehidratarlas.

Muchos productos ultraprocesados contienen ingredientes que provienen de cuatro o cinco continentes. Tu lasaña o tu helado pueden contener aceite de palma de Asia, cacao de África, soja de Sudamérica, trigo de Estados Unidos, saborizante de Europa, y así sucesivamente. Muchos de esos ingredientes serán transportados más de una vez: de una granja en Sudamérica a una planta procesadora en Europa; después, a un segundo procesamiento y a una planta envasadora en otra parte de Europa, y de allí a los consumidores, que bien podrían vivir en Sudamérica, justo al lado de la granja.

¿Te acuerdas de las barcazas que se cargaban en Barcarena con soja destinada a Europa? Es casi seguro que parte de esa producción fue a parar a Muaná. Eso no parece muy eficiente.

Podríamos, al menos, imaginar un sistema basado en la agricultura ecológica y el consumo de una gama diversa de alimentos integrales frescos y mínimamente procesados.[47] Un sistema así promovería la biodiversidad y tendría la capacidad de producir suficiente comida saludable para una población cada vez más numerosa, con una huella ecológica menor por el uso del suelo y enormes beneficios climáticos. Tendríamos que consumir bastante menos carne, pero los modelos indican con claridad que es posible.[48, 49, 50, 51, 52 y 53] Con este nuevo sistema agropecuario orgánico, tendríamos alimentos integrales frescos y con mínimo procesamiento, en mayor abundancia y, posiblemente, con costes más bajos. Pero semejante modelo no favorecería los monocultivos que se necesitan para los ultraprocesados y que causan tanto daño. Si corregimos el sistema agrícola para que sea más sostenible, los costes de producción de los alimentos integrales deberían bajar —al no tener el requisito de usar agroquímicos a base de combustibles fósiles— y los UPF serían más caros. Los ultraprocesados necesitan este sistema actual destructivo y son el único resultado posible que puede salir de ahí. Si utilizáramos enfoques agroecológicos, podríamos mejorar la calidad y la diversidad de los alimentos y, a la vez, reducir todos esos costes externos de mala salud y cambio climático. Tal vez sea ilusorio suponer que eso resolvería todos los problemas y, sin duda, nos plantearía nuevas dificultades, pero estos no serían nada en comparación con las consecuencias de no modificar el sistema alimentario.

Otra amenaza existencial para la vida humana que proviene de los ultraprocesados, pero tampoco se menciona en los envases, es la resistencia a los antibióticos.

Suzi Shingler dirige casi sin ayuda Alliance to Save our Antibiotics (Alianza para salvar nuestros antibióticos), una ONG que intenta conseguir que, cuando alguien tiene una infección urinaria o cutánea, no muera porque es imposible tratarla con los fármacos existentes. En los hospitales británicos —mi trabajo principal—, es cada vez más difícil tratar incluso las infecciones menores porque hay una gran resistencia a los antibióticos.*

Esto se debe a que estos medicamentos han llegado a ser parte habitual de la crianza del ganado, y los microbios que viven en los intestinos de esos animales se han vuelto resistentes a ellos. Hace mucho tiempo que nos preocupa ver que los médicos de familia recetan demasiados antibióticos, o los prescriben para infecciones virales —cuando se necesitan solo para las bacterianas—. Sin embargo, esto representa una parte muy baja del uso de estos fármacos. Donde más los utilizamos es en las granjas industriales, por lo general, para compensar deficiencias crónicas en el bienestar de los animales.

---

* Los genes que otorgan resistencia a los antibióticos están por todas partes. Se encuentran en bacterias ocultas en cavernas profundas, aisladas del resto del mundo durante miles o hasta millones de años. Los genes existen porque los microorganismos están en constante conflicto entre sí. Los antibióticos son elementos químicos que los microorganismos usan para matar a otros microorganismos. En la carrera armamentista en la que se mueven, ambos lados del conflicto han desarrollado defensas, y estas causan la resistencia a los antibióticos.

No hay sistema «bioseguro» de crianza de animales que impida que las bacterias de sus heces lleguen a nosotros. En el sur de Estados Unidos, las granjas de cría intensiva de cerdos arrojan los desechos fecales a «lagunas porcinas». Sucede con frecuencia que los tornados levantan como un aerosol el contenido de esas balsas, o bien estas desbordan cuando hay tormentas y llegan al suministro de agua. Las moscas* trasladan los microbios a las granjas y fuera de estas, y así los encontramos en nuestra carne.

Dado el uso tan difundido de antibióticos en las granjas, cabe la posibilidad de que volvamos a una era en la cual no existen antibióticos eficaces. Si tu hijo se fractura un brazo en la cama elástica y necesita que le coloquen un tornillo, será casi imposible. No podrás someterte a quimioterapia para el cáncer provocado por los ultraprocesados que has estado consumiendo porque ese tratamiento a menudo necesita antibióticos, ya que suprime el sistema inmunitario.[54, 55 y 56] Una simple infección urinaria podría extenderse a los riñones y causar un daño permanente. Y esto ya está sucediendo. En 2018, la Salud Pública de Inglaterra informó de más de sesenta mil infecciones graves resistentes a los antibióticos.

En consecuencia, en el Reino Unido y Europa se han impuesto una serie de políticas que limitan el uso de antibióticos. Parece una buena medida, pero, si bien la mayoría de los supermercados británicos cuentan con buenas normas para limitar el uso de antibióticos, estas se suelen aplicar solo a las marcas propias de productos nacionales. Por tanto, si compras un muslo de pollo o un corte de carne en un supermercado del Reino Unido, es probable que haya tenido una exposición muy limitada a los antibióticos que son médicamente importantes. Pero cuando se trata de carne importada y procesada como ingrediente de un UPF, es otra historia y la normativa es más tolerante. En el momento de escribir esto, solo M&S y Iceland aplican sus

* Los científicos han observado genes de resistencia en las patas de las moscas que salían de las granjas de pollos, donde puede haber 250.000 aves en un mismo lugar. Estos insectos entran y salen en los edificios con toda libertad, transportando bacterias resistentes que terminan en nuestros pulmones, en los cultivos y en el agua potable.

políticas sobre antibióticos a todos sus proveedores. Entonces, si bien los clientes exigen —y, en cierta medida, consiguen— ciertas normas para los alimentos integrales, los ultraprocesados son, una vez más, una gran excepción.

El tercer coste externo que quiero mencionar es que este tipo de comida daña el medioambiente mediante la producción y el uso de plástico. En 2020, en la auditoría anual de Break Free from Plastic, llevada a cabo por quince mil voluntarios de todo el mundo, CocaCola, PepsiCo y Nestlé fueron nominadas por tercer año consecutivo como las mayores contribuyentes a la contaminación con plásticos.[57] En 51 de los 55 países estudiados, los plásticos que se encontraron con más frecuencia en playas, ríos, parques y otros sitios eran botellas de CocaCola. El año pasado, fueron los envases más desechados en 37 de los 51 países analizados.[58 y 59]

En un informe de Tearfund de 2020, se reveló que esas tres empresas y Unilever continúan vendiendo miles de millones de productos en botellas, bolsas y paquetes de un solo uso en los países en vías de desarrollo, «y lo hacen a pesar de saber que, en esos contextos, los residuos no se gestionan bien; por lo tanto, sus envases se convierten en contaminación que causa serios perjuicios al medioambiente y a la salud de la gente». Tearfund estudió una muestra de seis países (China, la India, Filipinas, Brasil, México y Nigeria) y determinó que CocaCola crea doscientas mil toneladas de residuos plásticos —unos ocho mil millones de botellas— que cada año se incineran o arrojan a basureros tan solo en esos países: suficiente para cubrir tres canchas de fútbol al día.

Cada año, a nivel global, CocaCola produce tres millones de toneladas de residuos plásticos, y sabemos que casi nada de eso se recicla.[60] La increíble cantidad del 91% de todos los residuos plásticos producidos no se ha reciclado nunca: se han incinerado, arrojado a vertederos o, simplemente, al medioambiente.[61]

Todas las empresas, en sus declaraciones, afirman estar comprometidas con la sostenibilidad y la naturaleza.

Lo extraño es que, si ves sus sitios web, creerías que esas empresas no producen alimentos sino que, más bien, son instituciones de beneficencia comprometidas a mejorar el medioambiente. Esto figura en la página de inicio de CocaCola, en julio de 2022:

> Crear un mundo sin residuos: los desafíos globales relacionados con la reducción de envases y el cambio climático son un tema central para nuestra empresa. Por eso, estamos analizando detenidamente los envases que utilizamos y cómo podemos impulsar el cambio.

QUINTA PARTE
¿Qué hago, entonces?

18

Los ultraprocesados están diseñados para el consumo excesivo

Y bien, aquí estamos. Esta es la ciencia de cómo los ultraprocesados afectan al cuerpo humano:

- La destrucción de la matriz de los alimentos mediante el procesamiento físico, químico y térmico hace que los UPF sean, en general, blandos. Eso significa que se comen rápido, es decir que ingieres muchas más calorías por minuto y no te sientes lleno hasta mucho tiempo después de haber terminado. Además, pueden reducir el tamaño de los huesos faciales y la densidad ósea, lo cual conduce a problemas dentales.
- Por lo general, los UPF tienen una densidad calórica muy alta porque son secos, contienen mucha grasa y poca fibra, de modo que cada bocado aporta más calorías.
- Los ultraprocesados desplazan de la dieta a los diversos alimentos integrales, en especial entre los ciudadanos de bajo poder adquisitivo. Además, los UPF en sí suelen carecer de micronutrientes, lo cual también contribuye al consumo excesivo.

- La discrepancia entre las señales gustativas de la boca y el contenido nutricional de algunos ultraprocesados altera el metabolismo y el apetito de maneras que apenas estamos empezando a comprender, pero que parecerían impulsar el consumo en exceso.
- Los UPF son adictivos; es decir que, para algunas personas, los atracones son inevitables.
- Los emulsionantes, conservantes, almidones modificados y otros aditivos dañan el microbioma, lo cual permitiría la proliferación de bacterias inflamatorias y la permeabilidad intestinal.
- La practicidad, el precio y el *marketing* de los UPF nos impulsa a comer constantemente y sin pensar. Esto, a su vez, nos lleva a picar más entre comidas, a masticar menos y comer más rápido, así como a aumentar nuestro consumo y a tener caries dentales.
- Dados los aditivos que contienen y el procesamiento físico al cual se los somete, los UPF influyen directamente en nuestro sistema de saciedad. Otros aditivos pueden afectar la función cerebral y la endocrina, y los plásticos de los envases podrían empeorar la fertilidad.
- Los métodos que se usan para producir los UPF necesitan subsidios costosos y causan la destrucción del medioambiente, emisiones de carbono y contaminación con plástico, que nos perjudican a todos.

Estos argumentos científicos son importantes y permiten que aquellos que tengan interés en la salud pública puedan explicar por qué los ultraprocesados son un problema que es necesario abordar. No obstante, me preocupa que no sean suficientes para lograr un cambio verdadero, porque la respuesta de la industria es recurrir a aún más procesamiento.

Ya están haciéndolo: si los emulsionantes dañan el microbioma, agreguemos algunos probióticos. Si la comida es demasiado blanda, añadamos más goma. Si es demasiado densa energéticamente, pongámosle edulcorantes artificiales. La solución que plantean para el ultraprocesamiento es el hiperprocesamiento, también conocido como reformulación.

Es una estrategia muy útil para la industria porque retrasa el debate sobre las advertencias en los envases de UPF. Pero la reformulación no sirve, por dos razones.

La primera es que muchos de los productos ultraprocesados que actualmente causan enfermedades relacionadas con la alimentación a nivel mundial ya se han reformulado. Hace más de cuatro décadas que estamos cambiando la composición de los UPF. Hace cuarenta años, el reemplazo de la grasa por azúcar coincidió con el mayor aumento en obesidad. Hace veinte años, la acción del movimiento contra los hidratos de carbono no tuvo ningún impacto en los índices cada vez más altos de esa misma enfermedad. Los edulcorantes artificiales son una reformulación. Todas esas gomas que se usan para reemplazar la grasa, también.

Casi todo lo que comemos ha sido reformulado, pero los planes siguen en aumento. La empresa Archer Daniels Midland —también conocida como ADM, que tiene ingresos de 85.000 millones de dólares— produce ingredientes vinculados con el daño al microbioma (emulsionantes, estabilizadores y almidones modificados), pero también enzimas, prebióticos, probióticos y posbióticos, además de vender servicios personalizados en relación con el microbioma. ADM predice que el mercado de los suplementos para mejorar la salud de nuestro microbioma alcanzará casi los 8.500 millones de euros para el año 2026. ¿Por qué una empresa retiraría los emulsionantes cuando puede agregar un polvo probiótico además de esas sustancias?

Pero el motivo principal por el que no creo que podamos reformular los UPF de un modo que sea mejor para nosotros es que están diseñados para que los compremos en las mayores cantidades posibles. Y un alimento que se consume menos nunca se venderá tan bien como uno que se consume más.* Hay muchos expertos en salud

---

* Hay quienes piensan que, como la gente que tiene porcentajes altos de grasa corporal come más, a las empresas que producen alimentos les interesa hacernos engordar. Pero yo dudo de que en la industria se hable de eso. Allí se concentran en el próximo trimestre, no en los apetitos futuros.

pública, pediatras y nutricionistas que compartimos esa idea, pero nos encontramos fuera de la industria. Por eso fui a buscar la opinión de algunas personas que están dentro.

Muchos de los artículos académicos que había leído no hablaban de una cadena de suministro de alimentos, sino más bien de una de suministro de valor, o cadena de valor alimentario. Y empezaba a entender que, si bien mi experiencia es recibir esos alimentos que se suministran, mi dinero fluye en la dirección contraria, a través de las empresas que producen ingredientes y los procesan, tal como los electrones fluyen a través de las proteínas en la mitocondria. Cada capa de procesamiento extrae un poco más de dinero de esos cultivos de baja calidad y, a menudo, subsidiados.

Por ejemplo, el mercado humano para el maíz en mazorca es muy reducido, pero se puede ganar más dinero convirtiendo ese grano en jarabe de maíz de alta fructosa, el ingrediente base de la mayoría de las bebidas saborizadas y aditivo para casi cualquier producto, desde la salsa barbacoa hasta el pastel de manzana congelado. El maíz fluye en una dirección a lo largo de la cadena de procesamiento, y el dinero lo hace en la dirección contraria. Estas capas de procesamiento incrementan el espectro de productos en los cuales se puede convertir el maíz. Amplían la duración de los alimentos, modifican los perfiles de sabor y reformulan para atraer a muchos más consumidores que alguien que come una mazorca en la cena. Una vez ultraprocesado, el maíz está a disposición a cualquier hora del día o de la noche para atletas, niños, embarazadas, trabajadores que disponen de poco tiempo o simplemente para aquellas personas que necesitan un tentempié.

La leche tiene menos valor agregado que el alimento para bebés, el yogur y el helado. La gente puede comer una cantidad limitada de tomates, pero si se convierten en kétchup, o en salsa para pizza o pasta, el mercado es enorme.

Existe una ilusión de provisión de alimentos, pero lo que hay, principalmente, es un flujo de dinero que impulsa un procesamiento cada vez más complejo.

Quise seguir la circulación de ese dinero y comprender los incentivos que conlleva. ¿Las empresas estaban produciendo comida diseñada para ser consumida en exceso? Y, lo más importante, ¿esas compañías podían elegir cambiar su modo de operar?

Empecé por la última persona que recibe dinero cuando se vende un ultraprocesado: el granjero. Cuando hablé con Eddie Rixon, él estaba otra vez alimentando a sus vacas. Era un día frío y ventoso, y en el cielo sobrevolaban cometas rojas. Cuando se es un granjero como Eddie, no se gana mucho, aunque él es uno de los pocos que tienen la suerte de ser dueños de su tierra. Cuando el dinero llega hasta Eddie, no queda gran cosa. Los productores agropecuarios reciben, de media, el 27% de lo que gasta el consumidor en alimentos que se utilizan en casa y mucho menos de los que se consumen fuera.[1]

Producir carne vacuna no es como elaborar un producto de marca. Si tienes una marca, la gente la adopta y puedes cobrar mucho más. El producto de Eddie es básico e intercambiable por el de cualquier otro establecimiento. «El mercado es el que determina el precio —me dijo—. Si pido que me paguen más porque mis costes han aumentado, los supermercados optan por comprar la carne en otra parte. No hay manera de evitar que nos expriman».

Eddie tiene un conocimiento especial porque trabajó en todas las etapas de la cadena alimentaria. Antes de ser granjero, estuvo a cargo de las compras para Waitrose y trabajó en Kellogg's como comercial júnior, justo cuando estaban lanzando al mercado un nuevo producto: las barritas Nutri-Grain. Viajó vendiéndolas a los supermercados del sur de Inglaterra, y le pagaban una bonificación si alcanzaba ciertas metas.

Mientras Eddie cargaba bolsas de mezcla de minerales en la parte trasera de su Land Rover, busqué los ingredientes de las barritas Nutri-Grain. Contienen jarabe de glucosa, glicerol, ácido cítrico, jarabe de azúcares invertidos, aceite de palma, dextrosa, fructosa, metilcelulosa (una molécula similar a la carboximetilceluosa, que hacía sangrar los intestinos de los ratones en aquellos estudios del microbioma) y lecitina de soja. También contienen un poco de puré de manzana, concentrado de fruta y harina.

¿Eddie pensaba que eran saludables? «Nos decían que las barras eran más sanas que otras cosas que podíamos comprar en un minimercado, como una chocolatina Mars, por ejemplo. Eso era lo que les decíamos a la gente de los supermercados para convencerlos de comprarlas —me respondió—. Lo que yo creyera es irrelevante».

Entonces, Eddie vendía las barritas a grandes superficies. Y cuantas más le compraban, menor era el precio; así los motivaban a adquirir más y, por consiguiente, aumentaba sus ventas. Una vez que el supermercado compraba las barritas, necesitaba recuperar ese dinero y tenía que cobrárselas bien a los clientes. El jefe de Eddie, mientras tanto, contaba con varios equipos de Eddies para vender lo máximo posible. Todos los que intervenían en la cadena de valor de Nutri-Grain estaban motivados por una sola cosa: vender la mayor cantidad posible. Nadie en el sistema, desde la gente que desarrollaba el producto hasta los comerciales, podía preguntarse qué ocurriría si se vendiera menos. Pero ¿realmente importaría? Kellogg's está en una carrera armamentista con otras empresas que venden barritas novedosas que afirman ser igualmente saludables, y todas compiten por ese lugar en los comercios que maximiza las ventas. Si Kellogg's decidiera cambiar su posición, ese espacio se llenaría al instante con otro producto de otra compañía.

Paul Hart me dijo lo mismo sobre el tiempo que pasó trabajando en el departamento de helados de Unilever. El proyecto, como es comprensible, era el helado, no la salud pública. La tarea de su equipo consistía en mejorar la experiencia sensorial y gustativa, y había además una presión implacable para reducir los costes. Paul me contó cómo era trabajar junto a algunos de los mayores innovadores en helados. Gary Binley era experto en boquillas y aireación, y constantemente inventaba nuevos métodos para extrudir las espumas congeladas en diferentes formas y capas.

«El helado no es nada nuevo ni exclusivo de una empresa —me explicó Paul—. Si quieres seguir siendo competitivo, la carrera armamentista de los helados exige una evolución constante».

Era evidente que Paul idolatraba a algunos de aquellos científicos, y entendí el porqué al conocer la lista de patentes de boquillas de Binley.[2] Ese era el equipo que produjo algunos de los helados clásicos de mi generación, como la Viennetta y los Twisters. «Este último tiene una extrusión helicoidal particularmente compleja —comentó Paul con admiración—. Y lo único en lo que pensaba el equipo eran los productos».* La genialidad adopta muchas formas.

Paul me habló de los equipos de degustación que usaban para decidir la evolución de sus helados. Había dos clases. La primera eran los grupos de expertos. Durante muchos años, Paul integró uno de ellos destinado a la degustación de productos untables bajos en grasas. Los conocía todos y cómo se comportaban. Ese grupo se basaba más en la descripción objetiva que en la preferencia personal: usaban la boca humana como dispositivo de ensayo para todas las variables. «Hacíamos diagramas en estrella con todas las variables de un producto: granularidad, grado de sabor salado, textura crujiente, sabor a malta, notas tostadas, viscosidad… y así sucesivamente», me explicó. De allí, los productos iban a los equipos de consumidores, donde se evaluaba más bien el disfrute y las cantidades consumidas. Luego, toda esa información volvía al laboratorio para la siguiente evolución del producto.

Cuando se ven las cosas desde la perspectiva de Eddie y Paul, empieza a parecer menos sensato despotricar contra las «perversas» empresas de alimentos.

Seguí el flujo del dinero río arriba, hasta Robert Plowman, que trabaja en Citigroup, un banco de inversiones multinacional de Estados Unidos, donde tiene a su cargo los productos de consumo para Europa, Oriente Próximo y África. Plowman ayuda a las empresas a concretar sus ambiciones estratégicas generando capital y efectuando compras y ventas mutuas, y se concentra «particularmente en la cadena de valor de los alimentos y sus ingredientes».

Una vez que empiezas a entender el ultraprocesamiento desde el punto de vista de agregar valor, ves que no se trata solo de añadir emulsionantes. Los abogados, consultores y banqueros como Plowman

---

* Según Paul Hart, un experto en liberación del sabor llamado Patrick Dunphy se despertó una mañana preguntándose si se podría adaptar la tecnología de producción de margarina, mediante la cual se emulsiona el agua en grasa, para fabricar un lápiz labial humectante. «¡Y se le ocurrió el LipSpa! —me contó Paul—. ¡A ocho libras cada uno! Bálsamo labial».

también extraen valor del dinero que pagamos por los este tipo de productos. Plowman habla con tal fluidez que, en más de una hora de charla, no emitió un solo «ehhh». Y además viste como alguien que no emite un solo «ehhh».

Le pedí que me explicara el negocio de la alimentación a gran escala. «En realidad, no existe una industria alimentaria bien definida como sí hay, por ejemplo, una industria aeronáutica, integrada por una cantidad limitada de grandes empresas —me contó—. La industria alimentaria es un ecosistema vasto y complicado, con cientos de miles de productores de todos los tamaños. Algunos sectores de la industria, como el del chocolate, están más consolidados, pero, en general, hay muchos actores diferentes en todo el mundo».

Sin embargo, este negocio tiene varios niveles. Los productores agropecuarios —es decir, tanto los grandes establecimientos rurales como los pequeños granjeros— venden sus cosechas y sus animales directamente a los productores de alimentos o, con más frecuencia, a una industria procesadora primaria. En este nivel, hay grandes empresas agrícolas de las que tal vez nunca has oído hablar: la mencionada ADM, Bunge Limited (39.800 millones de euros), Cargill Corporation (105.600 millones) y Louis Dreyfus Company BV (33.300 millones). Estas cuatro compañías (las ABCD) de Estados Unidos y Europa manejan la mayor parte del comercio global de granos.

Otros actores importantes como Olam International y Wilmar International Limited (cada una factura más de 46.000 millones de euros) tienen su sede en Asia. Algunas de estas empresas se especializan en «verticales» como trigo, arroz, aceites vegetales, chocolate, azúcar, café y carne, mientras que otras producen alimentos (almidón modificado, comida para mascotas, jarabe de glucosa); comercian, compran y distribuyen productos básicos (como el aceite de palma), crían su propio ganado y hasta cuentan con secciones de servicios financieros. Estas son las empresas que toman esos diecisiete animales y plantas y los convierten en las pastas, los polvos y aceites que se usan como insumos de base para los ultraprocesados.

El siguiente nivel es el universo de las empresas de ingredientes con valor agregado, que producen aditivos para texturas y saborizantes, por ejemplo. Estas producen muchas de las sustancias aditivas que se usan en los UPF y que permiten promocionarlos como de bajas calorías, bajos en grasa o en azúcar y ayudan a que los alimentos duren más, tengan mejor sabor y sean más fáciles de comer.

Desde la perspectiva de Robert, lo que él llama «las megatendencias» que impulsan a la industria alimentaria desde hace varias décadas han sido exigencias de los consumidores, que reclamaban productos que tuvieran buen sabor y que fueran prácticos y económicos. «Además de eso, queremos algunos productos que sean más saludables y otros que sean tentadores —agregó—. Y, desde luego, a los consumidores les interesa cada vez más que lo que consumen tenga un origen ético y sostenible. Por eso la industria se está enfocando mucho en satisfacer todas esas necesidades».

En el siguiente nivel, las empresas compran materiales a las procesadoras primarias y a las productoras de ingredientes y los ultraprocesan para elaborar UPF. Por último, estas multinacionales, medianas empresas y *start-ups* venden sus productos a los minoristas que tú conoces.

Plowman fue muy franco al hablar de los incentivos: «Todas las empresas intentan hacer lo correcto en cuanto al medioambiente y la sostenibilidad, pero también se crean para ganar dinero. Los mercados financieros y los grandes inversores valoran el crecimiento, los márgenes de ganancia, el flujo de caja y los dividendos. A los directores de las compañías que cotizan en bolsa se los juzga por los resultados que logran y por el precio de las acciones».

¿Y los resultados de los objetivos ambientales y de sostenibilidad? «Cada vez más, los inversores juzgan a las empresas en los aspectos ambientales, sociales y de gobernanza (ASG), y lo que pagan a sus directores está más y más vinculado a esos objetivos de ASG», respondió Plowman. Pero el mercado se enfoca más hacia los resultados financieros: «cosas como el crecimiento de las ventas, la evolución de los márgenes y el aumento de las utilidades. Y, a propósito, esto es así en todas las industrias».

Por supuesto, eso es verdad, y eso les da a las empresas alimentarias dos opciones. Pueden volcarse en los productos prémium y vender la misma cantidad por más dinero, o pueden vender más unidades a más personas con más frecuencia. En la carrera armamentista corporativa por el dinero, cada empresa está haciendo todas esas cosas de forma simultánea y tan rápido como puede.

Pregunté a Plowman si los ultraprocesados se formulan para que la gente los compre y consuma lo máximo posible. «Todas estas empresas están constantemente lanzando y mejorando productos y, desde luego, lo hacen con la esperanza de vender más», respondió. El requisito de crecimiento corporativo se cumple de diversas maneras: aumento de la población, entrada a nuevos mercados, quitarle participación de mercado a otras y, «sí, logrando que los consumidores ya existentes gasten más. Los objetivos de venta incentivan a muchos en la industria alimentaria, igual que en la mayoría de los negocios».

Plowman considera muy complicado que las empresas aborden por sí solas la cuestión de la salud pública. «Sería muy difícil que una empresa dijese: "Vamos a ocuparnos de esto". Ninguna compañía es tan grande. Les costaría demasiado y, en última instancia, no cambiaría nada. Son los gobiernos los que tienen que imponer las reglas. Y, al final, las empresas reaccionan muy bien a eso. Recuerda el impuesto al azúcar que se estableció en el Reino Unido en 2018 para la industria de las bebidas gaseosas. El resultado fue una inmensa reducción de la cantidad de azúcar que se consume en los refrescos».

Todas las personas con quienes he hablado en los distintos niveles de la industria alimentaria concuerdan en eso: las reglas deben venir de fuera. Y eso no tiene por qué perjudicar a la economía. Muchos señalaron que los sectores más regulados, como las industrias farmacéutica y tabacalera, se encuentran entre los más rentables.

Plowman me sugirió hablar con un consultor en gestión empresarial que se especializa en alimentos. Esta persona prefirió que no la nombrara porque me dio sus opiniones personales y quería hablar con toda libertad. Me dio alegremente grandes cantidades de información, todo perfectamente organizado y con suficiente claridad para mí.

Le pregunté si las empresas productoras de alimentos podrían desarrollar productos que generan un consumo excesivo porque así ganan más dinero. Por ejemplo, si una empresa prueba dos fórmulas de un cereal para desayuno y, en las pruebas de degustación, ve que la gente consume un 5 % más de una de ellas, ¿es esa la que lanza al mercado? «Pues… —El consultor vaciló, como un profesor a quien, tras asegurar a la clase que ninguna pregunta es tonta, le plantean la más tonta posible—. Si eres una empresa que comercializa cereales para el desayuno, vender más cereales es bueno. Sin duda».

Después, Plowman me consiguió una audiencia con Ibrahim Najafi. Es el director de la segunda compañía productora de helados del Reino Unido, Froneri, una asociación estratégica entre Nestlé y una empresa francesa de capital inversión llamada PAI. Estaba acercándome a la cabecera del río de dinero, muy lejos del hilo de agua que le llega a Eddie. Najafi tiene un doctorado en ingeniería y se crio en Irak. No podrías conocer a nadie más apasionado por su trabajo: «Mi trabajo consiste en poner sonrisas en el rostro de la gente. Tenemos mucha suerte: hacemos helados, vendemos helados, comemos helados, y nos pagan por eso. Ya ves, lo llamamos trabajo».

Parecía divertido, sí, pero yo quería entender cuáles eran sus incentivos. «Tenemos propietarios —me dijo—, pero los otros accionistas, aunque no lo sean en lo financiero, son nuestros consumidores, porque en realidad votan con el bolsillo. Tienen que estar contentos». Este requisito de satisfacer al consumidor es algo en lo que todos hicieron hincapié. Si bien la perspectiva de salud pública es que las empresas están imponiendo productos a la gente, dentro de la industria se considera, más bien, que están respondiendo a una demanda.

Najafi me habló de su niñez en Irak, de su madre preparando helado en casa: «Usaba huevos, azúcar, crema de verdad, vainilla de verdad. Nosotros hacemos lo mismo, pero a mayor escala». Esta afirmación es básica en la definición de ultraprocesados, que claramente diferenciaría al helado de la madre de Najafi de casi todos los que se venden en los comercios. Le pregunté por los productos que incluyen la mayor cantidad de aditivos, como emulsionantes, estabilizadores y saborizantes. No sin razón, Najafi señala que Froneri elabora una variedad de productos: «Fíjate en nuestro helado Kelly's y compáralo con el que harías en tu casa; son muy similares». Busqué los ingredientes de Kelly's. La lista comenzaba con «leche entera de Cornualles, crema inglesa, azúcar», pero también incluía emulsionantes y estabilizadores. «Los usamos porque es difícil y costoso manipular y transportar huevos, y es muy importante dar con el precio óptimo». Hace poco hubo alarma por casos de salmonela en el Reino Unido, lo cual le da la razón.

Hablamos de la proliferación de los ultraprocesados. Entiendo que, en cierto modo, el helado es algo cuyos efectos el público sí percibe con bastante exactitud. Najafi tomó con notable comodidad mis opiniones sobre la regulación y el etiquetado, y expresó ideas progresivas sobre la educación en salud pública, especialmente para los sectores de la población que tienen bajos recursos y para los inmigrantes. «Necesitamos educación a partir de una edad más temprana, y el gobierno tiene que hacerse responsable de eso».

Quedé muy convencido de que a Najafi realmente le importan sus clientes y la calidad de sus productos. Pero ¿acaso el propósito del helado Kelly's es fundamentalmente diferente del de su madre? Es difícil demostrarlo. Ambos son productos dulces creados para generar alegría. Sin embargo, me parece que el helado Kelly's tiene un propósito financiero adicional, quizá una obligación. La madre de Najafi podía optar por limitar su consumo, pero, cuando se trata de vender menos, el director de Froneri tendría tan pocas opciones como Eddie Rixon cuando trabajaba en Kellogg's. Si quisiera pisar el freno, Najafi debería responder ante su junta directiva, y esta, a su vez, a los accionistas.

Es el mismo problema al que se enfrenta toda empresa que quiera vender menos ultraprocesados: deben responder a sus propietarios. La mayoría de las grandes corporaciones alimentarias cotizan en bolsa: cualquiera puede comprar una parte. Y eso significa que una cuota considerable de cada empresa es propiedad de unos pocos fondos muy grandes como BlackRock, Vanguard o Fidelity. En conjunto, esas empresas manejan más de dieciocho billones de euros.

Cuando llamé a un inversor sénior de una administradora de activos para preguntarle por las empresas multinacionales de alimentos, me contestó: «Esas empresas no controlan realmente su modelo de negocio», y puso a Danone como ejemplo. Una parte considerable de este gigante de la alimentación está en manos de inversores institucionales. «Si algún funcionario de Danone propone que vendan menos por motivos ambientales o de salud pública —dijo—, no va a llegar muy lejos, en comparación con alguien que encuentre la manera de vender más, lo cual, en términos generales, equivale a más dinero». Me explicó también que había maneras de vender menos alimentos por más dinero, pero todas esas opciones ya se han estudiado en las grandes corporaciones. Los precios son tan altos como lo permita el mercado, y la eficiencia productiva está al máximo. «Tienes que vender enormes volúmenes a inmensas cantidades de personas —prosiguió—. Por eso los países de ingresos bajos y medios son tan importantes, porque en Estados Unidos y el Reino Unido, estamos bastante saturados».

Esto puede resultar evidente para muchos, pero no lo era para Emmanuel Faber, el exdirector ejecutivo de Danone. Faber encarnaba a la perfección los objetivos ASG (ambientales, sociales y de gobernanza). El exdirector del Banco de Inglaterra, Mark Carney, lo alabó en el marco de las *Reith Lectures* de la BBC, cuando habló de la creación de valor no monetario en las empresas. Faber lideró una revolución dentro de Danone; hizo de ella la primera empresa en desplazar legalmente la primacía de los accionistas en favor de otros objetivos relacionados con la protección del medioambiente, de sus empleados y sus proveedores. Faber declaró que había «derribado la estatua de Milton Friedman», Premio Nobel de Economía que en 1970 escribió un artículo trascendental titulado «La responsabilidad social de las empresas es aumentar sus ganancias».[3] Sin embargo, la junta directiva no estuvo de acuerdo con lo que planteaba Faber. Bluebell Capital lanzó una campaña pública y él perdió su empleo en marzo de 2021.

Otros intentos de activismo inversor que despertaron gran entusiasmo público fracasaron cuando quedó claro que les costaría dinero a los inversores. BlackRock ha sido muy abierta en lo que respecta a las inversiones sostenibles, pero posteriormente dejó de requerir que las empresas divulgaran sus propuestas climáticas.[4 y 5] El motivo era simple: entre los clientes de BlackRock figuran planes de pensiones públicos y privados, gobiernos, compañías de seguros, fundaciones, universidades, instituciones de beneficencia y, en última instancia, tú y yo, si somos inversores individuales o tenemos parte de nuestros aportes de jubilación en sus fondos. BlackRock tiene el deber de mantener un rendimiento financiero a largo plazo. En cierto modo, todos exigimos a las empresas alimentarias el crecimiento que impone deforestar el Amazonas; al menos, quienes tenemos planes de pensiones, pues se basan en la idea de crecimiento. Existen propuestas de dejar de invertir en empresas de alimentos, pero es poco probable que den resultado. Por lo general, invertir menos no afecta mucho el precio de las acciones,[6] porque siempre hay alguien dispuesto a comprar una acción que le pague dividendos. La única manera de cambiar realmente la conducta de las corporaciones es cortarles los ingresos.

Pregunté por esto al alegre consultor en gestión empresarial. «En el transcurso de 250 años, se han conseguido resultados increíbles en cuanto al abastecimiento de comida, y el motor de eso ha sido la rentabilidad —me dijo—. De modo que sí, puede crear cosas fantásticas». Sin embargo, él piensa que todos esos costes externos son un problema: «En este sistema, los incentivos son, sencillamente, producir y vender más. Es el gobierno quien debería hacerse cargo de establecer reglas para regular los mercados que no se corrigen solos. Es poco probable que la autorregulación cambie mucho las cosas. Las empresas son, fundamentalmente, organizaciones comerciales. Los incentivos consisten en pensar mucho en los próximos seis o doce meses».

Eso implica bajar la demanda de ultraprocesados, y para ello hacen falta políticas, como limitar las promociones de comida basura y procesada. «Estas ofertas generan consumo excesivo. Entonces, si tu meta es reducir la obesidad, a mi modo de ver, no hace falta pensar mucho para tomar esa medida».

Algunos días después de nuestra charla, el Gobierno británico dio marcha atrás en la regulación de las promociones a las que se refería el consultor: ofertas de dos por uno en productos con alto contenido de grasa, sal y azúcar.

Todas las personas de la industria alimentaria con las que hablé se sentían atrapadas entre fuerzas opuestas mucho más poderosas que ellas individualmente. Los consumidores podrán decir que quieren alimentos sanos, pero siguen comprando ultraprocesados. Los supermercados —y, por supuesto, los accionistas— dictan qué vender.

La idea de que las empresas existen únicamente para ganar dinero resulta tan obvia para algunos que ni siquiera hace falta mencionarla. Pero dentro de ellas hay una verdadera confusión sobre ese aspecto, y también en personas como Mark Carney, quien claramente sentía que Danone podía optar por otro camino.

En un discurso, Ahmet Bozer, expresidente de CocaCola Corporation, habló con total claridad sobre el propósito de su compañía y explicó cómo crear más crecimiento para una marca que parece haber conquistado ya el mundo: «Debido a que la mitad de la población mundial no ha tomado una Coca-Cola en los últimos treinta días, y hay seiscientos millones de adolescentes que no han bebido Coca-Cola en la última semana, creemos que ahí tenemos una oportunidad muy interesante».

Me encanta la alegre franqueza de esta cita. Hasta que todos estén tomando al menos una Coca-Cola al día, habrá oportunidad de crecimiento, y entonces tal vez resultará que un solo refresco no es suficiente. Cualquier crítica moral a Bozer o a CocaCola pierde de vista las obligaciones de la compañía: eso es lo que debe hacer hasta que por ley se le imponga algo diferente.

Solo habrá soluciones realistas cuando se entienda que, diga lo que diga una empresa, tiene un único propósito que supera a todos los demás. Todas las grandes compañías que producen tu comida dedican gran parte de sus sitios web a sus proyectos sociales y ambientales, que son reales. Les dan buena reputación. Pero ninguno de esos programas puede menoscabar el de crear valor para los accionistas.

Este propósito singular explica muchas de las cosas contradictorias que hacen las empresas, que venden soluciones para los problemas que ellas mismas generan. Por ejemplo, en 2006 Nestlé ingresó en el mercado de los productos para adelgazar —o, mejor dicho, en el otro lado de ese mercado— cuando adquirió la marca Jenny Craig.[7]* Peter Brabeck-Letmathe, por entonces su presidente y director ejecutivo, comentó que era un paso importante en la transformación de Nestlé en «una empresa de nutrición, salud y bienestar que ve el control del peso como una competencia clave».**

En este marco, Nestlé produce una gama de productos ultraprocesados denominada Lean Cuisine. Esta es la lista de ingredientes del pollo a la parrilla con vegetales de esta marca: «Pasta *rigatoni* cocida (agua, semolina de trigo duro, gluten de trigo), agua, pollo sazonado cocido (carne blanca de pollo, agua, extracto de proteína de soja, almidones modificados de maíz y tapioca, maltodextrina de maíz, sal, fosfato de sodio, aderezos), tomates en su jugo (contienen ácido cítrico [acidulante], cloruro de calcio), calabacín amarillo, brócoli, zanahorias, quesos parmesano y romano (de leche), almidón de maíz modificado, cebolla, vinagre de manzana, puré de tomate, sal, azúcar, pasta de ajo, aceite de soja, aceite de oliva, azúcar moreno, extracto de levadura, albahaca, orégano, cloruro de potasio, saborizante, especias».

Personalmente, me cuesta creer que una empresa que se beneficia con los ciclos de aumento y reducción de peso pueda hacer un producto que resuelva el problema.

Además de soluciones para adelgazar, Nestlé se ha interesado en fármacos para tratar las enfermedades relacionadas con la alimentación. Nutrition Science Partners Limited es una empresa conjunta formada al 50 % por Nestlé Health Science y el grupo farmacéutico y de productos para la salud Chi-Med. Se dedica principalmente a la

---

* Jenny Craig afirmaba, en su sitio web, que «nuevas investigaciones publicadas en la revista científica *Nature* demuestran que las personas que siguen nuestro plan más efectivo, que incluye nuestra revolucionaria barrita energética Recharge Bar, pueden obtener resultados asombrosos en cuanto a reducción del peso y de los niveles de azúcar en sangre».[8] Las investigaciones no aparecieron en *Nature* sino en *International Journal of Obesity*, que también publicó algunos de los trabajos financiados por CocaCola que mencioné antes. Resulta bochornoso que sea una revista del grupo Nature, pero es como decir que tu Skoda es un Bentley porque son de la misma sociedad corporativa.

** Jenny Craig se vendió por una suma no revelada en 2013, en el marco de un movimiento general de dejar de invertir en marcas que rendían menos de lo esperado.[9]

salud gastrointestinal, y es posible que en el futuro se expanda a las áreas de enfermedades metabólicas y de salud cerebral.[10] En 2011, Nestlé adquirió también Prometheus Laboratories, que se especializa en diagnóstico y especialidades farmacéuticas bajo licencia para gastroenterología. Es posible que Prometheus Laboratories ya esté ayudando a diagnosticar y tratar algunos de los problemas de salud que causa el sistema alimentario del cual forma parte.

En el momento de escribir esto, parece ser que Nestlé está pensando en comprar Haleon, la división de salud del consumidor del gigante farmacéutico GSK,[11] en cuyo sitio web se lee:

> Nuestros productos para la salud digestiva reconfortan a millones de personas en todo el mundo. Tenemos una cartera de marcas de confianza que son líderes en el mercado, como Eno y Tums, de larga trayectoria en el tratamiento de la acidez estomacal, la hiperclorhidria y las molestias gástricas.

Danone, por su parte, tiene cientos de subsidiarias, de las cuales al menos dos parecen ser farmacéuticas.[12]*

No es difícil imaginar que, dentro de las compañías, la sensación es que estos proyectos (inhaladores para el asma, agricultura comunitaria, y otros) son positivos, aunque otros sectores de la misma entidad puedan estar contribuyendo a generar enfermedades y destrucción ambiental. Quizá Nestlé creía estar haciendo el bien cuando navegaba internándose en el Amazonas. En un artículo publicado en *The New York Times* en 2017, se cita a Sean Westcott, por entonces director de investigación y desarrollo de alimentos en Nestlé, diciendo que la obesidad era un efecto colateral inesperado de poner comida a precios bajos a disposición de mucha gente: «No suponíamos cuál sería el impacto».

---

* Mi ejemplo preferido de una empresa que causa un problema para el cual también vende una solución es Philip Morris, la mayor tabacalera del mundo. En julio de 2021, acordó comprar, por casi 1.280 millones de euros Vectura Group,[13] una empresa cuyos ingresos de 232 millones de euros provenían, en aquel entonces, principalmente de una cartera de productos para el tratamiento de enfermedades relacionadas con el tabaquismo.

Sin embargo, resulta sorprendente que una empresa que dice tener amplios conocimientos y experiencia en nutrición no haya podido prever que, por ejemplo, el hecho de enviar un barco cargado de productos ultraprocesados a comunidades alejadas que carecían de una infraestructura de salud pública podría ocasionar obesidad o caries dental.

Hay secciones enteras de Nestlé que se dedican a vender productos en los lugares más pobres del planeta. Por ejemplo, hay una división denominada Nestlé Central and West Africa Region, que vende productos en Angola, Benín, Burkina Faso, Camerún, Cabo Verde, República Centroafricana, Chad, el Congo, Costa de Marfil, República Democrática del Congo, Guinea Ecuatorial, Gabón, Gambia, Ghana, Guinea Bissau, Guinea, Liberia, Mali, Mauritania, Níger, Nigeria, Santo Tomé y Príncipe, Senegal, Sierra Leona y Togo.

Todas las empresas de alimentos más importantes venden sus productos en estas regiones y siguen expandiendo su crecimiento. Nunca deja de sorprender a los médicos del ámbito de la salud pública que se pueda comprar una Coca-Cola fría en casi cualquier parte del mundo y, a la vez, sea tan problemático mantener la cadena de frío para llevar una vacuna desde el laboratorio hasta un niño.

Las empresas que elaboran nuestra comida no tienen alternativa en cuanto a qué alimentos producen y cómo lo hacen. Y muchos no podemos elegir entre comprarla o no. Pero hay dos grupos que sí tienen opciones ligeramente diferentes para crear una situación mejor: los gobiernos y la sanidad, que incluye a los médicos, enfermeros, especialistas en salud pública, nutricionistas y todos los que hayan elegido la carrera con el único propósito de cuidar a la gente.

En esas personas encontraremos algunas soluciones en el siguiente capítulo.

19

Qué podríamos pedirles a los gobiernos

Carlos Monteiro me contó una anécdota de cuando estudiaba Medicina, a mediados de los años setenta. Su esposa también era estudiante de esa misma carrera, por lo que asistían juntos a las clases sobre alimentación infantil. Ella estaba embarazada de la primera hija de la pareja, de modo que tal vez por eso la información se les grabó más que a mí cuando fui a clases sobre ese tema veinte años más tarde. Monteiro incluso recordaba el nombre del profesor: «Se llamaba Oswaldo Ballarin».

Además de la esposa de Carlos, había en el departamento varias estudiantes y jóvenes médicas que también estaban embarazadas, y todos los meses se les enviaba a todas un paquete de provisiones: pañales y leche de fórmula. Cuando nació la hija de Carlos, su esposa la amamantó por un tiempo, pero pronto cambió por la leche de fórmula que les habían dado. Monteiro me dijo que eso era normal: «Incluso en los valles alejados donde yo investigaba sobre la desnutrición, las mujeres se inscribían en los centros alimentarios para recibir leche de fórmula».

Unos años más tarde, fue a estudiar a Nueva York. Allí conoció a una pareja de pediatras británicos, Derrick y Patrice Jelliffe, que estaban estudiando la desnutrición infantil. En una serie de informes, habían documentado meticulosamente las enérgicas prácticas de *marketing* que aplicaba la industria de la leche de fórmula en zonas de escasos recursos, y se enfocaban principalmente en Nestlé. Vestían a representantes de ventas que no tenían certificación ni capacitación alguna como «enfermeros/as de maternidad». Asesoraban a las madres primerizas inexpertas sobre los beneficios de la leche de fórmula y la promovían de tal modo que, desde entonces, se la relaciona con miles de muertes evitables.[1]

Nestlé y otras empresas que producían leche de fórmula estaban provocando un cuádruple riesgo.

Primero, incluso la fórmula preparada con agua limpia se asocia a un aumento del riesgo de contraer una infección letal,[2, 3, 4 y 5] probablemente por su efecto en el microbioma de los bebés.

Segundo, Nestlé estaba comercializando la leche de fórmula en comunidades donde la posibilidad de producir un alimento no contaminado era casi nula.[6] En esos entornos de bajos recursos, por lo general, los padres disponían de un solo biberón y solo podían lavarlo con agua de río o de pozo contaminada con aguas residuales. Además, el índice de alfabetización era muy bajo, por lo cual tenían dificultad para preparar las tomas correctamente.

Tercero, si bien las muestras iniciales se entregaban a bajo coste o incluso gratis, una vez que la madre dejaba de amamantar el precio subía, con lo que se creaba más pobreza y se ponía en peligro ya no solo al bebé, sino también a sus hermanos. En África oriental, por ejemplo, haría falta más de un tercio de lo que gana un obrero para alimentar bien a un recién nacido.

Por último, aparentemente para gastar menos, las madres diluían la fórmula, de modo que los bebés, que a menudo ya sufrían de diarrea, además estaban desnutridos. «En tales circunstancias, se suministran dosis casi homeopáticas de leche con grandes cantidades de bacterias. El resultado es inanición y diarrea, que a menudo conducen a la muerte».[7 y 8]

Los Jelliffe catalogaron casos de empresas fabricantes de leche de fórmula cuyas campañas de *marketing* decían que amamantar era «retrógrado e insuficiente», y en 1972 acuñaron la frase «desnutrición comerciogénica», es decir, provocada por empresas.[9] La obesidad moderna también es una enfermedad comerciogénica.

Posteriormente, se publicaron varios informes en la prensa. En 1973, la portada de la edición de agosto de la revista *New Internationalist* mostraba una foto de la tumba de un bebé en Zambia. Sobre el túmulo, la madre había colocado un biberón y una lata vacía de leche en polvo.[10 y 11]

En 1977, Nestlé, la mayor productora, fue blanco de un boicot global por parte de varias ONG. Eso llevó al senador Ted Kennedy, presidente del subcomité de salud en el Senado, a exigir que los representantes de las principales empresas productoras de leche de fórmula declararan ante el Congreso.

Monteiro siguió esas audiencias junto a los Jelliffe. Uno de los primeros en declarar fue el director de operaciones de Nestlé para Brasil, el doctor Oswaldo Ballarin, el mismo médico que había sido profesor de Monteiro y su esposa. «Los paquetes de leche de fórmula los enviaba Nestlé —dijo Monteiro—. A través de Ballarin, obtuvieron los nombres y datos de todos los médicos y residentes que estudiaban allí».

Las audiencias fueron catastróficas para Nestlé. Ballarin arguyó que, si bien había sido una mala decisión comercializar productos en regiones con bajo nivel de alfabetización y sin acceso asegurado al agua potable, ocuparse de esos problemas o de las muertes que causaron iba más allá de la responsabilidad de Nestlé. Sobre el boicot, dijo que era un ataque al sistema económico del mundo libre. Kennedy señaló que Ballarin había malinterpretado lo que significa el libre mercado. Un boicot es, desde luego, una herramienta importante y reconocida de todo sistema de ese tipo.

El escándalo llevó a redactar un documento sobre políticas denominado el «Código». Fue confeccionado por activistas y por la Asamblea Mundial de la Salud, y establecía pautas para el *marketing* de la leche de fórmula infantil.

Fue un enfoque inteligente. Otras políticas, como gravarla con impuestos o prohibirla hubieran sido muy contraproducentes. La leche de fórmula infantil es un ultraprocesado, pero lo que la diferencia de los demás productos de este tipo es que se trata de un alimento esencial —aunque otros UPF pueden también serlo en contextos donde son la única fuente de calorías disponible y de precio asequible—. La gente tiene derecho a usarla y debería ser libre de hacerlo. Esto significa que la fórmula habría de ser barata, de alta calidad y fácil de conseguir. Además, la gente tiene derecho a recibir información precisa sobre los beneficios y los riesgos de las diferentes maneras de alimentar a una criatura, y eso incluye el derecho de no quedar expuesta a afirmaciones engañosas.

Nestlé rehabilitó su reputación, hasta el punto de que George Clooney se atrevió a arriesgar la suya promocionando Nespresso. No obstante, aún continúa el *marketing* peligroso como el que describieron los Jelliffe a comienzos de la década de 1970.

El presupuesto de *marketing* de la industria de la leche de fórmula es incomprensiblemente alto: entre 2.500 y 4.500 millones de euros anuales, comparable con el presupuesto operativo anual de la Organización Mundial de la Salud. Este nivel de gasto significa que la venta de leche de fórmula para bebés, tanto de inicio como de continuación, está creciendo ocho veces más rápido que la población mundial. En 1998, el mercado representaba menos de catorce mil millones de euros. Ahora vale bastante más de cincuenta mil millones.[12] El resultado es que más del 60% de los bebés menores de seis meses que viven en zonas de bajos recursos se alimentan a base de fórmula.[13] Esto produce efectos catastróficos en los índices de neumonía y diarrea, las dos infecciones que más niños matan en el mundo.

Un informe publicado en *The Lancet* estimaba que, si la lactancia materna fuese universal, se podrían evitar más de ochocientas mil muertes infantiles en países de ingresos bajos y medios.[14] Supone, aproximadamente, el 15% de las muertes infantiles en esos países. En China, la India, Indonesia, México y Nigeria, el uso de la leche de fórmula se ha asociado a más de 236.000 muertes infantiles al año.[15 y 16] La intervención más eficaz para prevenir la mortandad de niños menores de cinco años consistiría en limitar el *marketing* de la leche de fórmula.[17]

Una de las estadísticas más preocupantes es que el mercado no solo está creciendo porque hay más recién nacidos alimentados a base de fórmula: también este aumento de las ventas indica que cada niño está consumiendo más. En 2008, un bebé ingería de media 5,5 kg al año, pero la cifra actual es de casi 8 kg; es un aumento de más del 40 %.[18] Esto se puede deber al *marketing* o a la introducción de nuevos ingredientes que dan mejor sabor a esta leche.

Un equipo de Cambridge descubrió que muchos padres estaban dando a sus recién nacidos mucha más fórmula de la necesaria. Por supuesto, la leche resuelve todos los problemas —el llanto o la dentición, por ejemplo— y por eso los bebés estaban consumiendo cientos de calorías más al día que las que recomienda la Organización Mundial de la Salud. Los niños estaban sobrealimentados; algunos bebían hasta un litro de fórmula al día. Muchos de estos bebés eran llevados al médico por síntomas como llanto, berrinches y vómitos. Les diagnosticaban alergias o reflujo, y luego les recetaban fórmulas especiales más costosas. Pero en muchos casos, cuando los padres reducían la cantidad de fórmula que les ofrecían a los niveles recomendados, los síntomas desaparecían.[19, 20, 21 y 22]

Nadie tira leche de fórmula en polvo; por eso, es un buen negocio tener una que sea muy sabrosa y se consuma rápidamente. El resultado es que los bebés alimentados con esta leche aumentan de peso con mucho mayor rapidez que los amamantados. Soy padre y sé que eso puede resultar muy satisfactorio, pero no es sano.

Existe otro tipo de *marketing* mucho más sutil. Bob Boyle es consultor de alergias pediátricas en el Imperial College de Londres. Estudia este campo médico y, además, se dedica a otra actividad complementaria: investiga las afirmaciones que se hacen en los envases. Según la Agencia de Normas Alimentarias del Reino Unido,[23] la Sociedad Japonesa de Alergología,[24] la *Australasian Guideline*[25] y la Academia Estadounidense de Pediatría,[26] no hay pruebas de que las fórmulas especiales prevengan la alergia. Sin embargo, Danone Nutricia usó uno de los estudios de Boyle para afirmar que estaba «clínicamente demostrado» que su fórmula suplementada con prebióticos reducía en más del 50 % el eccema en bebés con antecedentes familiares de alergia, a pesar de que ese estudio, en realidad, constató lo contrario.

Estas afirmaciones son perjudiciales porque fomentan el uso de costosas leches de fórmula en quienes no las necesitan.

En 2018, hice una investigación de la industria de la leche de fórmula[27] que dejaba al descubierto el *marketing* de un diagnóstico de alergia a la leche vacuna en bebés que se alimentaban exclusivamente con leche materna. Los síntomas de la alergia eran tan amplios (sarpullido, irritabilidad, diarrea, cólicos, etc.) que resultaba totalmente imposible no diagnosticársela a cada bebé, y a las madres que amamantaban se las alentaba a excluir los productos lácteos. Esto añade una barrera a una tarea de por sí difícil, y hace que a las mujeres que desean amamantar se les dificulte hacerlo.

El estudio reveló, además, hasta qué punto las empresas habían captado a la profesión médica. La industria de la leche de fórmula financia las investigaciones básicas, a los autores de las pautas alimentarias nacionales, a las asociaciones profesionales —incluso, hasta hace poco, el Real Colegio de Pediatría y Salud Infantil— y a los sitios web y las instituciones de beneficencia que brindan información a los pacientes. Cuando entrevisté a la entonces presidenta del Real Colegio de Pediatría y Salud Infantil, ella estaba a punto de ocupar un cargo en la junta científica de Nestlé.

Eso supone un problema enorme. Si una familia de un país como el Reino Unido decide usar leche de fórmula, libremente y basándose en la mejor información, sería una buena opción. Hay que destacar que en ese país la influencia de la industria en cada aspecto de la alimentación infantil hace que las mujeres que desean amamantar se topen con barreras y falta de apoyo. Desde hace varias generaciones, el Reino Unido tiene uno de los índices de lactancia materna más bajos del mundo. Amy Brown es profesora de Salud Pública en Swansea. Ella me explicó que, cuando ni la madre ni las hermanas de una mujer, ni las médicas, las comadronas o las enfermeras de su comunidad amamantaron, se crea un ambiente en el cual es muy difícil dar el pecho, y más aún cuando toda la información con la que cuentan ha sido patrocinada por la industria de la leche de fórmula.

Sin embargo, la alimentación de un bebé tiene implicaciones más amplias que los problemas de salud que pueda ocasionar. Brown me explicó que la lactancia materna es importante para una mujer por muchas razones que no se resuelven con un biberón, como proteger su propia salud, por su religión o porque es la manera que prefiere para cuidar de su hijo. «Si no puede hacerlo, podría aumentar el riesgo de depresión posparto, que es mucho más bajo en las que sí logran amamantar». Las mujeres que dejan de dar el pecho antes de lo que desean tienen índices mucho más altos de este trastorno depresivo que aquellas que alimentan a sus hijos del modo que prefieren. Al hablar con Brown, a menudo utilizan el lenguaje del trauma y el duelo.[28]

El ambiente actual en el Reino Unido es estigmatizante para todas las madres y el *marketing* perjudica a todas, especialmente a quienes están probando la alimentación con fórmula o mixta y que quizá sienten que necesitan gastar más dinero en productos más caros que no son eficaces para los problemas que dicen resolver.

Habrás notado que este libro no celebra las maravillas de los alimentos de verdad, y tampoco es este un capítulo sobre los beneficios de una sola manera de alimentar a un niño.* Yo fui un bebé alimentado con leche de fórmula, como la mayoría de los nacidos en Londres en 1978. Mi madre tomó la decisión correcta para nuestra familia. Tenía gemelos y una carrera, de modo que volvió pronto a trabajar y creó la seguridad financiera que me ha dado tanta libertad en la vida. Por eso, no me importa cómo elijan alimentar a sus hijos, siempre que lo hagan de manera segura. Muchos ganadores de medallas de oro en

---

* Esta nota al pie habla de la mejor información independiente sobre la alimentación infantil, pero si ya saliste de esa etapa (a menudo bastante dura) de la crianza, puedes omitirla y seguir leyendo. Hay muchos estudios independientes de alta calidad que comparan a los niños que nunca se han alimentado con leche materna con los que sí lo han sido, ya sea parcial o exclusivamente. En todos los países, la leche de fórmula se asocia con aumentos considerables de la mortalidad por toda causa, mortalidad por diarrea y neumonía,[29] obesidad y diabetes tipo 2,[30] otitis media,[31] oclusión dental defectuosa,[32] asma[33] y síndrome de muerte súbita del lactante.[34] Además, los bebés no amamantados tienen un coeficiente intelectual (CI) considerablemente más bajo, incluso tomando en cuenta el CI de la madre.[35] La alimentación con leche de fórmula afecta a la salud materna principalmente porque la priva de los beneficios de la lactancia, como es la protección contra el cáncer de ovarios y de mama, así como contra la diabetes tipo 2.[36]

los Juegos Olímpicos y del premio Nobel han sido niños criados con fórmula.

Sin embargo, los debates que se dieron tras la muerte de bebés en las décadas de 1960 y 1970 por causa de aquellas técnicas de *marketing* proporcionan un modelo de cómo pensar las políticas en relación con los ultraprocesados en general. La leche de fórmula instantánea es el UPF más complejo y, por tanto, es un buen lugar para comenzar.

De la historia del *marketing* de la leche de fórmula, podemos extraer dos ideas principales que nos orientan sobre cómo abordar la regulación de los alimentos de clase 4 en el sistema NOVA.

Primero, la gente que crea las políticas y la que informa a quienes las crean no debería recibir dinero, directa o indirectamente, de la industria alimentaria. Segundo, la mejor manera de incrementar los derechos y libertades consiste en restringir el *marketing*.

Comencemos por determinar cuál es el papel de la industria en el diseño de las normativas. Está claro que, cuando se trata de influir en las políticas de alimentación infantil, los fabricantes de leche de fórmula tienen un conflicto de intereses. Hay intenciones que se superponen —como hacer un buen producto que sea inocuo—, pero el objetivo de las empresas es ganar dinero con la leche de fórmula, y eso choca con las necesidades de los bebés de todo el mundo, independientemente de si se los alimenta con leche materna o de fórmula.

El paso más importante es eliminar esta influencia. Es muy fácil redactar una larga lista de iniciativas que promuevan la salud, pero eso no es posible si se trabaja en conjunto con la industria.

Resulta necesario que quienes diseñan las políticas, como los médicos y científicos, se vean a sí mismos como reguladores.

La obesidad y todas las enfermedades relacionadas con la alimentación son comerciogénicas, igual que aquellas provocadas por el *marketing* inapropiado de la leche de fórmula en todo el mundo. Esto significa que quienes buscan limitar el daño que causan esas empresas tienen que relacionarse con ellas como si fueran adversarios.

Con esto no quiero decir que la industria alimentaria sea en sí inmoral ni que quienes hacen las políticas no deban hablar con sus responsables. Pero sí creo que nadie debería recibir dinero. De momento, esto está muy lejos de suceder en el Reino Unido y en Estados Unidos.

En el Reino Unido, la industria de los ultraprocesados participa a menudo en las normativas alimentarias. Por eso ninguna de las seiscientas propuestas de políticas que mencioné en la introducción ha dado resultado.

Helen Crawley me señaló esto. Es una figura modesta pero influyente en las normativas nutricionales. Desde hace casi cuarenta años, fomenta mejores estándares alimentarios para los grupos vulnerables de todo el Reino Unido y lucha contra los conflictos de intereses. Desde hace décadas, la institución benéfica que ella creó, First Steps Nutrition Trust, propugna que se eliminen los alimentos ultraprocesados de las dietas de las embarazadas, los bebés y los niños pequeños. «Podrás creer que las leyes las redactan los políticos —me explicó Crawley—, pero las cuestiones específicas suelen ser el resultado de la insistencia de grupos de interés especial: concretamente, instituciones sin ánimo de lucro, ONG y agrupaciones que representan a los profesionales de la salud».

Una parte de esas organizaciones cuentan con la atención del gobierno, incluida la Fundación Británica de Nutrición. Esta es una «institución benéfica que existe para dar acceso a la gente, a los educadores y a las organizaciones a información fiable sobre nutrición». Se autodescribe como una «caja de resonancia para el desarrollo de políticas»[37] y ha tenido contratos con numerosos departamentos gubernamentales, especialmente en temas como las comunicaciones y políticas nutricionales y la educación sobre nutrición en las escuelas. Algunos de sus miembros integran grupos que asesoran al gobierno. La Fundación Británica de Nutrición recibe financiación de casi todas las empresas de alimentos que se te ocurran, como CocaCola, Nestlé, Mondelēz, PepsiCo, Mars, Danone, Kerry y Cargill.[38]

En Estados Unidos existe una situación similar. Allí se descubrió que la Academia de Nutrición y Dietética, que forma nutricionistas y ayuda a definir la política alimentaria nacional, tenía grandes relaciones con la industria alimentaria. Un informe publicado en la revista científica *Public Health Nutrition* reveló que la organización aceptó más de 3,5 millones de euros de empresas productoras de alimentos y asociaciones del sector, entre ellas CocaCola, PepsiCo, Nestlé, Hershey, Kellogg's y Conagra.[39]

Y eso fue solo entre 2011 y 2017. Además, tenían una participación considerable en empresas productoras de ultraprocesados, incluido cerca de un millón de euros en acciones de PepsiCo, Nestlé y J. M. Smucker.[40]

Mientras tanto, del otro lado del Atlántico, Diabetes UK tiene como socios corporativos a Boots, Tesco y Abbott.[41] Cancer Research UK cuenta con financiación de Compass, Roadchef, Slimming World, Tesco y Warburtons.[42] La Fundación Británica de Cardiología recibe dinero de Tesco.[43] La Asociación Dietética Británica tiene como socios estratégicos actuales a Abbott, Danone y Quorn, además de contar con el apoyo de otras empresas de alimentos.[44]

El Centro por la Justicia Social redactó un informe sobre políticas para la obesidad, que decía que la actividad física y el deporte son «fundamentalmente importantes para hacer frente a nuestra crisis de obesidad» y que «la industria de los alimentos y bebidas debe trabajar con el gobierno y con la sociedad civil para poner fin a la obesidad infantil». No es que estuviese todo mal, pero era un tanto tibio y colaborativo, lo cual no sorprende, dado que el informe estaba financiado por Danone y ASDA. Uno de los autores reveló que los patrocinadores habían solicitado que se diluyera la redacción que tenía que ver con las promociones.

Es tan pero tan normal trabajar en conjunto con la industria y recibir fondos de ella que es probable que muchos de estos grupos no tengan plena conciencia de que esa colaboración con las empresas que producen y venden ultraprocesados permite dar a sus marcas la reputación de ser saludables. Para la empresa, es una gran oportunidad de obtener publicidad con promesas débiles y tácticas dilatorias mientras luchan por medidas «voluntarias» que pongan en tela de juicio sus actividades. Las organizaciones que reciben dinero, por ejemplo, de CocaCola y declaran combatir la obesidad no son sino extensiones de la división de *marketing* de CocaCola.

En el Reino Unido, los límites entre el activismo alimentario y la industria de los ultraprocesados también están muy desdibujados.

Desde hace casi veinte años, Jamie Oliver es uno de los principales activistas alimentarios del Reino Unido. Hace campañas por mejorar la calidad de la comida en las escuelas, la educación sobre los alimentos y, más recientemente, para poner fin a las promociones de tipo dos por uno en comida basura.

Además, propone reducir a la mitad la cantidad de niños obesos para el año 2030, y en la actualidad forma parte de un consorcio de contribuyentes de una institución benéfica llamada Bite Back 2030, que apunta a dar a los jóvenes el poder de cuestionar el *marketing* inapropiado de alimentos y participar en las políticas contra la obesidad en el Reino Unido.

Conocí a Jamie Oliver y trabajé con muchos de los integrantes de Bite Back 2030. No tengo dudas de que su intención es mejorar la salud de los niños, y muchas personas que lo han conocido y trabajado con él pueden confirmar su compromiso con la salud infantil.* Sin embargo, me preocupó lo que vi en la reunión cumbre de la juventud de Bite Back 2030 en octubre de 2021.

Oliver estaba allí, con un grupo de activistas jóvenes y apasionados, a muchos de los cuales llegué a conocer y respetar. Junto a ellos, estaban Paula MacKenzie, por aquel entonces directora ejecutiva de KFC en el Reino Unido; Alessandra Bellini, directora de servicios al cliente de Tesco; el director ejecutivo de Deliveroo, y muchos otros personajes importantes de la industria alimentaria.

Las conversaciones que hubo durante la cumbre eran una mezcla de compromisos entusiastas pero vagos, con un sentido de igualdad de objetivos de todos los presentes. Los jóvenes dijeron algunas cosas muy potentes, pero me quedé con la impresión de que fue la industria la que sacó más provecho del evento. No se puso de manifiesto que los intereses de, por ejemplo, KFC y los de quienes hacían campaña contra la obesidad no estaban ni podían estar alineados. KFC habló con elocuencia de cuánto le importa la salud, y seguramente es así, pero la empresa está obligada por sus dueños a

* Como la doctora Helen Crawley, por ejemplo, que trabajó con Oliver durante años y, cuando habló conmigo, destacó las buenas intenciones de este.

vender muchos ultraprocesados. Por tanto, no puede ser un socio en la lucha contra la obesidad.

Bite Back 2030 también lanzó algo llamado «acelerador de sistemas alimentarios», que se ha asociado con KFC, Tesco, Costa Coffee, Danone, Deliveroo, Innocent, Jamie Oliver Group y Compass Group/Chartwells UK. Los jóvenes activistas trabajarán en conjunto con cada una de estas empresas para ayudar a los altos ejecutivos a comprender mejor lo que los consumidores quieren de sus productos.

James Toop, director ejecutivo de Bite Back 2030, dijo: «Todo niño tiene el derecho de acceder a alimentos baratos y nutritivos; por eso me complace que estas ocho organizaciones estén comprometiéndose a encabezar el cambio. En conjunto, representan los hábitos alimentarios y de compra de la nación, de modo que es una excelente noticia que los jóvenes activistas de Bite Back vayan a estar trabajando con ellos de forma colaborativa para definir los futuros sistemas de compra».

Supone un respaldo muy entusiasta para unas empresas que seguramente no podrán hacer nada significativo por las razones que me explicaron Robert Plowman y Eddie Rixon.

El anfitrión de la cumbre de la juventud fue Tortoise Media, que trabaja en estrecha colaboración con empresas como McDonald's y Unilever y acaba de lanzar un *Índice de mejores alimentos*. Se basa en datos de origen diverso para determinar 106 indicadores diferentes de la medida en que las empresas cumplen lo que predican en áreas como el medioambiente, los precios accesibles, la nutrición y la sostenibilidad financiera. Tortoise dice que este índice apunta a «que el poder rinda cuentas» y «explique algunas de las mejores y peores prácticas de la industria de los alimentos».

Nestlé figura primera en este índice, lo cual es bastante sorprendente para muchos que trabajamos en el mundo de la alimentación infantil. Unilever está tercera —y antes estuvo primera— en el *Índice de Responsabilidad 100*, que recoge las compañías que tienen las mejores ratios en sostenibilidad, sociedad y ética.

Es muy difícil compatibilizar estos *rankings* con algunas de las acusaciones contra las empresas en lo relativo a la salud y el medioambiente.

Por ejemplo, un informe de Greenpeace de 2019 sostenía que de los treinta grupos productores que tenían que ver con los incendios en Indonesia, Nestlé compraba a veintiocho, y Unilever, por lo menos a veintisiete.[45] Si quieres más ejemplos, repasa los dieciocho capítulos anteriores a este.

El mismo Oliver forma parte de la industria alimentaria. Su empresa produce ultraprocesados —aunque bastante marginales, pero UPF al fin y al cabo debido a la presencia de saborizantes— y gana dinero con los productores y minoristas de este tipo de comida. En Tesco y Shell, sus promociones incluyen bebidas como Cherry Coke, Dr Pepper y Fanta, y aperitivos como las patatas fritas con sabor a Kentucky Fried Chicken de Walker's Max.

No se ve que nadie cuestione esta idea de que la industria puede colaborar en la lucha contra la obesidad en los niños y ayudar a financiar el activismo sin menoscabarlo.

Nadie piensa que Philip Morris deba invertir en los médicos que investigan si fumar hace daño. Nadie piensa que las instituciones benéficas financiadas por British American Tobacco tendrían que redactar la legislación sobre el tabaco. ¿Por qué debería ser diferente la política alimentaria en relación con la salud?

Antes de que se dé cualquier modificación en las leyes, se necesita un cambio cultural para que la industria no participe en las conversaciones. A medida que se comprenda que las empresas son tan responsables de las enfermedades relacionadas con la alimentación como lo son las tabacaleras de las enfermedades que causa el hábito de fumar, llegará a considerarse vergonzoso que los activistas trabajen con los productores de ultraprocesados. Es evidente que no se puede diseñar una política alimentaria nacional sin hablar con la industria. Pero sí se puede hacer que ninguna de las personas que redactan y desarrollan las leyes reciba dinero del sector que se pretende regular. No puede haber una relación de socios.

Además de quitar de en medio a la industria, hay algunas políticas especiales que vale la pena tomar en cuenta.

Chile tiene uno de los mayores índices de obesidad del planeta: tres cuartas partes de sus ciudadanos adultos viven con sobrepeso u obesidad. Los funcionarios se han alarmado especialmente por estos índices en menores de edad, que están entre los más altos del mundo, ya que más de la mitad de los niños de seis años están por encima de su peso o son ya obesos.

En 2016, Chile implementó una cantidad de políticas que impusieron restricciones al marketing y la obligación de colocar etiquetas octogonales negras en los envases de alimentos y bebidas con alto contenido energético, de azúcar, sodio y grasas saturadas. Además, esos alimentos se prohibieron en las escuelas y se gravaron con un impuesto elevado.[46]

Esas leyes prohibieron los juguetes que incluían los huevos Kinder Sorpresa y retiraron de los envases los animales de dibujos animados, como el Tigre Tony y el guepardo Chester de Cheetos. PepsiCo, que produce estos últimos, y Kellogg's, fabricante de los copos de maíz azucarados Frosted Flakes (conocidos en España como Frosties) reclamaron por vía judicial, aduciendo que esa normativa infringe su propiedad intelectual, pero, en el momento de escribir esto, Tony y Chester siguen sin aparecer en los paquetes.*

Fue una clase magistral del aspecto técnico del desarrollo de políticas, para lo cual se consultó a los habitantes y, luego, se hicieron pruebas y ensayos. Todos los participantes de las reuniones con grupos de ciudadanos comunes querían etiquetas claras.

El etiquetado tuvo un gran impacto: disminuyó la compra de esos alimentos y, lo que es quizá más importante, las investigaciones revelan que, con las nuevas normas en vigor, los menores piden a sus padres que no compren esos productos.[48] Esto coincide con mi propia experiencia con los niños: son listos. Claro que son vulnerables al *marketing*, pero no se dejan llevar del todo por el momento. También les importa su salud y la de sus padres.

Queda aún por ver si estas políticas lograrán cambios significativos con respecto a la obesidad, o incluso si van a resistir la presión

---

* Tras la prohibición de Kinder Sorpresa, un ejecutivo de Ferrero afirmó que el juguete no era un artículo promocional, sino una «parte intrínseca de la golosina», mientras que el embajador de Italia en Chile acusó al ministro de Salud Pública de ejercer el «terrorismo alimentario».[47]

continua de la industria, pero ya constituyen un modelo para abordar el problema. Cuando la gente puede elegir bien, lo hace.

En cuanto a los detalles, personalmente, no creo que el objeto de las leyes deba ser que la gente consuma menos ultraprocesados. Eso no incumbe a los políticos. No quiero que me digan qué hacer, como tampoco lo quería Xand.

Sinceramente, no tengo una opinión moral sobre el consumo de ultraprocesados. Ninguno de mis amigos me cree, pero es verdad. No me importa lo que comas tú o lo que le des a tus hijos. El objetivo debería ser que vivamos en un mundo donde tengamos verdaderas opciones y libertad de elegirlas.

El sistema de clasificación NOVA no es la manera infalible de enfrentarse a los alimentos que provocan enfermedades relacionadas con la alimentación y la destrucción del medioambiente porque la clasificación perfecta no existe. En mi experiencia, incluye todos los alimentos específicos que a tantos nos cuesta dejar de comer y, a la vez, al menos para quienes tienen recursos, expande el horizonte de opciones posibles.

Tras decidirse a probar una dieta a base de 80% de ultraprocesados, esto es lo que le ocurrió a Xand.

* * *

El primer día de su dieta, Xand me llamó desde Costa Coffee. Estaba comprando una salchicha enrollada en masa de hojaldre. Era muy apetitosa: «Quiero saber si me la puedo comer. ¿El carbonato de calcio es ultraprocesado?».

Ahora mis amigos me llaman todo el tiempo para preguntarme esas cosas. En realidad, no me extraña. Muchos de los alimentos que se compran en los comercios británicos tienen «etiquetas limpias», como aquellas lasañas sobre las que consulté a Maria Laura da Costa Louzada. Y le dije a Xand que no, que el carbonato de calcio no hacía de su rollo de salchicha un ultraprocesado. No cuenta como ingrediente «extraño» porque se agrega por ley a casi toda la harina de trigo blanca. Es tiza.

Pero él me leyó igualmente el resto de los ingredientes: «Carne de cerdo, harina de trigo (con carbonato de calcio, hierro, niacina, tiamina), mantequilla sin sal, cebollas, patatas, huevo pasteurizado, sal, vinagre de vino blanco, aceite de colza, especias molidas (pimienta negra, pimienta blanca, nuez moscada), cilantro, perejil, salvia, tomillo seco, levadura, pimienta negra partida. Está bien, ¿no?».

Oí que la gente que esperaba detrás de él empezaba a impacientarse cuando me preguntó por el huevo pasteurizado: «Eso no lo tengo en mi cocina». Para no ser injusto con Xand, diré que yo también tengo siempre esos debates internos. La clasificación NOVA me obliga a analizar todo el tiempo el propósito de los alimentos. ¿Esto se creó en un entorno al que le es indiferente mi salud? ¿Es parte de un modelo alimentario que provoca cambio climático y obesidad? ¿Conocía él el proceso de diseño de la salchicha envuelta? ¿Se elaboraba mediante un sistema que favorecería a los alimentos que se consumen en cantidades más grandes? ¿Era blando? ¿Tenía muchas calorías?

Empecé a hablarle de la consistencia blanda y la densidad calórica, y él me leyó la cantidad de calorías. Contenía 294 calorías por cada cien gramos: un poco más que un Big Mac, más o menos lo mismo que las patatas fritas de McDonald's. ¿Es blando? En el paquete no había ninguna medida, pero a él le parecía que sí.

Supongo que el rollo de salchicha Best Ever de M&S —que se vende en Costa— es un alimento que subvierte el sistema interno que regula la incorporación de energía. En mi opinión, podría hacer un poco menos que otros similares que llevan menos ingredientes. Greggs describe sus rollos de salchicha como «los preferidos de la nación» y asegura que «este clásico británico se elabora con carne de salchicha sazonada envuelta en varias capas de masa de hojaldre dorada, además de una buena dosis de amor. Y eso es todo. Sin sorpresas. Sin ingredientes secretos».

Los rollos de salchicha de Greggs que se venden en Islandia tienen unos cuarenta ingredientes, entre ellos ésteres de ácido diacetiltartárico de monoglicéridos y diglicéridos de ácidos grasos y carboximetilcelulosa. Cuesta pensar en el experimento que se podría hacer comparando estos dos productos uno a uno. Haría falta una enorme cantidad de voluntarios y la diferencia podría ser muy sutil.

Xand decidió ir a otra parte a comprar un rollo de salchicha que fuese, sin duda, ultraprocesado.

Al tercer día, dejó de comer UPF y no tuvo vuelta atrás.

20

Qué hacer si quieres dejar de comer ultraprocesados

Si quieres dejar de comer ultraprocesados, puedes probar lo que hicimos Xand y yo: seguir una dieta a base de un 80 % de estos productos durante unos días. No es necesario que la realices durante las cuatro semanas. Ve y pruébalo. Hazles frente. Vas a encontrarte ante un pastel de carne o una lasaña que está en lo más alto de la definición de NOVA 4, que quizá tenga apenas un poquito de extracto de especias o un poco de dextrosa, y vas a preguntarte: ¿esto será ultraprocesado? Y vas a entender lo que quiso decir Maria Laura da Costa Louzada cuando hablaba de comidas que son como una fantasía. Vas a morder un chocolate barato o unas patatas fritas picantes y vas a oír a Fernanda Rauber diciéndote al oído: «No es comida. Es una sustancia comestible producida industrialmente».

Si reconoces que para ti la comida es adictiva, busca en internet el test de escala de adicción a la comida de Yale (Yale Food Addiction Scale Test). Si crees que tienes una dependencia, pide ayuda, ya sea a un amigo, a un familiar o a tu médico.

También puedes optar por comer algunos ultraprocesados, pero alejarte de los más problemáticos. Intenta reconocer tus momentos vulnerables y los alimentos que los provocan; por ejemplo, almorzar un sándwich UPF con un amigo no va a inducirte a un atracón, mientras que es más que probable que comer patatas fritas a solas en casa cuando tienes hambre sí lo haga.

Puede resultarte mucho más fácil la abstinencia. Para Xand y para mí, este es el mejor enfoque. Nuestra relación con los ultraprocesados era de adicción, y para nosotros, la única solución era evitar comerlos. Xand dejó los UPF y, en pocos meses, bajó veinte kilos. Ahora practica la abstinencia total. Sin excepciones, nunca.

Y recuerda que un ultraprocesado es solo una sustancia a través de la cual se manifiestan otros problemas. A menudo los comemos por algún motivo. Suelen ser las mismas razones por las que muchos tenemos problemas de adicción a otras sustancias. Es posible que necesites resolver algunos de esos otros problemas antes de enfrentarte a la comida ultraprocesada. Tal vez sepas ya cuáles son. Nuevamente, pide ayuda.

Si dejas de comer este tipo de productos, vas a necesitar sustituirlos con algo; por tanto, te costará más tiempo y dinero. Hay muchos libros de cocina para quienes no pueden gastar mucho, pero yo recomiendo en especial a dos autores: Allegra McEvedy y Jack Monroe. Sus recetas son baratas, fáciles y deliciosas. Deberás tomarte la molestia de preparar la comida, pero será algo que te conectará a una larga cadena de seres humanos que lo hicieron y sobrevivieron el tiempo suficiente para engendrarte.

Es posible que no bajes mucho de peso. Ya aclaré al comienzo que este no es un libro sobre cómo adelgazar. Barry Smith, después de trabajar juntos en el pódcast que precedió a este libro (*Addicted to Food*), dejó los ultraprocesados. Sus alumnos empezaron a apodarlo Paleo Barry. Eso refleja hasta qué punto está roto nuestro modelo alimentario: el simple hecho de comer alimentos normales nos convierte en una especie de fanáticos. El caso es que él creyó que, habiendo abandonado los UPF, podía comer tanto queso, mantequilla y pan de verdad como quisiera. Sin embargo, los hombres de mi edad y la de Barry ya engordábamos fácilmente mucho antes de que se inventara la maltodextrina. Por lo que pronto descubrió que sí necesitaba moderar su consumo de queso.

Somos personas ultraprocesadas no solo por lo que comemos. Muchos de los otros productos que compramos están creados para inducir al consumo excesivo: nuestros teléfonos y aplicaciones, nuestra ropa, nuestras redes sociales, nuestros juegos y nuestra televisión. A veces sentimos que nos quitan mucho más de lo que nos dan. El requisito de crecimiento y el daño que causa a nuestros cuerpos y a nuestro planeta están tan arraigados en nuestro mundo que ya son casi invisibles. La abstinencia de algunos de esos otros productos también puede resultarte útil.

Por último, asegúrate, como hizo Xand, de que realmente lo haces porque es lo que quieres. Y, pase lo que pase, no te castigues, pero sí contáctame y cuéntame cómo te fue.

Agradecimientos

Tengo una sola destreza verdadera en la vida, y consiste en rodearme de personas mucho más competentes que yo. Esto ha resultado ser fundamental, porque había subestimado inmensamente el trabajo que implicaría escribir este libro y necesité ayuda de mucha gente para hacerlo.

La siguiente es una lista, sin ningún orden en particular, de personas sin las cuales el libro no existiría, gente sin la cual el resultado sería mucho peor, y personas y lugares que me apoyaron y me permitieron escribir el texto final.

Mi madre, Kit, y mi padre, Anthony. Ambos están primero, no por la lógica de la biología sino porque, durante toda mi vida, crearon para mí —y para mis hermanos— un entorno en el que todo parece posible. Además, mi madre es la mejor cocinera que conozco y fue editora profesional, de modo que literalmente me ayudó a crear el libro y muchas de las ideas que contiene.

Tuve tres editores talentosos que me hicieron comentarios tan detallados sobre el segundo borrador que casi el 20% de la longitud final del libro les pertenece. Helen Conford, de Cornerstone Press, absorbió el estrés por mis plazos incumplidos como una barra de carbono en un reactor nuclear... hasta tal punto que casi no tomé conciencia de lo que había sufrido hasta mucho más tarde. A veces es brutal, siempre imprevisible, extremadamente graciosa y, sin duda, la mejor editora que habría podido desear.

Melanie Tortoroli, de WW Norton en Estados Unidos, y Rick Meier, de Knopf en Canadá, envolvieron sus tan necesitadas y brillantes críticas con tal calidez y humor que fue casi un gusto tratar de resolver todos los problemas. Su entusiasmo por ver un primer borrador me impulsó a seguir adelante. El equipo de Cornerstone Press me apoyó mucho más de lo que esperaba. Mi publicista, Etty Eastwood, trabajó incansablemente para acercar las ideas de este libro a la mayor cantidad posible de personas. Lo que hicieron Claire Bush y Charlotte Bush (no están emparentadas) con el *marketing* y la publicidad, respectivamente, ha sido heroico. Matt Waterson, en ventas, y Penny Liechti, en derechos, ayudaron a que mi libro llegara a los lectores. Joanna Taylor supervisó el proceso editorial y Odhran O'Donoghue lo corrigió con un nivel de detalle a veces humillante, pero absolutamente necesario. Cualquier error que haya quedado es, por supuesto, mío.

Zoë Waldie, de RCW, es la mejor agente literaria posible. Ha sido mi amiga, mentora y guía en cada etapa, desde las grandes decisiones en relación con la estructura y los contratos hasta la ubicación de las comas. El libro no existiría sin ella ni sin el equipo de RCW.

Miranda Chadwick ya era mi amiga antes de empezar a representarme. Sin ella, tampoco existiría el libro. Es, sin duda, la mejor agente de medios de comunicación y la razón de que haya podido dedicarme a esto. Jamie Slattery es el yin para su yang, y sin él ningún aspecto de mi vida funcionaría. Juntos son dos de las personas más importantes en mi vida.

James Browning (o «Bames», como lo llama Sasha) vino a verme enviado por Zoë para ayudarme con la propuesta y, un año más tarde, es como uno más de la familia. Hizo las veces de editor/consejero semana tras semana y me ayudó a comprender la diferencia entre un libro y una serie de datos inconexos.

Alexander Greene es mi amigo desde que tengo memoria, y jamás dejó de alentarme y de entusiasmarse con toda esta idea. Su granja en Italia vende algunos de los mejores alimentos de verdad que puedas probar. Visita https://potentino.com/.

Lizzie Bolton fue la primera en darme a leer los artículos científicos sobre los ultraprocesados. Ella es una de las mentes que hay detrás de mis documentales en la BBC, como el titulado *¿Qué estamos dando de comer a nuestros hijos?*, para el cual se filmó el experimento dietético que se menciona aquí. El libro no existiría sin ella, como tampoco sin Dominique Walker (magnífica productora ejecutiva de la mayoría de mis documentales), Jack Bootle (que los desarrolla, produce y actualmente los encarga) o Tom McDonald (que me cuidó durante muchos años en la BBC). La BBC es un caso único, porque no tiene financiación comercial y cuenta con un valiente equipo de funcionarios y abogados que, durante muchos años, me apoyaron con audacia en mis programas sobre los determinantes comerciales de la salud. Es una suerte para todos que exista.

Helen Crawley es experta en política alimentaria y fue una de mis revisoras profesionales y quizá mi fuente más fiable en todos los aspectos de la alimentación, desde los detalles de los datos científicos sobre nutrición hasta cómo se crean las políticas. Es una persona brillante.

Carlos Monteiro y su equipo me brindaron una enorme cantidad de tiempo y consejos, en especial el mismo Carlos, Fernanda Rauber, Geoffrey Cannon (hablamos durante horas y me envió muchísimos informes de investigación muy valiosos), Maria Laura da Costa Louzada, Gyorgy Scrinis y Jean-Claude Moubarac.

Rob Percival y Helen Browning, de la Soil Association. Rob parece casi omnisciente en casi todos los aspectos del problema. Helen me dio la primera —y aún la más clara— explicación sobre la economía de los productos alimenticios básicos que me hayan dado jamás. Fue tras hablar con ellos cuando realmente lo entendí.

Al empezar a escribir, entrevisté a Dolly Theis, porque es alguien que tiene una profunda comprensión de la teoría y la política de la alimentación, así como de las políticas sobre el tema; y ahora es parte de mi familia. Ella tiene mucho que ver con un gran número de ideas que expongo en este libro, en especial las del último capítulo, acerca del enfoque hacia el futuro.

Andrew y Claire Cavey son dos de mis amigos más queridos, y los he vuelto locos consultándoles cada palabra del libro. Andrew no tolera los argumentos flojos, y eso es irritante, pero también una de sus mejores cualidades.

Giles Yeo es increíble y no imagina cuánto ha influido en mí. Te recomiendo que compres sus libros —*Gene Eating* y *Why Calories Don't Count*— y los leas.

Melissa Thompson me dio mucha más información sobre los alimentos, la historia y la cultura de lo que podría incluir en este libro. Te recomiendo su libro *Motherland: A Jamaican Cookbook*.

Aubrey Gordon presenta el pódcast *Maintenance Phase*, que deberían escuchar todos aquellos que estén interesados en la ciencia, la salud, el peso corporal y la humanidad. Fue inmensamente generosa con sus consejos sobre cómo hablar de sobrepeso sin estigmatizar. Sus libros *What We Don't Talk About When We Talk About Fat* y *«You Just Need to Lose Weight» And 19 Other Myths About Fat People* son esenciales.

En el UCL, Rachel Batterham ha sido mi amiga y mentora en muchos proyectos. Sam Dicken, Janine Makaronidis y Claudia Gandini Wheeler-Kingshott han aportado más de lo que creen a este libro y a otros proyectos.

Bee Wilson escribió el mejor artículo que yo haya leído sobre los ultraprocesados en *The Guardian* (me lo entregó Lizzie Bolton). Tengo la suerte de que sea mi amiga. Además de brindarme sus comentarios muy razonados sobre algunas ideas, me presentó a Naomi Alderman, quien me explicó cómo aceptar las críticas y cómo funciona el dinero.

Kevin Hall me dedicó una enorme cantidad de tiempo y me mantuvo dentro de los límites de lo comprobado (¡la mayor parte del tiempo!).

Chris Snowdon fue muy generoso con su tiempo y sus argumentos. Estamos de acuerdo en muchas cosas, y tengo la esperanza de que algún día renuncie al Institute of Economic Affairs y dedique sus considerables talentos a hacer del mundo un lugar mejor para todos.

En Muaná, Brasil: Paula Costa Ferreira; Lizete Novaes, de la Pastoral da Criança; Graciliano Silva Ramo, y Leo y su familia. Tristan Quinn dirigió la parte de Brasil del documental de la BBC *What Are We Feeding Our Kids?* Alasdair Livingston fue el excelente director de fotografía y Tom Bell lo coordinó todo.

Paul Hart me buscó y se aseguró de que no me desviara demasiado de los conceptos. Tuvo la amabilidad de revisar el texto y aportó su enorme conocimiento técnico y ético. Gracias a él y a Sharon, gran parte de la investigación resultó divertida.

Gary Taubes: podemos disentir en cuanto a la insulina, pero fue muy agradable hablar con él y lo admiré más al final de nuestra charla que al comienzo.

Barry Smith me explicó toda una nueva área de la filosofía y la neurociencia en la que yo nunca había pensado, y me ayudó a entender cómo afectan los ultraprocesados al cuerpo y al cerebro. Me aportó una enorme cantidad de ideas con increíble generosidad.

Claire Llewellyn estudia a gemelos y mellizos en el UCL y ha llevado a cabo algunos de los trabajos más importantes que describen las relaciones entre los genes y el entorno. Algunos de los conceptos más importantes de este libro son el resultado de mis conversaciones con ella y de su investigación en general.

Anthony Fardet me habló sobre la matriz de los alimentos y le dio un giro a mi modo de abordar los problemas científicos.

Suzi Shingler dirige la Alliance to Save our Antibiotics, y está ayudando a mantenernos a todos con vida.

Ben Scheindlin me habló en detalle sobre Clara Davis, como también lo hizo el periodista canadiense Stephen Strauss, que pasó años investigando todo lo que podía encontrar sobre ella. Stephen tuvo una generosidad increíble al compartir conmigo esa investigación, además de muchos otros datos fascinantes sobre la nutrición.

Matt Bosworth me ofreció asesoramiento jurídico valioso y aterradoramente precoz (¡y gratis!).

Tom Neltner y Maricel Maffini trabajan en (y con) el Environmental Defense Fund, intentando que la FDA responda por los aditivos alimentarios. Son verdaderas tortugas mordedoras. Emily Broad Leib, de Harvard, se ocupa de lo mismo y, en el mejor de los sentidos, también a ella la considero una tortuga mordedora: me ayudó a entender que los aditivos no nos afectan a todos del mismo modo.

Sarah Finer es melliza, amiga, médica y científica, y ha orientado mis pensamientos durante muchos años y muchas charlas.

En la facultad de Medicina, tuve la suerte de contar con muchos profesores tolerantes y expertos, pero, en especial, Huw Dorkins y Paul Dennis me apoyaron y orientaron mi carrera posterior más de lo que imaginan.

Sharon Newson: lo que no mencioné acerca de Sharon en el texto es hasta qué punto me hizo cambiar de parecer sobre diversos aspectos de la obesidad y cómo hablamos de ella. Pasé mucho tiempo empujándola en la dirección equivocada hasta que ella comenzó a empujarme a mí hacia la correcta. Es una verdadera experta y una gran amiga.

Eddie Rixon me dio una explicación brillante sobre la actividad agropecuaria y el negocio de los alimentos en los momentos libres mientras *Operation Ouch!* invadía su granja.

Tim Cole, del UCL, se tomó mucho tiempo para explicarme con precisión el error sutil pero seguro que cometen quienes intentan afirmar que la obesidad infantil es un mito. Es un hombre encantador que brinda mucha inspiración.

David Biller habla de todo con la omnisciencia de un banquero, y no solo me hizo ser menos ingenuo, sino que además me conectó con expertos de la industria como Robert Plowman, el consultor anónimo e Ibrahim Najafi. Estas personas no tenían nada que ganar —y sí mucho que perder— al hablar conmigo, y fueron increíblemente generosas con su tiempo y sus conocimientos.

Patti Rundall entiende mejor que nadie la carrera armamentista entre las empresas de alimentos, y además de ser una fuente constante de inspiración, es una campeona que protege a los niños del mundo contra el *marketing* predatorio. Su influencia alcanza cada página de este libro.

Me enorgullece mucho trabajar con todo el equipo de Unicef UK, tanto en lo profesional como personal; en especial, Katherine Shats, Grainne Moloney, Claire Quarrell y Jessica Gray.

Una cantidad de expertos y colegas de la Organización Mundial de la Salud, como Nigel Rollins, Tony Waterston, Larry Grummer-Strawn, Nina Chad y Anna Gruending, me han ayudado con gran parte del estudio académico que precedió a este libro, y estoy muy orgulloso de trabajar junto a ellos.

Victoria Kent y Sarah Halpin depuraron numerosas ideas acerca de los UPF y me cocinaron muchos «no UPF». Vic me explicó las inversiones y el dinero de un modo que hasta yo pude entenderlo.

El equipo de la National Food Strategy me dio de comer muy bien muchas veces y definió en gran medida lo que se habla en este libro. Tamsin Cooper y Henry (y Jemima) Dimbleby me enseñaron cómo abordar este tema. Por eso verás tantas referencias a su plan en estas páginas.

Jo Rowntree, Philly Beaumont, Richard Berry y Hester Cant realizaron el pódcast *Addicted to Food*, que precedió a este libro. Son todos increíbles y me hicieron pensar más que nunca en la comida.

Gracias, también, a Marion Nestle, Phil Baker, Nicole Avena, Sadaf Farooqi, Andrea Sella, Mélissa Mialon, Bob Boyle, Gordon Hamilton y toda su familia, y a Susan Jebb (durante los muchos documentales que hicimos juntos, ha sido una ayuda increíble).

A los científicos, activistas y médicos que, a pesar de sufrir grandes recortes salariales, se pasan la vida reduciendo la desigualdad y haciendo del mundo un lugar mejor y más agradable para todos los que lo habitan, incluso para mí y mis hijas. Siempre es más fácil aceptar el dinero de CocaCola.

Todos los que trabajan en el Hospital de Enfermedades Tropicales (pero en especial Sarah Logan, Phil Gothard y Mike Brown) me ayudaron a encontrarle la vuelta a mi vida profesional. Tengo la suerte de trabajar en un hospital de primera, el UCLH, rodeado de personas que me apoyan y me obligan a superarme, además de brindarme la flexibilidad que me permite tener una carrera además de mi trabajo clínico.

Las personas con quienes trabajo cada semana son una fuente continua de inspiración; son brillantes en todos los sentidos. Quiero mencionar especialmente a Anna Checkley, Anna Last y Nicky Longley.

El equipo de comunicaciones del UCLH cumple una función lógicamente central para coordinar mi trabajo clínico, académico y de difusión, en especial Rachel Maybank, Sharon Spiteri y Michaela Keating.

Es un privilegio ser médico del Sistema Nacional de Salud (NHS), y las personas de quienes más aprendo son mis pacientes, que me han enseñado que lo que comemos tiene mucho más que ver con nuestro entorno que con nuestros deseos. El NHS es uno de los últimos bastiones contra las fuerzas comerciales que ahora son la primera causa de muerte precoz en nuestro planeta. Si privatizamos la atención de la salud y permitimos que funcione con los mismos incentivos que las empresas de alimentos y tabaco, perderemos algo que nunca se podrá reconstruir. Es un riesgo real y urgente.

Estoy agradecido con el UCL por brindarme un hogar académico y una gran libertad. Greg Towers y Richard Milne me convencieron de hacer un doctorado, y su modo de investigar el mundo influye en todo lo que hago. Ambos leyeron los primeros borradores y me ayudaron mucho.

The British Medical Journal (en particular: Rebecca Coombes, Fi Godlee, Kamran Abbasi, Jennifer Richardson y Peter Doshi) apoya mi trabajo académico desde hace muchos años. Es más, ha respaldado sus propias publicaciones rechazando el patrocinio de la industria de la leche de fórmula. Siempre me produce un gran orgullo publicar en sus páginas.

Julian Marks, de Barfoots, fue increíblemente generoso con su tiempo y sus conocimientos y me explicó a la perfección todo lo relacionado con las frutas y los vegetales. Mi amigo Nick Seddon me ayudó a entender, al menos en parte, cómo funcionan los engranajes internos del Gobierno y las políticas.

Gracias a toda la familia Sheldrake, pero especialmente a Merlin, por explicarme cómo se escribe un libro: «Es como una fiesta: todos tienen que saber dónde están los baños y todos necesitan un trago». April Smith y Jackie Dalton lo coordinaron todo en casa. Elke Maier me envió valiosísimas investigaciones sobre la mantequilla de carbón. Gracias a Adam Rutherford, Hannah Fry, Mark Schatzker, Gin Drinkers de Oak Room, Dr Ronx, Amy Brown, Henry y Nicola Byam-Cook, Margaret McCartney, Ralph Woodling (que me habló de electrones y de química), Max Hardy, Nick Macan, Rupert Winckler, Ed vdBurg, Bruce Parry, James Blount, Hen Peace, Stuart Gillespie, Caroline e Imogen Barter (Caroline es responsable de muchas cosas buenas en mi vida, incluso Imogen), los SB, Layal Liverpool, Eszter Vamos, Dev Sharma, Christina Adane, Jamie Oliver, Nicki Whiteman, Vicki Cooper, Monika

Ghosh, The SBWAG, Zeba Lowe y Dan Brocklebank (otro viejo amigo que entiende sobre el dinero y lo explica muy bien). Rosie Haines (la dueña del pub Scolt Head y la pizzería Sweet Thursday, que son mis mejores y únicas fuentes de comida rápida no UPF), Andreas Wesemann (que me habló de economía y me regañó por pereza mental). Alasdair Cant recompuso mi relación con mi hermano y me hizo entender que exigir el cambio no es la mejor manera de conseguirlo. El equipo de *Operation Ouch!* es como mi familia, y toleró semanas de conversación útil sobre los ultraprocesados.

Vivo con mi increíble suegra, Christine, que es una fuente constante de inspiración para mí, Dinah y mis hijas. Apoyo mi ordenador sobre su tesis de doctorado, de modo que este libro se basa literalmente en su trabajo —y tiene una enorme influencia en mi conducta en general, en el mejor de los sentidos—.

Mis cuñados y cuñadas (Ryan, Chid, Martha y Leah) son los mejores, y es una suerte increíble que sean mi familia.

Mis hermanos, Xand y J (Bratty), son mis mejores amigos, y no hago nada sin hablarlo hasta el aburrimiento con ellos dos. Su opinión me importa más que ninguna otra, además de —en este caso— la de Helen Conford. Xand, mi gemelo, definió la tesis central durante una década de peleas físicas y discusiones a gritos, que al final ganó. J es el pegamento que nos mantiene unidos a Xand y a mí.

Mi perfecto sobrino Julian probablemente no es consciente de lo mucho que nos hace pensar a mí y a Xand sobre muchas cosas en estas páginas.

Mis dos hijas son las únicas personas en esta lista de agradecimientos que no han tenido ningún interés en este libro. Son ávidas consumidoras de ultraprocesados y, salvo por su participación sumamente voluntaria en muchas pruebas de comidas, sus aportes han sido exclusivamente negativos.

Por último, agradezco a mi esposa, Dinah, que es responsable de todo lo bueno que hay en mi vida. Ella detesta este tipo de cosas, pero es la mejor persona que yo haya conocido.

Notas

Introducción

1. Jacobs F. M. J., Greenberg D., Nguyen N., *et al.*, «An evolutionary arms race between KRAB zinc-finger genes ZNF91/93 and SVA/L1 retrotransposons», *Nature* 2014; 516: 242–45.

2. Villarreal L., «Viruses and the Evolution of Life», ASM Press, Londres, 2005.

3. Hauge H. S., «Anomalies on Alaskan wolf skulls», 1985. Disponible en http://www.adfg.alaska.gov/static/home/library/pdfs/wildlife/research_pdfs/anomalies_alaskan_wolf_skulls.pdf.

4. Mech L. D., Nelson M. E., «Evidence of prey-caused mortality in three wolves», *The American Midland Naturalist*, 1990; 123: 207–08.

5. Rauber F., Chang K., Vamos E. P., *et al.*, «Ultra-processed food consumption and risk of obesity: a prospective cohort study of UK Biobank», *European Journal of Nutrition*, 2020; 60: 2169–80.

6. Chang K., Khandpur N., Neri D., *et al.*, «Association between childhood consumption of ultraprocessed food and adiposity trajectories in the Avon Longitudinal Study of Parents and Children birth cohort», *JAMA Pediatrics*, 2021; 175: e211573.

7. Baraldi L. G., Martinez Steele E., Canella D. S., *et al.*, «Consumption of ultra-processed foods and associated sociodemographic factors in the USA between 2007 and 2012: evidence from a nationally representative cross-sectional study», *BMJ Open*, 2018; 8: e020574.

8. Rodgers A., Woodward A., Swinburn B., Dietz W. H., «Prevalence trends tell us what did not precipitate the US obesity epidemic», *Lancet Public Health*, abril de 2018; 3(4):e162–3.

9. Theis D. R. Z., White M., «Is obesity policy in England fit for purpose? Analysis of government strategies and policies, 1992–2020», *The Milbank Quarterly*, 2021; 99: 126–70.

10. Cole T., entrevista personal, 2022.

11. NCD Risk Factor Collaboration, «Height and body-mass index trajectories of school-aged children and adolescents from 1985 to 2019 in 200 countries and territories: a pooled analysis of 2181 population-based studies with 65 million participants», *The Lancet,* 2020; 396: 1511–24.

12. National Food Strategy, «National Food Strategy (independent review): the plan», 2021. Disponible en https://assets.publishing.service.gov.uk/government/uploads/system/uploads/attachment_data/file/1025825/national-food-strategy-the-plan.pdf.

13. Gobierno británico, «Estadísticas de obesidad», 2022. Disponible en https://researchbriefings.files.parliament.uk/documents/SN03336/SN03336.pdf.

14. Hiscock R., Bauld L., Amos A., Platt S., «Smoking and socioeconomic status in England: the rise of the never smoker and the disadvantaged smoker», *Journal of Public Health*, 2012; 34: 390–96.

1. ¿Por qué hay «baba» bacteriana en mi helado? La invención de los ultraprocesados

1. Avison Z., «Why UK consumers spend 8% of their money on food», 2020. Disponible en https://ahdb.org.uk/news/consumer-insight-why-uk-consumers-spend-8-of-their-money-on-food.

2. Office for National Statistics, «Encuesta sobre costo de vida y alimentación», 2017. Disponible en https://www.ons.gov.uk/peoplepopulationandcommunity/personalandhouseholdfinances/incomeandwealth/methodologies/livingcostsandfoodsurvey.

3. Scott C., Sutherland J., Taylor A., «Affordability of the UK's Eatwell Guide», 2018. Disponible en https://foodfoundation.org.uk/sites/default/files/2021-10/Affordability-of-the-Eatwell-Guide_Final_Web-Version.pdf.

4. BeMiller J. N., «One hundred years of commercial food carbohydrates in the United States», *Journal of Agricultural and Food Chemistry,* 2009; 57: 8125–29.

5. Centre for Industrial Rheology, «Hellman's [sic] vs Heinz: mayonnaise fat reduction rheology». Disponible en https://www.rheologylab.com/articles/food/fat-replacement/.

6. Di Lernia S., Gallinaro M., «The date and context of neolithic rock art in the Sahara: engravings and ceremonial monuments from Messak Settafet (south-west Libya)», *Antiquity*, 2010; 84: 954–75.

7. Di Lernia S., Gallinaro M., 2010.

8. Dunne J., Evershed R. P., Salque M., *et al.*, «First dairying in green Saharan Africa in the fifth millennium BC», *Nature*, 2012; 486: 390–94.

9. Evershed R. P., Davey Smith G,. Roffet-Salque M., *et al.*, «Dairying, diseases and the evolution of lactase persistence in Europe», *Nature*, 2022; 608: 336–45.

10. List G. R., «Hippolyte Mège (1817–1880)», *Inform*, 2006; 17: 264.

11. Rupp R., «The butter wars: when margarine was pink», 2014. Disponible en https://www.nationalgeographic.com/culture/article/the-butter-wars-when-margarine-was-pink.

12. Khosrova E., *Butter: A Rich History*, Random House, Londres, 2016.

13. McGee H., *On Food and Cooking: The Science and Lore of the Kitchen* (edición revisada), Scribner, Londres, 2007.

14. Snodgrass K., «Margarine as a butter substitute», *Oil & Fat Industries*. 1931; 8: 153.

15. SCRAN, «Whale oil uses», 2002. Disponible en http://www.scran.ac.uk/packs/exhibitions/learning_materials/webs/40/margarine.htm.

16. Nixon H. C., «The rise of the American cottonseed oil industry», *Journal of Political Economy*, 1930; 38: 73–85.

2. Prefiero comer cinco raciones de Choco Krispies: el descubrimiento de los ultraprocesados

1. Monteiro C. A., Cannon G., Lawrence M., *et al.*, «Ultra-processed foods, diet quality, and health using the NOVA classification system», Organización de las Naciones Unidas para la Alimentación y la Agricultura, Roma, 2019.

2. Ioannidis J. P. A., «Why most published research findings are false», *PLOS Medicine*, 2005; 2: e124.

3. Rauber F., Da Costa Louzada M. L., Steele E. M., *et al.*, «Ultra-processed food consumption and chronic non-communicable diseases-related dietary *nutrient* profile in the UK (2008–2014)», *Nutrients*, 2018; 10: 587.

4. Rauber *et al.*, 2020.

5. Chang *et al.*, 2021.

6. Rauber F., Steele E. M., Da Costa Louzada M. L., *et al.*, «Ultra-processed food consumption and indicators of obesity in the United Kingdom population (2008–2016)», *PLOS One*, 2020; 15: e0232676.

7. Martínez Steele E., Juul F., Neri D., Rauber F., Monteiro C. A., «Dietary share of ultra-processed foods and metabolic syndrome in the US adult population», *Preventive Medicine*, 2019; 125: 40–48.

8. Public Health England, «Annex A: The 2018 review of the UK Nutrient Profiling Model», 2018. Disponible en https://assets.publishing.service.gov.uk/government/uploads/system/uploads/attachment_data/file/694145/Annex__A_the_2018_review_of_the_UK_nutrient_profiling_model.pdf.

9. Levy-Costa R. B., Sichieri R., Dos Santos Pontes N., *et al.*, «Household food availability in Brazil: distribution and trends (1974–2003)», *Revista de Saúde Pública*, 2005; 39: 530–40.

10. Pollan, M., «Unhappy meals», 2007. Disponible en https://www.nytimes.com/2007/01/28/magazine/28nutritionism.t.html.

11. Rutjes A. W., Denton D. A., Di Nisio M., *et al.*, «Vitamin and mineral supplementation for maintaining cognitive function in cognitively healthy people in mid and late life», *Cochrane Database of Systematic Reviews*, 2018; 12: CD011906.

12. Singal M., Banh H. L., Allan G. M., «Daily multivitamins to reduce mortality, cardiovascular disease, and cancer», *Canadian Family Physician*, 2013; 59: 847.

13. Officer C. E., «Antioxidant supplements for prevention of mortality in healthy participants and patients with various diseases», *Cochrane Database of Systematic Reviews*, 2012; 3: CD007176.

14. Snowdon C., «What is "ultra-processed food"?», 2022. Disponible en https://velvetgloveironfist.blogspot.com/2022/01/what-is-ultra-processed-food.html.

15. Your Fat Friend, «The bizarre and racist history of the BMI», 2019. Disponible en https://elemental.medium.com/the-bizarre-and-racist-history-of-the-bmi-7d8dc2aa33bb.

3. Eso de «comida ultraprocesada» suena mal, sí, pero ¿es realmente un problema?

1. Hall K. D., Sacks G., Chandramohan D., *et al.*, «Quantification of the effect of energy imbalance on bodyweight», *The Lancet*, 2011; 378: 826–37.

2. Fothergill E., Guo J., Howard L., *et al.*, «Diet versus exercise in 'The Biggest Loser' weight loss competition», *Obesity*, 2013; 21: 957–59.

3. Hall K. D., Ayuketah A., Brychta R., *et al.*, «Ultra-processed diets cause excess calorie intake and weight gain: an inpatient randomized controlled trial of ad libitum food intake», *Cellular Metabolism*, 2019; 30: 67–77.

4. Martini D., Godos J., Bonaccio M., *et al.*, «Ultra-processed foods and nutritional dietary profile: a meta-analysis of nationally representative samples», *Nutrients*, 2021; 13: 3390.

5. October 28, «Health inequalities and obesity», 2020. Disponible en https://www.rcplondon.ac.uk/news/health-inequalities-and-obesity.

6. Fiolet T., Srour B., Sellem L., *et al.*, «Consumption of ultra-processed foods and cancer risk: results from NutriNet-Santé prospective cohort», *The British Medical Journal*, 2018; 360: k322.

7. Zhong G.-C., Gu H.-T., Peng Y., *et al.*, «Association of ultra-processed food consumption with cardiovascular mortality in the US population: long-term results from a large prospective multicenter study», *International Journal of Behavioral Nutrition and Physical Activity*, 2021; 18: 21.

8. Schnabel L., Kesse-Guyot E., Allès B., *et al.*, «Association between ultra-processed food consumption and risk of mortality among middle-aged adults in France», *JAMA Internal Medicine*, 2019; 179: 490–98.

9. Rico-Campà A., Martínez-González M. A., Alvarez-Alvarez I., *et al.*, «Association between consumption of ultra-processed foods and all cause mortality: SUN prospective cohort study», *The British Medical Journal*, 2019; 365: l1949.

10. Kim H., Hu E. A., Rebholz C. M., «Ultra-processed food intake and mortality in the USA: results from the Third National Health and Nutrition Examination Survey (NHANES III, 1988–1994)», *Public Health Nutrition*, 2019; 22: 1777–85.

11. Bonaccio M., Di Castelnuovo A., Costanzo S., *et al.*, «Ultra-processed food consumption is associated with increased risk of all-cause and cardiovascular mortality in the Molisani Study», *American Journal of Clinical Nutrition*, 2021; 113: 446–55.

12. Chen X., Chu J., Hu W., *et al.*, «Associations of ultra-processed food consumption with cardiovascular disease and all-cause mortality: UK Biobank», *European Journal of Public Health*, 2022; 32: 779–85.

13. Bonaccio *et al.*, 2021.

14. Kim *et al.*, 2021.

15. Srour B., Fezeu L. K., Kesse-Guyot E., *et al.*, «Ultra-processed food intake and risk of cardiovascular disease: prospective cohort study (NutriNet-Santé)», *The British Medical Journal*, 2019; 365: l1451.

16. Fiolet *et al.*, 2018.

17. Llavero-Valero M., Martín J. E.-S., Martínez-González M. A., *et al.*, «Ultra-processed foods and type-2 diabetes risk in the SUN project: a prospective cohort study», *Clinical Nutrition*, 2021; 40: 2817–24.

18. Srour B., Fezeu L. K., Kesse-Guyot E., *et al.*, «Ultraprocessed food consumption and risk of type 2 diabetes among participants of the NutriNet-Santé prospective cohort», *JAMA Internal Medicine*, 2020; 180: 283–91.

19. Jardim M. Z., Costa B. V. dL., Pessoa M. C., *et al.*, «Ultra-processed foods increase noncommunicable chronic disease risk», *Nutrition Research*, 2021; 95: 19–34.

20. Silva Meneguelli T., Viana Hinkelmann J., Hermsdorff H. H. M., *et al.*, «Food consumption by degree of processing and cardiometabolic risk: a systematic review», *International Journal of Food Sciences and Nutrition*, 2020; 71: 678–92.

21. De Mendonça R. D., Lopes A. C. S., Pimenta A. M., *et al.*, «Ultra-processed food consumption and the incidence of hypertension in a Mediterranean cohort: the Seguimiento Universidad de Navarra Project», *American Journal of Hypertension*, 2017; 30: 358–66.

22. Zhang S., Gan S., Zhang Q., *et al.*, «Ultra-processed food consumption and the risk of non-alcoholic fatty liver disease in the Tianjin Chronic Low-Grade Systemic Inflammation and Health Cohort Study», *International Journal of Epidemiology*, 2021; 51: 237–49.

23. Narula N., Wong E. C. L., Dehghan M., *et al.*, «Association of ultra-processed food intake with risk of inflammatory bowel disease: prospective cohort study», *British Medical Journal*, 2021; 374: n1554.

24. Lo C-H., Khandpur N., Rossato S., *et al.*, «Ultra-processed foods and risk of Crohn's disease and ulcerative colitis: a prospective cohort study», *Clinical Gastroenterology and Hepatology*, 2022; 20: 1323–37.

25. Gómez-Donoso C., Sánchez-Villegas A., Martínez-González M. A., *et al.*, «Ultra-processed food consumption and the incidence of depression in a Mediterranean cohort: the SUN project», *European Journal of Nutrition*, 2020; 59:1093–103.

26. Schnabel L., Buscail C., Sabate J.-M., *et al.*, «Association between ultra-processed food consumption and functional gastrointestinal disorders: results from the French NutriNet-Santé cohort», *American Journal of Gastroenterology*, 2018; 113: 1217–28.

27. Zhang S., Gu Y., Rayamajhi S., *et al.*, «Ultra-processed food intake is associated with grip strength decline in middle-aged and older adults: a prospective analysis of the TCLSIH study», *European Journal of Nutrition*, 2022; 61: 1331–41.

28. Schnabel *et al.*, 2018.

29. Li H., Li S., Yang H., *et al.*, «Association of ultraprocessed food consumption with risk of dementia: a prospective cohort study», *Neurology*, 2022; 99: e1056–66.

30. Li *et al.*, 2022.

31. Bonaccio *et al.*, 2021.

32. Kim *et al.*, 2019.

33. Chen *et al.*, 2022.

34. Rico-Campà *et al.*, 2019.

35. Romero Ferreiro C., Lora Pablos D., Gómez de la Cámara A., «Two dimensions of nutritional value: Nutri-Score and NOVA», *Nutrients*, 2021; 13(8).

36. Gibney M. J., Forde C. G., Mullally D., Gibney E. R., «Ultra-processed foods in human health: a critical appraisal», *American Journal of Clinical Nutrition*, 2017; 106: 717–24.

37. Tobias D. K., Hall K. D., «Eliminate or reformulate ultra-processed foods? Biological mechanisms matter», *Cell Metabolism*, 2021; 33: 2314–15.

38. Fe de erratas de *The American Journal of Clinical Nutrition*, tomo 107, n.º 3, marzo de 2018, pp. 482–483. Disponible en https://academic.oup.com/ajcn/article/107/3/482/4939379.

39. Jones J. M., «Food processing: criteria for dietary guidance and public health?», *Proceedings of the Nutrition Society,* 2019; 78: 4–18.

40. Knorr D., Watzke H., «Food processing at a crossroad», *Frontiers in Nutrition*, 2019; 6: 85.

41. Sadler C. R., Grassby T., Hart K., *et al.*, ««Even we are confused»: a thematic analysis of professionals' perceptions of processed foods and challenges for communication», *Frontiers in Nutrition*, 2022; 9: 826162.

42. Flacco M. E., Manzoli L., Boccia S., *et al.*, «Head-to-head randomized trials are mostly industry sponsored and almost always favor the industry sponsor», *Journal of Clinical Epidemiology*, 2015; 68: 811–20.

43. Stamatakis E., Weiler R., Ioannidis J. P. A., «Undue industry influences that distort healthcare research, strategy, expenditure and practice: a review», *European Journal of Clinical Investigation*, 2013; 43: 469–75.

44. Ioannidis J. P. A, «Evidence-based medicine has been hijacked: a report to David Sackett», *Journal of Clinical Epidemiology*, 2016; 73: 82–86.

45. Fabbri A., Lai A., Grundy Q., Bero L. A., «The influence of industry sponsorship on the research agenda: a scoping review», *American Journal of Public Health*, 2018; 108: e9–16.

46. Lundh A., Lexchin J., Mintzes B., *et al.*, «Industry sponsorship and research outcome», *Cochrane Database of Systematic Reviews,* 2017; 2: MR000033.

47. Rasmussen K., Bero L., Redberg R., *et al.*, «Collaboration between academics and industry in clinical trials: cross sectional study of publications and survey of lead academic authors», *British Medical Journal*, 2018; 363: 3654.

4. Mantequilla de carbón: el mayor ultraprocesado

1. Engelberg S., Gordon M. R., «Germans accused of helping Libya build nerve gas plant», 1989. Disponible en https://www.nytimes.com/1989/01/01/world/germans-accused-of-helping-libya-build-nerve-gas-plant.html.

2. Second Wiki, Arthur Imhausen, 2007 [citado el 21 de marzo de 2022]. Disponible en https://second.wiki/wiki/arthur_imhausen.

3. Maier E., «Coal – in liquid form», 2016. Disponible en https://www.mpg.de/10856815/S004_Flashback_078–079.pdf.

4. Imhausen A., «Die Fettsäure-Synthese und ihre Bedeutung für die Sicherung der deutschen Fettversorgung», *Kolloid-Zeitschrift,* 1943; 103: 105–08.

5. Imhausen A., 1943.

6. Barona J. L., *From Hunger to Malnutrition: The Political Economy of Scientific Knowledge in Europe., 1918–1960,* Peter Lang AG, Pieterlen, 2012.

7. Evonik, «Arthur Imhausen, chemist and entrepreneur», 2020. Disponible en https://history.evonik.com/en/personalities/imhausen-arthur.

8. Maier, 2016.

9. Dockrell M., «Clearing up some myths around e-cigarettes», 2018. Disponible en https://ukhsa.blog.gov.uk/2018/02/20/clearing-up-some-myths-around-e-cigarettes/.

10. Kopper C., «Helmut Maier, Chemiker im 'Dritten Reich', Die Deutsche Chemische Gesellschaft und der Verein Deutscher Chemiker im NS-Herrschaftsapparat, Im Auftrag der Gesellschaft Deutscher Chemiker, Weinheim, Wiley-VCH 2015», *Historische Zeitschrift*, 2017; 305: 269–70.

11. Von Cornberg J. N. M. S. F., «Willkür in der Willkür: Befreiungen von den antisemitischen Nürnberger Gesetzen», *Vierteljahrshefte für Zeit- geschichte,* 1998; 46: 143–87.

12. Von Cornberg, 1998.

13. Stolberg-Wernigerode O., *Neue Deutsche Biographie*, Duncker & Humblot, Berlín, 1974.

14. Emessen T. R., *Aus Görings Schreibtisch ein Dokumentenfund*, Historisches Kabinett, Allgemeiner Deutscher Verlag, Dortmund, 1947.

15. Breitman R., *The Architect of Genocide: Himmler and the Final Solution*, Alfred A. Knopf, Nueva York 1991.

16. Imhausen A., 1943.

17. Proctor R., *The Nazi War on Cancer*, Princeton University Press, Princeton, 2000.

18. British Intelligence Objectives Sub-Committee. Disponible en http://www.fischer-tropsch.org/primary_documents/gvt_reports/BIOS/biostoc.htm.

19. Floessner O., *Synthetische Fette Beitraege zur Ernaehrungsphysiologie*, Barth, Leipzig, 1948.

20. British Intelligence Objectives Sub-Committee, «Synthetic Fatty Acids and Detergents». Disponible en http://www.fischer-tropsch.org/primary_documents/gvt_reports/BIOS/bios_1722htm/bios_1722_htm_sec14.htm.

21. Kraut H., «The physiological value of synthetic fats», *British Journal of Nutrition* 1949; 3: 355–58.

22. The Eagle Valley Enterprise, «Butter is made by Germans from coal», 1946. Disponible en https://www.coloradohistoricnewspapers.org/?a=d&d=EVE19460906-01.2.29&e=-------en-20--1--img-txIN%7ctxCO%7ctxTA--------0------.

23. Thompson J., «Butter from coal: The Grafic Laboratory of Popular Science», *Chicago Daily Tribune*, 1946; C2.

24. Historische Kommission für Westfalen, «Ingenieure im Ruhrgebiet Rheinisch-Westfälische Wirtschaftsbiographien», vol. 17, Aschendorff, 2019.

25. Evonik, 2020.

26. Andrews E. L., «The business world; IG Farben a lingering relic of the Nazi years», 1999. Disponible en https://www.nytimes.com/1999/05/02/business/the-business-world-ig-farben-a-lingering-relic-of-the-nazi-years.html.

27. Marek M., «Norbert Wollheim gegen IG Farben», 2012. Disponible en https://www.dw.com/de/norbert-wollheim-gegen-ig-farben/a-16373141.

28. Johnson J. A., «Corporate morality in the Third Reich», 2009. Disponible en https://www.sciencehistory.org/stories/magazine/

29. Andrews, 1999.

30. Marek, 2012.

31. Johnson, 2009.

32. Staunton D., «Holocaust survivors protest at IG Farben meeting», 1999. Disponible en https://www.irishtimes.com/news/holocaust-survivors-protest-at-ig-farben-meeting-1.218051.

33. *Der Spiegel*, «IG-Farben-Insolvenz: Ehemalige Zwangsarbeiter gehen leer aus», 2003. Disponible en https://www.spiegel.de/wirtschaft/i-g-farben-insolvenz-ehemalige-zwangsarbeiter-gehen-leer-aus-a-273365.html.

34. Charles J., «Former Zyklon-B maker goes bust», 2003. Disponible en http://news.bbc.co.uk/1/hi/business/3257403.stm.

35. *Der Spiegel*, 2003.

36. *Der Spiegel*, «Die Schweizer Konten waren alle abgeräumt», 1993. Disponible en https://www.spiegel.de/politik/die-schweizer-konten-waren-alle-abgeraeumt-a-e59c3df1-0002-0001-0000-000009286542.

37. *Der Spiegel*, «Zwanzig Minuten Kohlenklau», 1947. Disponible en https://www.spiegel.de/politik/zwanzig-minuten-kohlenklau-a-9896e990-0002–0001-0000–000041123785?context=issue.

38. Daepp M. I. G., Hamilton M. J., *et al.*, «The mortality of companies», *Journal of the Royal Society Interface*, 2015; 12: 20150120.

39. Strotz L. C., Simões M., Girard M. G., *et al.*, «Getting somewhere with the Red Queen chasing a biologically modern definition of the hypothesis», *Biology Letters,* 2018; 14: 20170734.

40. Van Valen L., «Extinction of taxa and Van Valen's law (reply)», *Nature*, 1975; 257: 515–16.

41. Van Valen L., «A new evolutionary law», *Evolutionary Theory,* 1973; 1: 1–30.

42. Van Valen, «The Red Queen», *American Naturalist*, 1977; 111: 809–10.

43. Kraut, 1949.

5. Las tres eras de la alimentación

1. Bell E. A., Boehnke P., Harrison T. M., *et al.*, «Potentially biogenic carbon preserved in a 4.1-billion-year-old zircon», *Proceedings of the National Academy of Sciences USA*, 2015; 112: 14518–21.

2. Bell *et al.*, 2015.

3. Alleon J., Bernard S., Le Guillo C., *et al.*, «Chemical nature of the 3.4 Ga Strelley Pool microfossils», *Geochemical Perspectives Letters*, 2018; 7: 37–42.

4. Cavalazzi B., Lemelle L., Simionovici A., *et al.*, «Cellular remains in a ~3.42-billion-year-old subseafloor hydrothermal environment», *Science Advances*, 2021; 7: abf3963.

5. Dodd M. S., Papineau D., Grenne T., *et al.*, «Evidence for early life in Earth's oldest hydrothermal vent precipitates», *Nature*, 2017; 543: 60–64.

6. Gramling C., «Hints of oldest fossil life found in Greenland rocks», 2016. Disponible en http://www.sciencemag.org/news/2016/08/hints-oldest-fossil-life-found-greenland-rocks.

7. Li W., Beard B. L., Johnson C. M, «Biologically recycled continental iron is a major component in banded iron formations», *Proceedings of the National Academy of Sciences USA*, 2015; 112: 8193–98.

8. Haugaard R., Pecoits E., Lalonde S., *et al.*, «The Joffre banded iron formation, Hamersley Group, Western Australia: assessing the palaeo-environment through detailed petrology and chemostratigraphy», *Precambrian Research*, 2016; 273: 12–37. Disponible en https://www.sciencedirect.com/science/article/abs/pii/S0301926815003629

9. Powell H., «Fertilizing the ocean with iron», 2022. Disponible en https://www.whoi.edu/oceanus/feature/fertilizing-the-ocean-with-iron/.

10. Retallack G. J., «First evidence for locomotion in the Ediacara biota from the 565 Ma Mistaken Point Formation, Newfoundland: COMMENT», *Geology*, 2010; 38: e223.

11. Chen Z., Zhou C., Meyer M., *et al.*, «Trace fossil evidence for Ediacaran bilaterian animals with complex behaviors», *Precambrian Research*, 2013; 224: 690–701.

12. Retallack, 2010.

13. Peterson K. J., Cotton J. A., Gehling J. G., *et al.*, «The Ediacaran emergence of bilaterians: congruence between the genetic and the geological fossil records», *Philosophical Transactions of the Royal Society B*, 2008; 363: 1435–43.

14. Weidenbach K., *Rock Star: The Story of Reg Sprigg – an Outback Legend*, East Street Publications, Kensington, 2008.

15. Weidenbach, 2008.

16. Mote T., Villalba J. J., Provenza F. D., «Foraging sequence influences the ability of lambs to consume foods containing tannins and terpenes», *Behavioral Education for Human, Animal, Vegetation, and Ecosystem Management*, 2008; 113: 57–68.

17. Villalba J. J., Provenza F. D., Manteca X., «Links between ruminants' food preference and their welfare», *Animal*, 2010; 4: 1240–47.

18. Provenza F., *Nourishment: What Animals Can Teach Us about Rediscovering Our Nutritional Wisdom*, VT: Chelsea Green Publishing, Hartford, 2018.

19. Mote *et al.*, 2008.

20. Hoste H., Meza-Ocampos G., Marchand S., *et al.*, «Use of agro-industrial by-products containing tannins for the integrated control of gastro- intestinal nematodes in ruminants», *Parasite*, 2022; 29:10.

21. Boback S. M., Cox C. L., Ott B. D., *et al.*, «Cooking and grinding reduces the cost of meat digestion», *Comparative Biochemistry & Physiology*, 2007; 148: 651–66.

22. Furness J. B., Bravo D. M., «Humans as cucinivores: comparisons with other species», *Journal of Comparative Physiology B*, 2015; 185: 825–34.

23. Zink K. D., Lieberman D. E., Lucas P. W., «Food material properties and early hominin processing techniques», *Journal of Human Evolution*, 2014; 77: 155–66.

24. Stevens C. E., Hume I. D., *Comparative Physiology of the Vertebrate Digestive System*, Cambridge University Press, Cambridge, 2004.

25. Koebnick C., Strassner C., Hoffmann I., *et al.*, «Consequences of a long-term raw food diet on body weight and menstruation: results of a questionnaire survey», *Annals of Nutrition and Metabolism*, 1999; 43: 69–79.

26. *Scientific American*, «The inventor of saccharin», 1886. https://www.scientificamerican.com/issue/supplements/1886/08-07/

27. Brown H. T., Morris G. H., «On the non-crystallisable products of the action of diastase upon starch», *Journal of the Chemical Society, Transactions*, 1885; 47: 527–70.

28. Mepham B., «Food additives: an ethical evaluation», *British Medical Bulletin*, 2011; 99: 7–23.

29. Powers G., «Infant feeding, Historical background and modern practice», *Journal of the American Medical Association*, 1935; 105: 753–61.

30. Scheindlin B., «Take one more bite for me: Clara Davis and the feeding of young children», *Gastronomica*, 2005; 5: 65–69.

31. Davis C. M., «Self-regulation of diet in childhood», *Health Education Journal*, 1947; 5: 37–40.

32. Scheindlin, 2005.

6. Cómo nuestro cuerpo maneja realmente las calorías

1. Chusyd D. E., Nagy T. R., Golzarri-Arroyo L., *et al.*, «Adiposity, reproductive and metabolic health, and activity levels in zoo Asian elephant (*Elephas maximus*)», *Journal of Experimental Biology*, 2021; 224: jeb219543.

2. Pontzer H., Brown M. H., Raichlen D. A., *et al.*, «Metabolic acceleration and the evolution of human brain size and life history», *Nature*, 2016; 533: 390–92.

3. Pontzer H., Raichlen D. A., Wood B. M., Mabulla A. Z. P., Racette S. B., Marlowe F. W., «Hunter-gatherer energetics and human obesity», PLoS One, 2012; 7: e40503.

4. Klimentidis Y. C., Beasley T. M., Lin H.-Y., *et al.*, «Canaries in the coal mine: a cross-species analysis of the plurality of obesity epidemics», *Proceedings of the Royal Society B*, 2011; 278: 1626–32.

5. *ABC News*, «Is 'Big Food's' big money influencing the science of nutrition?», 2011. Disponible en https://abcnews.go.com/US/big-food-money-accused-influencing-science/story?id=13845186.

6. Saul S., «Obesity Researcher Quits Over New York Menu Fight», *The New York Times* [online] 3 de marzo de 2008 [citado el 28 de febrero de 2022].

7. McDermott L., «Self-representation in upper paleolithic female figurines», *Current Anthropology*, 1996; 37: 227–75.

8. Michalopoulos A., Tzelepis G., Geroulanos S., «Morbid obesity and hypersomnolence in several members of an ancient royal family», *Thorax*, 2003; 58: 281–82.

9. Buchwald H., «A brief history of obesity: truths and illusions», 2018. Disponible en https://www.clinicaloncology.com/Current-Practice/Article/07-18/A-Brief-History-of-Obesity-Truths-and-Illusions/51221.

10. O'Rahilly S., «Harveian Oration 2016: some observations on the causes and consequences of obesity», *Clinical Medicine*, 2016; 16: 551–64.

11. Corbyn Z., «Could 'young' blood stop us getting old?», 2020. Disponible en https://amp.theguardian.com/society/2020/feb/02/could-young-blood-stop-us-getting-old-transfusions-experiments-mice-plasma.

12. Kosoff M., «Peter Thiel wants to inject himself with young people's blood», 2016. Disponible en https://www.vanityfair.com/news/2016/08/peter-thiel-wants-to-inject-himself-with-young-peoples-blood.

13. Hervey G. R., «The effects of lesions in the hypothalamus in parabiotic rats», *J Physiol*, 1959 Mar 3;145(2):336–52.

14. Paz-Filho G., Mastronardi C., Delibasi T., *et al.*, «Congenital leptin deficiency: diagnosis and effects of leptin replacement therapy», *Arquivos Brasileiros de Endocrinologia & Metabologia*, 2010; 54: 690–97.

15. Murray E. A., Wise S. P., Rhodes S. E. V., «What can different brains do with reward?», en J. A. Gottfried, editor, *Neurobiology of Sensation and Reward*, CRC Press/Taylor & Francis, Boca Ratón, 2012.

16. Hall K. D., Farooqi I. S., Friedman J. M., *et al.*, «The energy balance model of obesity: beyond calories in., calories out», *American Journal of Clinical Nutrition*, 2022; 115: 1243–54.

7. Por qué el problema no es el azúcar...

1. Petersen M. C., Shulman G. I, «Mechanisms of insulin action and insulin resistance», *Physiological Reviews*, 2018; 98: 2133–223.

2. Liebman, Bonnie/Center for Science in the Public Interest, «Big Fat Lies – The Truth About the Atkins Diet, Nutrition Action» [online], 29 noviembre de 2002. Disponible en https://cspinet.org/sites/default/files/attachment/bigfatlies.pdf.

3. Hall K. D., Chen K. Y., Guo J., *et al.*, «Energy expenditure and body composition changes after an isocaloric ketogenic diet in overweight and obese men», *American Journal of Clinical Nutrition*, 2016; 104: 324–33.

4. Hall K. D., «A review of the carbohydrate-insulin model of obesity», *European Journal of Clinical Nutrition*, 2017; 71: 323–26.

5. Gardner C. D., Trepanowski J. F., Del Gobbo L. C., *et al.*, «Effect of low-fat vs low-carbohydrate diet on 12-month weight loss in overweight adults and the association with genotype pattern or insulin secretion: the DIETFITS randomized clinical trial», *Journal of the American Medical Association*, 2018; 319: 667–79.

6. «Low-fat diet compared to low-carb diet» [online], National Institutes of Health (NIH), 2021 [citado el 4 de septiembre de 2022]. Disponible en https://www.nih.gov/news-events/nih-research-matters/low-fat-diet-compared-low-carb-diet.

7. Hall K. D., Guo J., Courville A. B., *et al.*, «Effect of a plant-based., low-fat diet versus an animal-based., ketogenic diet on ad libitum energy intake», *Nature Medicine*, 2021; 27: 344–53.

8. Foster G. D., Wyatt H. R., Hill J. O., *et al.*, «A randomized trial of a low-carbohydrate diet for obesity», *New England Journal of Medicine*, 2003; 348: 2082–90.

9. Ebbeling C. B., Feldman H. A., Klein G. L., *et al.*, «Effects of a low carbohydrate diet on energy expenditure during weight loss maintenance: randomized trial», *British Medical Journal*, 2018; 363: k4583.

10. Hall K. D., Guo J., Speakman J. R., «Do low-carbohydrate diets increase energy expenditure?», *International Journal of Obesity*, 2019; 43: 2350–54.

11. Martin-McGill K. J., Bresnahan R., Levy R. G, «Ketogenic diets for drug-resistant epilepsy», *Cochrane Database of Systematic Reviews*, 2020; 6: CD001903.

12. Mintz S. W., *Sweetness and Power: The Place of Sugar in Modern History*, Penguin Publishing Group, Londres, 1985.

13. Hardy K., Brand-Miller J., Brown K. D., *et al.*, «The importance of dietary carbohydrate in human evolution», *Quarterly Review of Biology*, 2015; 90: 251–68.

14. Soares S., Amaral J. S., Oliveira M. B. P. P., Mafra I., «A comprehensive review on the main honey authentication issues: production and origin», *Comprehensive Reviews in Food Science and Food Safety*, 2017; 16: 1072–100.

15. Sammataro D., Weiss M., «Comparison of productivity of colonies of honey bees, *Apis mellifera*, supplemented with sucrose or high fructose corn syrup», *Journal of Insect Science*, 2013; 13: 19.

16. Marlowe F. W., Berbesque J. C., Wood B., *et al.*, «Honey, Hadza, hunter-gatherers, and human evolution», *Journal of Human Evolution*, 2014; 71: 119–28.

17. Reddy A., Norris D. F., Momeni S. S., *et al.*, «The pH of beverages in the United States», *Journal of the American Dental Association*, 2016; 147: 255–63.

18. Public Health England, «Child oral health: applying All Our Health», 2022. Disponible en https://www.gov.uk/government/publications/child-oral-health-applying-all-our-health/child-oral-health-applying-all-our-health.

19. Public Health England, «National Dental Epidemiology Programme for England: oral health survey of five-year-old children», 2017. Disponible en https://assets.publishing.service.gov.uk/government/uploads/system/uploads/attachment_data/file/768368/NDEP_for_England_OH_Survey_5yr_2017_Report.pdf.

20. Touger-Decker R., Van Loveren C., «Sugars and dental caries», *American Journal of Clinical Nutrition*, 2003; 78: 881S–92S.

21. Towle I., Irish J. D., Sabbi K. H., *et al.*, «Dental caries in wild primates: interproximal cavities on anterior teeth», *American Journal of Primatology*, 2022; 84: e23349.

22. Grine F. E., Gwinnett A. J., Oaks J. H., «Early hominid dental pathology: interproximal caries in 1.5 million-year-old *Paranthropus robustus* from Swartkrans», *Archives of Oral Biology*, 1990; 35: 381–86.

23. Coppa A., Bondioli L., Cucina A., *et al.*, «Palaeontology: early neolithic tradition of dentistry», *Nature*, 2006; 440: 755–56.

24. Coppa *et al.*, 2006.

25. Waldron T., «Dental disease», en *Palaeopathology*, Cambridge University Press, Cambridge, 2008: 236–48.

26. Oxilia G., Peresani M., Romandini M., *et al.*, «Earliest evidence of dental caries manipulation in the late upper palaeolithic», *Scientific Reports*, 2015; 5: 12150.

27. Adler C. J., Dobney K., Weyrich L. S., Kaidonis J., Walker A. W., Haak W., *et al.*, «Sequencing ancient calcified dental plaque shows changes in oral microbiota with dietary shifts of the neolithic and industrial revolutions», *Nature Genetics*, 2013; 45: 450–55.

8. ... ni la falta de ejercicio

1. Hill J. O., Wyatt H. R., Peters J. C., «The importance of energy balance», *European Endocrinology*, 2013; 9: 111–15.

2. Hill J. O., Wyatt H. R., Peters J. C., «Energy balance and obesity», *Circulation*, 2012; 126: 126–32.

3. Webber J., «Energy balance in obesity», *Proceedings of the Nutrition Society*, 2003; 62: 539–43.

4. Hill J. O., «Understanding and addressing the epidemic of obesity: an energy balance perspective», *Endocrine Reviews*, 2006; 27: 750–61.

5. Shook R. P., Blair S. N., Duperly J., *et al.*, «What is causing the worldwide rise in body weight?», *European Journal of Endocrinology*, 2014; 10: 136–44.

6. Hand G. A., Blair S. N., «Energy flux and its role in obesity and metabolic disease», *European Endocrinology*, 2014; 10: 131–35.

7. Tudor-Locke C., Craig C. L., Brown W. J., *et al.*, «How many steps/day are enough? For adults», *International Journal of Behavioral Nutrition and Physical Activity*, 2011; 8: 79.

8. Katzmarzyk P. T., Barreira T. V., Broyles S. T., *et al.*, «Relationship between lifestyle behaviors and *obesity* in children ages 9–11: results from a 12-country study», *Obesity*, 2015; 23: 1696–702.

9. Griffith R., Lluberas R., Lührmann M., «Gluttony and sloth? Calories, labor market activity and the rise of obesity», *Journal of the European Economic Association*, 2016; 14: 1253–86.

10. Snowdon C., «The fat lie», 2014. Disponible en https://papers.ssrn.com/abstract=3903961.

11. Ladabaum U., Mannalithara A., Myer P. A., *et al.*, «Obesity, abdominal obesity, physical activity, and caloric intake in US adults: 1988 to 2010», *American Journal of Medicine*, 2014; 127: 717–27.

12. Church T. S., Thomas D. M., Tudor-Locke C., *et al.*, «Trends over 5 decades in US occupation-related physical activity and their associations with obesity», *PLOS One,* 2011; 6: e19657.

13. Hill *et al.*, 2012.

14. Shook *et al.*, 2014.

15. Katzmarzyk *et al.*, 2015.

16. Lindsay C., «A century of labour market change: 1900 to 2000», 2003. Disponible en https://webarchive.nationalarchives.gov.uk/ukgwa/20160105160709/http://www.ons.gov.uk/ons/rel/lms/labour-market-trends--discontinued-/volume-111--no--3/a-century-of-labour-market-change--1900-to-2000.pdf

17. Office for National Statistics, «Long-term trends in UK employment: 1861 to 2018», 2019. Disponible en https://www.ons.gov.uk/economy/nationalaccounts/uksectoraccounts/compendium/economicreview/april2019/longtermtrendsinukemployment1861to2018.

18. British Heart Foundation, «Physical activity statistics 2012», British Heart Foundation, Londres, 2017.

19. Church *et al.*, 2011.

20. Fox M., «Mo Farah – base training (typical week)». Disponible en https://www.sweatelite.co/mo-farah-base-training-typical-week/.

21. Dennehy C., «The surprisingly simple training of the world's fastest marathoner», 2021. Disponible en https://www.outsideonline.com/health/running/eliud-kipchoge-marathon-workout-training-principles/.

22. Snowdon, 2014.

23. Department for Environment, «Food & Rural Affairs, Family Food 2012», 2013. Disponible en https://www.gov.uk/government/statistics/family-food-2012

24. Harper H., Hallsworth M., «Counting calories: how under-reporting can explain the apparent fall in calorie intake», 2016. Disponible en https://www.

bi.team/wp-content/uploads/2016/08/16-07-12-Counting-Calories-Final.pdf.

25. Lennox A., Bluck L., Page P., Pell D., Cole D., Ziauddeen N., *et al.*, «Appen- dix X Misreporting in the National Diet and Nutrition Survey Rolling Programme (NDNS RP): summary of results and their interpretation» [online, citado el 6 de septiembre de 2022]. Disponible en https://www.food.gov.uk/sites/default/files/media/document/ndns-appendix-x.pdf.

26. Church *et al.*, 2011.

27. Harper H., Hallsworth M., «Counting calories: how under-reporting can explain the apparent fall in calorie intake», 2016. Disponible en https://www.bi.team/wp-content/uploads/2016/08/16-07-12-Counting-Calories-Final.pdf.

28. Health and Social Care Information Centre, «Health Survey for England – 2012», 2013. Disponible en https://digital.nhs.uk/data-and-information/publications/statistical/health-survey-for-england/health-survey-for-england-2012.

29. NielsenIQ, «The power of snacking», 2018. Disponible en https://nielseniq.com/global/en/insights/report/2018/the-power-of-snacking/.

30. Nielsen, «Snack attack: what consumers are reaching for around the world». Disponible en https://www.nielsen.com/wp-content/uploads/sites/2/2019/04/nielsen-global-snacking-report-september-2014.pdf.

31. Bee C., Meyer B., Sullivan J. X., «The validity of consumption data: are the Consumer Expenditure Interview and Diary Surveys informative?», 2012. Disponible en https://EconPapers.repec.org/RePEc:nbr:nberwo:18308.

32. Office for National Statistics, «Survey sampling for Family Food», 2015. Disponible en https://assets.publishing.service.gov.uk/government/uploads/system/uploads/attachment_data/file/486047/familyfood-method-sampling-17dec15.pdf.

33. Bean C., «Independent review of UK economic statistics: final report», 2016. Disponible en https://www.gov.uk/government/publications/independent-review-of-uk-economic-statistics-final-report.

34. Barrett G., Levell P., Milligan K., «A comparison of micro and macro expenditure measures across countries using differing survey methods», en C. D. Carroll, Crossley T. F., Sabelhaus J. (eds.), *Improving the Measurement of Consumer Expenditures*, University of Chicago Press, Chicago, 2015: 263–86.

35. Meyer B. D., Mok W. K. C., Sullivan J. X., «Household surveys in crisis», *Journal of Economic Perspectives*, 2015; 29: 199–226.

36. British Heart Foundation, «Portion distortion», 2013. Disponible en https://www.bhf.org.uk/what-we-do/news-from-the-bhf/news-archive/2013/october/portion-distortion.

37. Waste and Resources Action Programme, «Household food and drink waste in the United Kingdom 2012», 2013. Disponible en https://wrap.org.uk/resources/report/household-food-and-drink-waste-united-kingdom-2012.

38. Dray S., «Food waste in the UK», 2021. Disponible en https://lordslibrary.parliament.uk/food-waste-in-the-uk/.

39. Kantar, «Consumer panels», 2022. Disponible en https://www.kantarworldpanel.com/id/About-us/consumer-panels.

40. Pontzer *et al.*, 2012.

41. Ebersole K. E., Dugas L. R., *et al.*, «Energy expenditure and adiposity in Nigerian and African-American women», *Obesity*, 2008; 16: 2148–54.

42. Pontzer *et al.*, 2016.

43. Pontzer H., «Energy constraint as a novel mechanism linking exercise and health», *Physiology*, 2018; 33: 384–93.

44. Pontzer H., Yamada Y., Sagayama H., *et al.*, «Daily energy expenditure through the human life course», Science, 2021; 373: 808–12.

45. Kraft T. S., Venkataraman V. V., Wallace I. J., *et al.*, «The energetics of uniquely human subsistence strategies», *Science*, 2021; 374: eabf0130.

46. Ferro-Luzzi A., Martino L., «Obesity and physical activity», *Ciba Foundation Symposium,* 1996; 201: 207–21; discussion 221–7.

47. Luke A., Dugas L. R., Ebersole K., *et al.*, «Energy expenditure does not predict weight change in either Nigerian or African American women», *American Journal of Clinical Nutrition*, 2009; 89: 169–76.

48. Dugas L. R., Harders R., Merrill S., *et al.*, «Energy expenditure in adults living in developing compared with industrialized countries: a meta-analysis of doubly labeled water studies», *American Journal of Clinical Nutrition*, 2011; 93: 427–41.

49. Pontzer H., «The crown joules: energetics, ecology, and evolution in humans and other primates», *Evolutionary Anthropology*, 2017; 26: 12–24.

50. Pontzer H., Durazo-Arvizu R., Dugas L. R., *et al.*, «Constrained total energy expenditure and metabolic adaptation to physical activity in adult humans», *Current Biology*, 2016; 26: 410–17.

51. Pontzer H., Raichlen D. A., Gordon A. D., *et al.*, «Primate energy expenditure and life history», *Proceedings of the National Academy of Sciences USA*, 2014; 111: 1433–37.

52. Bilici S., Saglam F., Beyhan Y., Barut-Uyar B., Dikmen D., Goktas Z., *et al.*, «Energy expenditure and nutritional status of coal miners: a cross-sectional study», *Archives of Environmental & Occupational Health*, 2016; 71: 293–99.

53. Ellison P. T., «Energetics and reproductive effort», *American Journal of Human Biology*, 2003; 15: 342–51.

54. Ellison P. T., Lager C., «Moderate recreational running is associated with lowered salivary progesterone profiles in women», *American Journal of Ostetrics and Gynecology*, 1986; 154: 1000–03.

55. Pontzer H., «Energy constraint as a novel mechanism linking exercise and health», *Physiology*, 2018; 33: 384–93.

56. Nabkasorn C., Miyai N., Sootmongkol A., *et al.*, «Effects of physical exercise on depression, neuroendocrine stress hormones and physiological fitness in adolescent females with depressive symptoms», *European Journal of Public Health*, 2006; 16: 179–84.

57. @TateLyleSugars, «Come along to the #IEA #ThinkTent for steaming porridge & Lyle's Golden Syrup & to discuss global trade: producers vs, consumers – where does the balance lie?», 2 de octubre de 2018. Disponible en https://twitter.com/tatelylesugars/status/1047037066952028166.

58. Institute of Economic Affairs, «After Brexit, building a global free trade environment», 2016. Disponible en https://iea.org.uk/events/exiting-the-eu-reclaiming-trade-sovereignty/.

59. Lee I.-M., Shiroma E. J., Lobelo F., Puska P., Blair S. N., Katzmarzyk P. T., *et al.*, «Effect of physical inactivity on major non-communicable diseases worldwide: an analysis of burden of disease and life expectancy», *The Lancet*, 2012; 380: 219–29.

60. Church *et al.*, 2011.

61. Hill *et al.*, 2012.

62. Wood B., Ruskin G., Sacks G., «How CocaCola shaped the international congress on physical activity and public health: an analysis of email exchanges between 2012 and 2014», *International Journal of Environmental Research and Public Health*, 2020; 17: 8996.

63. Serôdio P. M., McKee M., Stuckler D., «CocaCola – a model of transparency in research partnerships? A network analysis of CocaCola's research funding (2008–2016)», *Public Health Nutrition*, 2018; 21: 1594–607.

64. O'Connor A., «CocaCola funds scientists who shift blame for obesity away from bad diets», 2015. Disponible en https://archive.nytimes.com/well.blogs.

nytimes.com/2015/08/09/coca-cola-funds-scientists-who-shift-blame-for-obesity-away-from-bad-diets/.

65. Wood *et al.*, 2020.

66. O'Connor *et al.*, 2015.

67. Serôdio *et al.*, 2018.

68. Serôdio *et al.*, 2018.

69. CocaCola, «Transparency Research Report», 2022. Disponible en https://www.CocaColacompany.com/content/dam/journey/us/en/policies/pdf/research-and-studies/transparency-research-report.pdf.

70. Botkin J. R., «Should failure to disclose significant financial conflicts of interest be considered research misconduct?», *Journal of the American Medical Association*, 2018; 320: 2307–08.

71. Anderson T. S., Dave S., Good C. B., *et al.*, «Academic medical center leadership on pharmaceutical company boards of directors», *Journal of the American Medical Association*, 2014; 311: 1353–55.

72. CocaCola, «Exercise is the best medicine», 2009. Disponible en https://investors.coca-colacompany.com/news-events/press-releases/detail/392/exercise-is-the-best-medicine.

73. Flacco M. E., Manzoli L., Boccia S., *et al.*, «Head-to-head randomized trials are mostly industry sponsored and almost always favor the industry sponsor», *Journal of Clinical Epidemiology*, 2015; 68: 811–20.

74. Stamatakis E., Weiler R., Ioannidis J. P. A., «Undue industry influences that distort healthcare research, strategy, expenditure and practice: a review», *European Journal of Clinical Investigation*, 2013; 43: 469–75.

75. Ioannidis J. P. A., «Evidence-based medicine has been hijacked: a report to David Sackett», *Journal of Clinical Epidemiology*, 2016; 73: 82–86.

76. Fabbri A., Lai A., Grundy Q., Bero L. A., «The influence of industry sponsorship on the research agenda: a scoping review», *American Journal of Public Health*, 2018; 108: e9–16.

77. Lundh *et al.*, 2017.

78. Rasmussen K., Bero L., Redberg R., *et al.*, «Collaboration between academics and industry in clinical trials: cross sectional study of publications and survey of lead academic authors», *British Medical Journal*, 2018; 363: 3654.

79. Bes-Rastrollo M., Schulze M. B., Ruiz-Canela M., *et al.*, «Financial conflicts of interest and reporting bias regarding the association between sugar-sweetened

beverages and weight gain: a systematic review of systematic reviews», *PLoS Medicine*, 2013; 10: e1001578.

80. Serôdio *et al.*, 2018.

81. Serôdio *et al.*, 2018. Exactamente, 389 artículos, publicados en 169 medios diferentes y escritos por 907 investigadores, citan la financiación de The CocaCola Company. Sin embargo, las listas de transparencia de esta compañía distan mucho de estar completas. Tras incorporar los resultados de una encuesta, nuestra búsqueda identificó hasta 471 autores correspondientes a 128 informes cuyos nombres no figuran en las listas de CocaCola, pero cuyos artículos reconocen contar con la financiación de la empresa.

82. Leme A. C. B., Ferrari G., Fisberg R. M., *et al.*, «Co-occurrence and clustering of sedentary behaviors, diet, sugar-sweetened beverages, and alcohol intake among adolescents and adults: the Latin American Nutrition and Health Study (ELANS)», *Nutrients*, 2021; 13: 1809.

9. ... ni la falta de voluntad

1. @matthewsyed: «Aquí les cuento cómo algunas personas obesas podrían bajar de peso con voluntad: más ejercicio, menos comida. Explícitamente excluyo a quienes padecen enfermedades tiroideas o de otro tipo. El hecho de que algunos se hayan ofendido me da la razón: hemos visto el derrumbe de la responsabilidad individual», 14 de febrero de 2021. Disponible en https://twitter.com/matthewsyed/status/1360913923340394499.

2. Cooksey-Stowers K., Schwartz M. B., Brownell K. D., «Food swamps predict obesity rates better than food deserts in the United States», *International Journal of Environmental Research and Public Health*, 2017; 14: 1366.

3. National Food Strategy, 2021.

4. National Food Strategy, 2021.

5. Folkvord F., Anschütz D. J., Wiers R. W., *et al.*, «The role of attentional bias in the effect of food advertising on actual food intake among children», *Appetite*, 2015; 84: 251–58.

6. Harris J. L., Speers S. E., Schwartz M. B., *et al.*, «US food company branded advergames on the internet: children's exposure and effects on snack consumption», *Journal of Children and Media*, 2012; 6: 51–68.

7. Folkvord F., Anschütz D. J., Buijzen M., *et al.*, «The effect of playing advergames that promote energy-dense snacks or fruit on actual food intake among children», *American Journal of Clinical Nutrition*, 2013; 97: 239–45.

8. Harris J. L., Bargh J. A., Brownell K. D., «Priming effects of television food advertising on eating behavior», *Health Psychology,* 2009; 28: 404–13.

9. Boyland E., McGale L., Maden M., *et al.*, «Association of food and non-alcoholic beverage marketing with children and adolescents' eating behaviors and health: a systematic review and meta-analysis», *JAMA Pediatrics*, 2022; 176: e221037.

10. Laraia B. A., Leak T. M., Tester J. M., *et al.*, «Biobehavioral factors that shape nutrition in low-income populations: a narrative review», *American Journal of Preventive Medicine*, 2017; 52: S118–26.

11. Adam T. C., Epel E. S., «Stress, eating and the reward system», *Physiology & Behavior*, 2007; 9: 449–58.

12. Schrempft S., Van Jaarsveld C. H. M., Fisher A., *et al.*, «Variation in the heritability of child body mass index by obesogenic home environment», *JAMA Pediatrics*, 2018; 172: 1153–60.

13. Schrempft S. *et al.*, 2018.

14. Baraldi L. G., Martinez Steele E., Canella D. S., *et al.*, «Consumption of ultra-processed foods and associated sociodemographic factors in the USA between 2007 and 2012: evidence from a nationally representative cross-sectional study», *BMJ Open*, 2018; 8: e020574.

15. Leung C. W., Fulay A. P., Parnarouskis L., *et al.*, «Food insecurity and ultra-processed food consumption: the modifying role of participation in the Supplemental Nutrition Assistance Program (SNAP)», *American Journal of Clinical Nutrition*, 2022; 116: 197–205.

16. Marchese L., Livingstone K. M., Woods J. L., *et al.*, «Ultra-processed food consumption, socio-demographics and diet quality in Australian adults», *Public Health Nutrition*, 2022; 25: 94–104.

17. Mischel W., Shoda Y., Rodriguez M. I., «Delay of gratification in children», *Science,* 1989; 244: 933–38.

18. Mischel W., Ebbesen E. B., Zeiss A. R., «Cognitive and attentional mechanisms in delay of gratification», *Journal of Personality and Social Psychology*, 1972; 21: 204–18.

19. Watts T. W., Duncan G. J., Quan H., «Revisiting the marshmallow test: a conceptual replication investigating links between early delay of gratification and later outcomes», *Psychological Science*, 2018; 29: 1159–77.

20. Watts *et al.*, 2018.

21. Falk A., Kosse F., Pinger P., «Re-revisiting the marshmallow test: a direct comparison of studies by Shoda, Mischel, and Peake (1990) and Watts, Duncan, and Quan (2018)», *Psychological Science*, 2020; 31: 100–04.

22. Evans G. W., English K., «The environment of poverty: multiple stressor exposure, psychophysiological stress, and socioemotional adjustment», *Child Development*, 2002; 73: 1238–48.

23. Sturge-Apple M. L., Suor J. H., Davies P. T., *et al.*, «Vagal tone and children's delay of gratification: differential sensitivity in resource-poor and resource-rich environments», *Psychological Science*, 2016; 27: 885–93.

24. Kidd C., Palmeri H., Aslin R. N., «Rational snacking: young children's decision-making on the marshmallow task is moderated by beliefs about environmental reliability», *Cognition*, 2013; 126: 109–14.

25. Raver C. C., Jones S. M., Li-Grining C., *et al.*, «CSRP's impact on low-income preschoolers' preacademic skills: self-regulation as a mediating mechanism», *Child Development*, 2011; 82: 362–78.

26. *The Economist*, «Desire delayed: Walter Mischel on the test that became his life's work», 2014. Disponible en https://www.economist.com/books-and-arts/2014/10/11/desire-delayed.

27. Gill D., «New study disavows marshmallow test's predictive powers», 2021. Disponible en https://anderson-review.ucla.edu/new-study-disavows-marshmallow-tests-predictive-powers/.

10. Cómo los ultraprocesados nos hackean el cerebro

1. Library of Congress, «Who "invented" the TV dinner?», 2019. Disponible en https://www.loc.gov/everyday-mysteries/food-and-nutrition/item/who-invented-the-tv-dinner/.

2. Lynch, B., «Understanding opportunities in the chilled ready meals category in the UK», 2021. Disponible en https://www.bordbia.ie/industry/news/food-alerts/2020/understanding-opportunities-in-the-chilled-ready-meals-category-in-the-uk/.

3. Frings D., Albery I. P., Moss A. C., *et al.*, «Comparison of Allen Carr's Easy-way programme with a specialist behavioural and pharmacological smoking cessation support service: a randomized controlled trial», *Addiction*, 2020; 115: 977–85.

4. Carr A., Dicey J., *Allen Carr's Easy Way to Quit Smoking Without Willpower – Includes Quit Vaping: The Best-selling Quit Smoking Method Updated for the 2020s*, Arcturus, Londres, 2020.

5. Keogan S., Li S., Clancy L., «Allen Carr's Easyway to Stop Smoking – a randomised clinical trial», *Tobacco Control*, 2019; 28: 414–19.

6. Organización Mundial de la Salud, «Allen Carr's Easyway», 2021. Disponible en https://www.emro.who.int/tfi-campaigns/2021/how-you-can-get-involved.html#:~:text=For%20this%20year%2Dlong%20global,Seminars%20and%20Online%20Video%20Programmes.

7. Fletcher P. C., Kenny P. J., «Food addiction: a valid concept?», *Neuropsychopharmacology*, 2018; 43: 2506–13.

8. Fletcher & Kenny, 2018.

9. Polk S. E., Schulte E. M., Furman C. R., *et al.*, «Wanting and liking: separable components in problematic eating behavior?, *Appetite*, 2017; 115: 45–53.

10. Morales I., Berridge K. C., «"Liking" and "wanting" in eating and food reward: brain mechanisms and clinical implications», *Physiology & Behavior*, 2020; 227: 113152.

11. Ellin A., «I was powerless over Diet Coke», 2021. Disponible en https://www.nytimes.com/2021/08/11/well/eat/diet-coke-addiction.html.

12. Fletcher & Kenny, 2018.

13. Hebebrand J., Albayrak Ö., Adan R., *et al.*, «"Eating addiction", rather than "food addiction", better captures addictive-like eating behavior», *Neuroscience & Biobehavioral Reviews*; 47: 295–306.

14. Polk *et al.*, 2017.

15. Gearhardt A. N., Schulte E. M., «Is food addictive? A review of the science», *Annual Review of Nutrition*, 2021; 41: 387–410.

16. Schulte E. M., Sonneville KR., Gearhardt AN, Subjective experiences of highly processed food consumption in individuals with food addiction, *Psychology of Addictive Behaviors* 2019; 33: 144–53.

17. Schulte E. M., Avena N. M., Gearhardt A. N., «Which foods may be addictive? The roles of processing, fat content, and glycemic load», *PLoS One*, 2015; 10: e0117959.

18. Allison S., Timmerman G. M., «Anatomy of a binge: food environment and characteristics of nonpurge binge episodes», *Eating Behaviors*, 2007; 8: 31–38.

19. Tanofsky-Kraff M., McDuffie J. R., *et al.*, «Laboratory assessment of the food intake of children and adolescents with loss of control eating», *American Journal of Clinical Nutrition*, 2009; 89: 738–45.

20. Grant B. F., Goldstein R. B., Saha T. D., *et al.*, «Epidemiology of DSM-5 alcohol use disorder: results from the national epidemiologic survey on alcohol and related conditions III», *JAMA Psychiatry*, 2015; 72: 757–66.

21. Martin C. B., Herrick K. A., Sarafrazi N., Ogden C. L., «Attempts to lose weight among adults in the United States, 2013–2016», *National Center for Health Statistics Data Brief*, 2018; 313: 1–8.

22. Grant *et al.*, 2015.

23. Lopez-Quintero C., De los Cobos J. P., Hasin D. S., *et al.*, «Probability and predictors of transition from first use to dependence on nicotine, alcohol, cannabis, and cocaine: results of the National Epidemiologic Survey on Alcohol and Related Conditions (NESARC)», *Drug and Alcohol Dependence*, 2011; 115: 120–30.

24. Volkow N. D., Wang G.-J., Fowler J. S., *et al.*, «Overlapping neuronal circuits in addiction and obesity: evidence of systems pathology», *Philosophical Transactions of the Royal Society B*, 2008; 363: 3191–200.

25. Volkow N. D., Wang G. J., Fowler J. S., *et al.*, «Food and drug reward: overlapping circuits in human obesity and addiction», *Current Topics in Behavioral Neurosciences*, 2012; 11: 1–24.

26. Afshin A., Sur P. J., Fay K. A., *et al.*, «Health effects of dietary risks in 195 countries, 1990–2017: a systematic analysis for the Global Burden of Disease Study 2017», *The Lancet*, 2019; 393: 1958–72.

11. Los UPF están premasticados

1. Haber G. B., Heaton K. W., Murphy D., Burroughs L. F., «Depletion and disruption of dietary fibre, Effects on satiety, plasma-glucose, and serum-insulin», *The Lancet*, 1977; 2: 679–82.

2. Ungoed-Thomas J., «An honest crust? Craft bakeries rise up against 'sourfaux' bread», 2022. Disponible en https://amp.theguardian.com/food/2022/apr/23/fake-bake-uk-government-steps-in-over-sourfaux-threat-to-craft-bakers.

3. Dodson T. B., Susarla S. M., «Impacted wisdom teeth», *BMJ Clinical Evidence*, 2014; 2014: 1302.

4. Corruccini R. S., *How Anthropology Informs the Orthodontic Diagnosis of Malocclusion's Causes*, Edwin Mellen Press, Londres, 1999.

5. Lieberman, D., *The Story of the Human Body: Evolution, Health and Disease*, Penguin Books, Londres, 2011.

6. Corruccini R. S., «Australian aboriginal tooth succession, interproximal attrition, and Begg's theory», *American Journal of Orthodontics and Dentofacial Orthopedics*, 1990; 97: 349–57.

7. Corruccini R. S., «An epidemiologic transition in dental occlusion in world populations», *American Journal of Orthodontics,* 1984; 86: 419–26.

8. Lieberman D. E., Krovitz G. E., Yates F. W., *et al.*, «Effects of food processing on masticatory strain and craniofacial growth in a retrognathic face», *Journal of Human Evolution*, 2004; 46: 655–77.

9. BBC News, «*Mary Rose* skeletons studied by Swansea sports scientists», 2012. Disponible en https://www.bbc.co.uk/news/uk-wales-17309665.

10. Ingervall B., Bitsanis E., «A pilot study of the effect of masticatory muscle training on facial growth in long-face children», *European Journal of Orthodontics*, 1987 Feb; 9(1):15–23.

11. *Business Insider*, «There's a very simple reason why McDonald's hamburgers don't rot», 2017. Disponible en https://www.businessinsider.com/why-mcdonalds-hamburgers-do-not-rot-2016-2?r=US&IR=T.

12. Rolls B. J., «The relationship between dietary energy density and energy intake», *Physiology & Behavior,* 2009; 97: 609–15.

13. Bell E. A., Castellanos V. H., Pelkman C. L., *et al.*, «Energy density of foods affects energy intake in normal-weight women», *American Journal of Clinical Nutrition*, 1998; 67: 412–20.

14. Rolls B. J., Cunningham P. M., Diktas H. E., «Properties of ultraprocessed foods that can drive excess intake», *Nutrition Today*, 2020; 55: 109.

15. Bell *et al.*, 1998.

16. Rolls *et a*l., 2020.

17. Ohkuma T., Hirakawa Y., Nakamura U., *et al.*, «Association between eating rate and obesity: a systematic review and meta-analysis», *International Journal of Obesity*, 2015; 39: 1589–96.

18. De Graaf C., «Texture and satiation: the role of oro-sensory exposure time», *Physiology & Behavior*, 2012; 107: 496–501.

19. Wee M. S. M., Goh A. T., Stieger M., *et al.*, «Correlation of instrumental texture properties from textural profile analysis (TPA) with eating behaviours and macronutrient composition for a wide range of solid foods», *Food & Function*, 2018; 9: 5301–12.

20. Zhu Y., Hsu W. H., Hollis J. H., «Increasing the number of masticatory cycles is associated with reduced appetite and altered postprandial plasma concentrations of gut hormones, insulin and glucose», *British Journal of Nutrition*, 2013; 110: 384–90.

21. Fogel A., Goh A. T., Fries L. R., *et al.*, «A description of an "obesogenic" eating style that promotes higher energy intake and is associated with greater

adiposity in 4.5-year-old children results from the GUSTO cohort», *Physiology & Behavior*, 2017; 176: 107–16.

22. Llewellyn C. H., Van Jaarsveld C. H. M., Boniface D., *et al.*, «Eating rate is a heritable phenotype related to weight in children», *American Journal of Clinical Nutrition*, 2008; 88: 1560–66.

23. De Wijk R. A., Zijlstra N., Mars M., *et al.*, «The effects of food viscosity on bite size., bite effort and food intake», *Physiology & Behavior*, 2008; 95: 527–32.

24. Forde C. G., Mars M., De Graaf K., «Ultra-processing or oral processing? A role for energy density and eating rate in moderating energy intake from processed foods», *Current Developments in Nutrition*, 2020; 4: nzaa019.

25. Bell *et al.*, 1998.

26. Gearhardt & Schulte, 2021.

12. Los UPF huelen raro

1. Morrot G., Brochet F., Dubourdieu D., «The color of odors», *Brain and Language*, 2001; 79: 309–20.

2. Brochet F., «Chemical object representation in the field of consciousness». Disponible en https://web.archive.org/web/20070928231853if_/http://www.academie-amorim.com/us/laureat_2001/brochet.pdf.

3. Bushdid C., Magnasco M. O., Vosshall L. B., *et al.*, «Humans can discriminate more than 1 trillion olfactory stimuli», *Science*, 2014; 343: 1370–72.

4. McGann J. P., «Poor human olfaction is a 19th-century myth», *Science*, 2017; 356: eaam7263.

5. Sclafani A., «Oral and postoral determinants of food reward», *Physiology & Behavior*, 2004; 81: 773–79.

6. De Araujo I. E., Lin T., Veldhuizen M. G., *et al.*, «Metabolic regulation of brain response to food cues», *Current Biology*, 2013; 23: 878–83.

7. Holman E. W., «Immediate and delayed reinforcers for flavor preferences in rats», *Learning and Motivation*, 1975; 6: 91–100.

8. Holman G. L., «Intragastric reinforcement effect», *Journal of Comparative and Physiological Psychology*, 1969; 69: 432–41.

9. Mennella J. A., Jagnow C. P., Beauchamp G. K., «Prenatal and postnatal flavor learning by human infants», *Pediatrics*, 2001; 107: E88.

10. Barabási A.-L., Menichetti G., Loscalzo J., «The unmapped chemical complexity of our diet», *Nature Food*, 2020; 1: 33–37.

11. Holliday R. J., Helfter J., *A Holistic Vet's Prescription for a Healthy Herd: A Guide to Livestock Nutrition, Free-choice Minerals, and Holistic Cattle Care*, Acres USA, Greeley, 2014.

12. Scrinis G., «Reframing malnutrition in all its forms: a critique of the tripartite classification of malnutrition», *Global Food Security*, 2020; 26: 100396.

13. Scrinis G., «Ultra-processed foods and the corporate capture of nutrition – an essay by Gyorgy Scrinis», *British Medical Journal*, 2020; 371: m4601.

14. Elizabeth L., Machado P., Zinocker M., *et al.*, «Ultra-processed foods and health outcomes: a narrative review, *Nutrients*, 2020; 12: 1955.

15. Reardon T., Tschirley D., Liverpool-Tasie L. S. O., *et al.*, «The processed food revolution in African food systems and the double burden of malnutrition», *Global Food Security*, 2021; 28: 100466.

16. Swinburn B. A., Kraak V. I., Allender S., Atkins V. J., Baker P. I., Bogard J. R., *et al.*, «The global syndemic of obesity, undernutrition, and climate change: *The Lancet* Commission report», *The Lancet*, 2019; 393: 791–846.

17. National Food Strategy, 2021.

18. OECDiLibrary, «Obesity Among Children», 2019 Disponible en https://www.oecd-ilibrary.org/sites/health_glance_eur-2018-26-en/index.html?itemId=/content/component/health_glance_eur-2018-26-en.

19. Enserink M., «Did natural selection make the Dutch the tallest people on the planet?», 2015. Disponible en https://www.science.org/content/article/did-natural-selection-make-dutch-tallest-people-planet.

20. Haines G., «Why are the Dutch so tall?», 2020. Disponible en https://www.bbc.com/travel/article/20200823-why-are-the-dutch-so-tall#:~:text=A%20land%20of%20giants%2C%20the.,cm%20and%20163.5cm%20respectively.

21. García O. P., Long K. Z., Rosado J. L., «Impact of micronutrient deficiencies on obesity», *Nutrition Review*, 2009; 67: 559–72.

13. Los UPF saben raro

1. Chandrashekar J., Kuhn C., Oka Y., *et al.*, «The cells and peripheral representation of sodium taste in mice», *Nature*, 2010; 464: 297–301.

2. Breslin P. A. S., «An evolutionary perspective on food and human taste», *Current Biology*, 2013; 23: R409–18.

3. Keast R. S. J., Breslin P. A. S., «An overview of binary taste–taste interactions», *Food Quality and Preference*, 2003; 14: 111–24.

4. Henquin J.-C., «Do pancreatic β cells "taste" nutrients to secrete insulin?», *Science Signaling*, 2012; 5: e36.

5. Behrens M., Meyerhof W., «Gustatory and extragustatory functions of mammalian taste receptors», *Physiology & Behavior*, 2011; 105: 4–13.

6. Chandrashekar *et al.*, 2010.

7. Breslin, 2013.

8. Breslin, 2013.

9. Breslin, 2013.

10. CocaCola, «Does CocaCola contain cocaine?», 2020. Disponible en https://www.CocaCola.co.uk/our-business/faqs/does-CocaCola-contain-cocaine.

11. Tucker K. L., Morita K., Qiao N., Hannan M. T., Cupples L. A., Kiel D. P, «Colas, but not other carbonated beverages, are associated with low bone mineral density in older women: The Framingham Osteoporosis Study», *American Journal of Clinical Nutrition*, 2006; 84: 936–42.

12. Veldhuizen M. G., Babbs R. K., Patel B., *et al.*, «Integration of sweet taste and metabolism determines carbohydrate reward», *Current Biology*, 2017; 27: 2476–2485.

13. Lopez O., Jacobs A., «In town with little water, CocaCola is everywhere. So is diabetes», 2018. Disponible en https://www.nytimes.com/2018/07/14/world/americas/mexico-coca-cola-diabetes.html.

14. Imamura F., O'Connor L., Ye Z., *et al.*, «Consumption of sugar sweetened beverages, artificially sweetened beverages, and fruit juice and incidence of type 2 diabetes: systematic review, meta-analysis, and estimation of population attributable fraction», *British Medical Journal*, 2015; 351: h3576.

15. Fowler S. P., Williams K., Resendez R. G., *et al.*, «Fueling the obesity epidemic? Artificially sweetened beverage use and long-term weight gain», *Obesity*, 2008; 16: 1894–900.

16. Fowler S. P. G., «Low-calorie sweetener use and energy balance: results from experimental studies in animals, and large-scale prospective studies in humans», *Physiology & Behavior*, 2016; 164: 517–23.

17. Nettleton J. A., Lutsey P. L., Wang Y., *et al.*, «Diet soda intake and risk of incident metabolic syndrome and type 2 diabetes in the Multi-Ethnic Study of Atherosclerosis (MESA)», *Diabetes Care*, 2009; 32: 688–94.

18. Gallagher A. M., Ashwell M., Halford J. C. G., *et al.*, «Low-calorie sweeteners in the human diet: scientific evidence, recommendations, challenges

and future needs. A symposium report from the FENS 2019 conference», *Journal of Nutritional Science*, 2021; 10: e7.

19. Tate D. F., Turner-McGrievy G., Lyons E., *et al.*, «Replacing caloric beverages with water or diet beverages for weight loss in adults: main results of the Choose Healthy Options Consciously Everyday (CHOICE) randomized clinical trial», *American Journal of Clinical Nutrition*, 2012; 95: 555–63.

20. Miller P. E., Perez V., «Low-calorie sweeteners and body weight and composition: a meta-analysis of randomized controlled trials and prospective cohort studies», *American Journal of Clinical Nutrition*, 2014; 100: 765–77.

21. Tate *et al.*, 2012.

22. Sylvetsky A. C., Figueroa J., Zimmerman T., *et al.*, «Consumption of low-calorie sweetened beverages is associated with higher total energy and sugar intake among children, NHANES 2011–2016», *Pediatric Obesity*, 2019; 14: e12535.

23. Dalenberg J. R., Patel B. P., Denis R., *et al.*, «Short-term consumption of sucralose with, but not without, carbohydrate impairs neural and metabolic sensitivity to sugar in humans», *Cellular Metabolism*, 2020; 31: 493–502.

24. Swithers S. E., Sample C. H., Davidson T. L., «Adverse effects of high-intensity sweeteners on energy intake and weight control in male and obesity-prone female rats», *Behavioral Neuroscience*, 2013; 127: 262–74.

25. Onaolapo A. Y., Onaolapo O. J., «Food additives, food and the concept of 'food addiction': is stimulation of the brain reward circuit by food sufficient to trigger addiction?», *Pathophysiology*, 2018; 25: 263–76.

26. Bartolotto C., «Does consuming sugar and artificial sweeteners change taste preferences?», *Permanente Journal*, 2015; 19: 81–84.

27. Rodriguez-Palacios A., Harding A., Menghini P., *et al.*, «The artificial sweetener Splenda promotes gut *Proteobacteria*, dysbiosis, and myelo- peroxidase reactivity in Crohn's disease-like ileitis», *Inflammatory Bowel Disease*, 2018; 24: 1005–20.

28. De-la-Cruz M., Millán-Aldaco D., Soriano-Nava D. M., *et al.*, «The artificial sweetener Splenda intake promotes changes in expression of c-Fos and NeuN in hypothalamus and hippocampus of rats», *Brain Research*, 2018; 1700: 181–89.

29. Suez J., Korem T., Zeevi D., *et al.*, «Artificial sweeteners induce glucose intolerance by altering the gut microbiota», *Nature*, 2014; 514: 181–86.

30. HM Treasury, «Soft drinks industry levy comes into effect», 2018. Disponible en https://www.gov.uk/government/news/soft-drinks-industry-levy-comes-into-effect.

31. Pell D., Mytton O., Penney T. L., *et al.*, «Changes in soft drinks purchased by British households associated with the UK soft drinks industry levy: controlled interrupted time series analysis», *British Medical Journal*, 2021; 372: n254.

32. First Steps Nutrition Trust, 2019.

33. First Steps Nutrition Trust, 2019.

34. Breslin, 2013.

14. La preocupación por los aditivos

1. Wood Z., «Pret a Manger censured over natural sandwich ingredients claim», 2018. Disponible en http://www.theguardian.com/business/2018/apr/18/pret-a-manger-censured-over-natural-sandwich-ingredients-claim.

2. Sustain, «Pret's progress», 2018. Disponible en https://www.sustainweb.org/news/dec18_pret_progress/.

3. Jab Holding Company, «Annual report 2020», 2021. Disponible en https://www.jabholco.com/documents/2/FY20_JAB_Holding_Company_Sarl_Consolidated_Financial_Statements.pdf.

4. Appelbaum B., «Bagels and war crimes», 2019. Disponible en https://www.nytimes.com/2019/03/27/opinion/bagels-war-crimes-nazi-reimann.html.

5. Bennhold K., «Germany's second-richest family discovers a dark Nazi past», 2019. Disponible en https://www.nytimes.com/2019/03/25/world/europe/nazi-laborers-jab-holding.html.

6. Kiewel M., «33 Milliarden Euro reich: die Nazi-Vergangenheit der Calgon-Familie», 2019. Disponible en https://www.bild.de/bild-plus/politik/inland/politik-inland/33-milliarden-euro-reich-die-nazi-vergangenheit-der-calgon-familie-60835802.view=conversionToLogin.bild.html.

7. Rising D., «Family who owns Krispy Kreme, Panera, Peet's Coffee acknowledges Nazi past», 2019. Disponible en https://www.nbcbayarea.com/news/national-international/family-that-owns-krispy-kreme-panera-peets-coffee-acknowledges-nazi-past/159805/.

8. McCann D., Barrett A., Cooper A., *et al.*, «Food additives and hyperactive behaviour in 3-year-old and 8/9-year-old children in the community: a randomised, double-blinded, placebo-controlled trial», *The Lancet*, 2007; 370: 1560–67.

9. Neltner T. G., Kulkarni N. R., Alger H. M., *et al.*, «Navigating the US food additive regulatory program», *Comprehensive Reviews in Food Science and Food Safety*, 2011; 10: 342–68.

10. Naimi S., Viennois E., Gewirtz A. T., *et al.*, «Direct impact of commonly used dietary emulsifiers on human gut microbiota», *Microbiome*, 2021; 9: 66.

11. Richey Levine A., Picoraro J. A., Dorfzaun S., *et al.*, «Emulsifiers and intestinal health: an introduction», *Journal of Pediatric Gastroenterology and Nutrition*, 2022; 74: 314–19.

12. Dupont Nutrition and Biosciences, «Panodan DATEM: emulsifier for efficient processing and fat reduction». Disponible en https://www.dupontnutritionandbiosciences.com/products/panodan.html.

13. Environmental Protection Agency, «Lifetime health advisories and health effects support documents for perfluorooctanoic acid and perfluorooctane sulfonate», 2016. Disponible en https://regulations.gov/document/EPA-HQ-OW-2014–0138-0037.

14. Rich N., «The lawyer who became DuPont's worst nightmare», 2016. Disponible en https://www.nytimes.com/2016/01/10/magazine/the-lawyer-who-became-duponts-worst-nightmare.html.

15. Rich, 2016.

16. Morgenson G., Mendell D., «How DuPont may avoid paying to clean up a toxic "forever chemical"», 2020. Disponible en https://www.nbcnews.com/health/cancer/how-dupont-may-avoid-paying-clean-toxic-forever-chemical-n1138766.

17. Morgenson & Mendell, 2020.

18. Sevelsted A., Stokholm J., Bønnelykke K., *et al.*, «Cesarean section and chronic immune disorders», *Pediatrics*, 2015; 135: e92–98.

19. Nickerson K. P., Homer C. R., Kessler S. P., *et al.*, «The dietary polysaccharide maltodextrin promotes *Salmonella* survival and mucosal colonization in mice», *PLoS One*, 2014; 9: e101789.

20. Bäckhed F., Fraser C. M., Ringel Y., *et al.*, «Defining a healthy human gut microbiome: current concepts, future directions, and clinical applications», *Cell Host & Microbe*, 2012; 12: 611–22.

21. Dinan T. G., Stilling R. M., Stanton C., Cryan J. F., «Collective unconscious: how gut microbes shape human behavior», *Journal of Psychiatric Research*, 2015; 63: 1–9.

22. Gilbert J. A., Blaser M. J., Caporaso J. G., *et al.*, «Current understanding of the human microbiome», *Nature Medicine*, 2018; 24: 392–400.

23. Holder M. K., Peters N. V., Whylings J., *et al.*, «Dietary emulsifiers consumption alters anxiety-like and social-related behaviors in mice in a sex-dependent manner», *Scientific Reports* 2019; 9: 172.

24. Chassaing B., Koren O., Goodrich JK., *et al.*, «Dietary emulsifiers impact the mouse gut microbiota promoting colitis and metabolic syndrome», *Nature*, 2015; 519: 92–96.

25. Nickerson *et al.*, 2014.

26. Nickerson K. P., McDonald C., «Crohn's disease-associated adherentinvasive *Escherichia coli* adhesion is enhanced by exposure to the ubiquitous dietary polysaccharide maltodextrin», *PLoS One*, 2012; 7: e52132.

27. Arnold A. R., Chassaing B., «Maltodextrin, modern stressor of the intestinal environment», *Cellular and Molecular Gastroenterology and Hepatology*, 2019; 7: 475–76.

28. Hofman D. L., Van Buul V. J., Brouns F. J. P. H., «Nutrition, health, and regulatory aspects of digestible maltodextrins», *Critical Reviews in Food Science and Nutrition*, 2016; 56: 2091–100.

29. Ostrowski M. P., La Rosa S. L., Kunath B. J., *et al.*, «The food additive xanthan gum drives adaptation of the human gut microbiota», *bioRxiv* (preprint), 2021, DOI:10.1101/2021.06.02.446819.

30. Rodriguez-Palacios *et al.*, 2018.

31. Naimi *et al.*, 2021.

32. Nickerson *et al.*, 2014.

33. Chassaing *et al.*, 2015.

34. Nickerson & McDonald, 2012.

35. Arnold & Chassaing, 2019.

36. Nair D. V. T., Paudel D., Prakash D., *et al.*, «Food additive guar gum aggravates colonic inflammation in experimental models of inflammatory bowel disease», *Current Developments in Nutrition*, 2021; 5: 1142.

37. Roberts C. L., Keita A. V., Duncan S. H., *et al.*, «Translocation of Crohn's disease *Escherichia coli* across M-cells: contrasting effects of soluble plant fibres and emulsifiers», *Gut*, 2010; 59: 1331–39.

15. Entes desreguladores

1. Maffini M., Neltner T., «Broken GRAS: a scary maze of questions a corn oil producer couldn't answer», 2022. Disponible en http://blogs.edf.org/health/2022/03/25/broken-gras-a-scary-maze-of-questions-a-corn-oil-producer-couldnt-answer/.

2. Goldacre B, *Bad Pharma: How Medicine is Broken., And How We Can Fix It*, HarperCollins, Londres, 2012.

3. Neltner T. G., Kulkarni N. R., Alger H. M., Maffini M. V., Bongard E. D., Fortin N. D., Olson E. D., «Navigating the U.S, Food Additive Regulatory Program», *Comprehensive Reviews in Food Science and Food Safety,* 2011; 10: 342–68, https://doi.org/10.1111/j.1541-4337.2011.00166.x.

4. Maffini M. V., Neltner T. G., Vogel S., «We are what we eat: regulatory gaps in the United States that put our health at risk», *PLoS Biology*, 2017; 15: e2003578.

5. Neltner T.G., Alger H. M., O'Reilly J. T., *et al.*, «Conflicts of interest in approvals of additives to food determined to be generally recognized as safe: out of balance», *JAMA Internal Medicine*, 2013; 173: 2032–36.

6. Delaney J. J., «Investigation of the use of chemicals in food products», 1951. Disponible en https://aseh.org/resources/Documents/Delaney-Investigation.. Use%20of%20Chemicals%20in%20Foods-1.3.51.pdf.

7. Corn Oil ONE, «FDA GRAS 704 Corn Oil Zero 1st Application». Disponible en https://www.fda.gov/media/107554/download.

8. Maffini & Neltner, 2022.

9. Okull D., «Stabilized chlorine dioxide in fuel ethanol fermentation: efficacy, mechanisms and residuals», 2019. Disponible en https://distillersgrains.org/wp-content/uploads/2019/05/5-Okull-Stabilized-Chlorine-Dioxide-Fuel-Ethanol-Fermentation.pdf.

10. Maffini & Neltner, 2022.

11. Neltner *et al.*, 2011.

12. Maffini *et al.*, 2017.

13. Backhaus O., Benesh M., «EWG analysis: Almost all new food chemicals greenlighted by industry, not the FDA», 2022. Disponible en https://www.ewg.org/news-insights/news/2022/04/ewg-analysis-almost-all-new-food-chemicals-greenlighted-industry-not-fda.

14. Neltner T. G., Alger H. M., Leonard J. E., *et al.*, «Data gaps in toxicity testing of chemicals allowed in food in the United States», *Reproductive Toxicology*, 2013; 42: 85–94.

15. US National Toxicology Program, «NTP technical report on the toxicology and carcinogenesis studies of isoeugenol (CAS no, 97–54-1) in F344/N rats and B6C3F1 mice», 2010. Disponible en https://ntp.niehs.nih.gov/ntp/htdocs/lt_rpts/tr551.pdf?utm_source=direct&utm_medium=prod&utm_campaign=ntpgolinks&utm_term=tr551.

16. Nicole W., «Secret ingredients: who knows what's in your food?», *Environmental Health Perspectives,* 2013; 121: A126–33.

17. Watson E., «Where are the dead bodies? Toxicology experts hit back at latest attack on food additive safety system», 2013. Disponible en https://www.beveragedaily.com/Article/2013/08/15/Where-are-the-dead-bodies-Toxicology-experts-hit-back-at-latest-attack-on-food- additive-safety-system.

18. Hartung T., «Toxicology for the twenty-first century», *Nature*, 2009; 460: 208–12.

16. Los ultraprocesados destruyen las dietas tradicionales

1. Nestlé, «2016 full year results conference call transcript», 2017. Disponible en https://www.nestle.com/sites/default/files/asset-library/documents/investors/transcripts/2016-full-year-results-investor-call-transcript.pdf.

2. Jacobs A., Richtel M., «How big business got Brazil hooked on junk food», 2017. Disponible en https://www.nytimes.com/interactive/2017/09/16/health/brazil-obesity-nestle.html.

3. Re-emergingworld, «How Nestle's innovation around its "Popularly Positioned Products" has created a win-win situation for BoP consumers and the organization?» 2020.
https://re-emergingworld.com/how-nestles-innovation-around-its-popularly-positioned-products-has-created-a-win-win-situation-for-bop-consumers-and-the-organization/

4. Nestlé, «Nestlé launches first floating supermarket in the Brazilian north region», 2010. Disponible en https://www.nestle.com/sites/default/files/asset-library/documents/media/press-release/2010-february/nestl%C3%A9%20brazil%20press%20release%20-%20a%20bordo.pdf.

5. Figueiredo N., «ADM sets record for single soybean shipment from northern Brazil», 2022. Disponible en https://www.reuters.com/business/energy/adm-sets-record-single-soybean-shipment-northern-brazil-2022-02-22/.

6. «Conversiones de peso a volumen para determinados materiales y sustancias» [online, citado el 8 de mayo de 2022]. Disponible en https://www.aqua-calc.com/calculate/weight-to-volume.

7. Lawrence F., «Should we worry about soya in our food?», 2006. Disponible en https://www.theguardian.com/news/2006/jul/25/food.foodanddrink.

8. *Dry Cargo International*, «Barcarena now handling export soya», 2015. Disponible en https://www.drycargomag.com/barcarena-now-handling-export-soya.

9. EFSA Panel on Food Additives and Flavourings, «Re-evaluation of dimethyl polysiloxane (E 900) as a food additive», *EFSA Journal*, 2020; 18: e06107.

10. Hall A. B., Huff C., Kuriwaki S., «Wealth, slave ownership, and fighting for the Confederacy: an empirical study of the American Civil War», *American Political Science Review*, 2019; 113: 658–73.

11. Eskridge L., «After 150 years, we still ask: why 'this cruel war'?», 2011. Disponible en https://web.archive.org/web/20110201183505/http://www.cantondailyledger.com/topstories/x1868081570/After-150-years-we-still-ask-Why-this-cruel-war.

12. Gallagher G., «Remembering the Civil War», 2011. Disponible en https://www.c-span.org/video/?298125-1/remembering-civil-war.

13. Thompson M., «I've always loved fried chicken. But the racism surrounding it shamed me», *The Guardian* [online], 13 de octubre de 2020 [citado el 9 de mayo de 2022]. Disponible en http://www.theguardian.com/food/2020/oct/13/ive-always-loved-fried-chicken-but-the-racism-surrounding-it-shamed-me.

14. Searcey D., Richtel M., «Obesity was rising as Ghana embraced fast food. Then came KFC», 2017. Disponible en https://www.nytimes.com/2017/10/02/health/ghana-kfc-obesity.html.

15. Domino's Pizza, «Annual report 2016», 2016. Disponible en https://ir.dominos.com/static-files/315497fc-5e31-42f9-8beb-f182d9282f21.

16. Statista, «Number of Domino's Pizza outlets in India from 2006 to 2021», 2022. Disponible en https://www.statista.com/statistics/277347/number-of-dominos-pizza-stores-india/.

17. Odegaard A. O., Koh W. P., Yuan J.-M., *et al.*, «Western-style fast food intake and cardiometabolic risk in an Eastern country», *Circulation*, 2012; 126: 182–88.

17. El verdadero coste de las Pringles

1. Monckton Chambers, «Regular Pringles – once you pop (open VATA 1994., Schedule 8, Group 1, Excepted Item 5), the fun doesn't stop!», 2007. Disponible en https://www.monckton.com/wp-content/uploads/2008/11/ProcterGamblePringlesAug07AM.pdf.

2. Monckton Chambers, 2007.

3. British and Irish Legal Information Institute Tribunal, «Procter & Gamble (UK) v Revenue & Customs [2007] UKVAT V20205», 2007. Disponible en https://www.bailii.org/cgi-bin/format.cgi?doc=/uk/cases/UKVAT/2007/V20205.html.

4. British and Irish Legal Information Institute Tribunal, «Revenue & Customs v Procter & Gamble UK EWCA Civ 407», 2009. Disponible en https://www.

bailii.org/cgi-bin/format.cgi?doc=/ew/cases/EWCA/Civ/2009/407.html&query=(18381).

5. Hansen J., «Kellogg's is taking the government to court over putting milk in cereal», 2022. Disponible en https://london.eater.com/23044506/kelloggs-breakfast-cereal-milk-suing-government-coco-pops-frosties.

6. Sweney M., «Kellogg's to challenge new UK rules for high-sugar cereals in court», 2022. Disponible en https://amp.theguardian.com/business/2022/apr/27/kelloggs-court-challenge-new-uk-rules-high-sugar-cereals.

7. Cook S. F., Borah W., *Essays in Population History: Mexico and California*, University of California Press, Berkeley, 1979.

8. Denevan W. M., Lovell W. G., *The Native Population of the Americas in 1492*, University of Wisconsin Press, Madison, 1992.

9. Nunn N., Qian N., «The Columbian Exchange: a history of disease, food, and ideas», *Journal of Economic Perspectives*, 2010; 24: 163–88.

10. Marshall M., «Climate crisis: what lessons can we learn from the last great cooling-off period?», 2022. Disponible en theguardian.com/environment/2022/may/09/climate-crisis-lessons-to-learn-from-the-little-ice-age-cooling.

11. Koch A., Brierley C., Maslin M. M., *et al.*, «Earth system impacts of the European arrival and Great Dying in the Americas after 1492», *Quaternary Science Reviews*, 2019; 207: 13–36.

12. Clark M. A., Domingo M. G. G., Colgan K., *et al.*, «Global food system emissions could preclude achieving the 1.5° and 2 °C climate change targets», *Science*, 2020; 370: 705–08.

13. Anastasioua K., Baker P., Hadjikakou M., «A conceptual framework for understanding the environmental impacts of ultra-processed foods and implications for sustainable food systems», *Journal of Cleaner Production*, 2022; 368: 133155.

14. Soil Association, «Ultra-processed planet: the impact of ultra-processed diets on climate, nature and health (and what to do about it)», 2021. Disponible en https://www.soilassociation.org/media/23032/ultra-processed-planet-final.pdf.

15. National Food Strategy, 2021.

16. Fardet A., Rock E., «Perspective: reductionist nutrition research has meaning only within the framework of holistic and ethical thinking», *Advances in Nutrition*, 2018; 9: 655–70.

17. International Food Policy Research Institute, «Women. The key to food security», 1995. Disponible en https://www.ifpri.org/publication/women-key-food-security.

18. Wilson B., «The irreplaceable», 2022. Disponible en https://www.lrb.co.uk/the-paper/v44/n12/bee-wilson/the-irreplaceable.

19. Edwards R. B., Naylor R. L., Higgins M. M., *et al.*, «Causes of Indonesia's forest fires», *World Development*, 2020; 127: 104717.

20. Greenpeace International, «The final countdown», 2018. Disponible en https://www.greenpeace.org/international/publication/18455/the-final-countdown-forests-indonesia-palm-oil/.

21. Edwards *et al.*, 2020.

22. Pearce F., «UK animal feed helping to destroy Asian rainforest, study shows», 2011. Disponible en https://www.theguardian.com/environment/2011/may/09/pet-food-asian-rainforest.

23. Van der Goot A. J., Pelgrom P. J. M., Berghout J. A. M., *et al.*, «Concepts for further sustainable production of foods», *Journal of Food Engineering*, 2016; 168: 42–51.

24. International Monetary Fund, «Fossil fuel subsidies», 2019. Disponible en https://www.imf.org/en/Topics/climate-change/energy-subsidies.

25. van der Goot *et al.*, 2016.

26. National Food Strategy, 2021.

27. Rosane O., «Humans and big ag livestock now account for 96 percent of mammal biomass», 2018. Disponible en https://www.ecowatch.com/biomass-humans-animals-2571413930.html.

28. Bar-On Y. M., Phillips R., Milo R., «The biomass distribution on Earth», *Proceedings of the National Academy of Sciences,* 2018; 25: 6506–11.

29. Monteiro C. A., Moubarac J.-C., Bertazzi Levy R., *et al.*, «Household availability of ultra-processed foods and obesity in nineteen European countries», *Public Health Nutrition*, 2018; 21: 18–26.

30. Lawrence, 2006.

31. Ritchie H., Roser M., «Soy», 2021. Disponible en https://ourworldindata.org/soy.

32. National Food Strategy, 2021.

33. Lawrence, 2006.

34. Cliff C., «Intensively farmed chicken the effect on deforestation, environment and climate change», 2021. Disponible en https://www.soilassociation.org/blogs/2021/august/4/intensively-farmed-chicken-and-its-affect-on-the-environment-and-climate-change/.

35. Worldwide Fund for Nature, «Riskier business: the UK's overseas land footprint», 2020. Disponible en https://www.wwf.org.uk/sites/default/files/2020–07/RiskierBusiness_ July2020_V7_0.pdf.

36. Worldwide Fund for Nature, «Appetite for Destruction», 2017. Disponible en https://www.wwf.org.uk/sites/default/files/2017–11/WWF_AppetiteForDestruction_Full_Report_Web_0.pdf.

37. Soil Association, «Peak poultry – briefing for policy makers», 2022. Disponible en https://www.soilassociation.org/media/22930/peak-poultry-briefing-for-policy-makers.pdf.

38. Worldwide Fund for Nature, 2017.

39. Soil Association, 2022.

40. Friends of the Earth Europe, «Meat atlas: facts and figures about the animals we eat». Disponible en https://friendsoftheearth.eu/wp-content/uploads/2014/01/foee_hbf_meatatlas_jan2014.pdf.

41. Leite-Filho A. T., Costa M. H., Fu R., «The southern Amazon rainy season: the role of deforestation and its interactions with large-scale mechanisms», *International Journal of Climatology*, 2020; 40: 2328–41.

42. Butt N., De Oliveira P. A., Costa M. H., «Evidence that deforestation affects the onset of the rainy season in Rondonia, Brazil», *Journal of Geophysical Research*, 2011; 116: D11120.

43. Gustavo Faleiros M. A., «Agro-suicide: Amazon deforestation hits Brazil's soy producers», 2020. Disponible en https://dialogochino.net/en/agriculture/37887-agri-suicide-amazon-deforestation-hits-rain-brazils-soy-producers/.

44. Gatti L. V., Basso L. S., Miller J. B., *et al.*, «Amazonia as a carbon source linked to deforestation and climate change», *Nature*, 2021; 595: 388–93.

45. Carrington D., «Amazon rainforest now emitting more CO2 than it absorbs», 2021. Disponible en https://amp.theguardian.com/environment/2021/jul/14/amazon-rainforest-now-emitting-more-co2-than-it-absorbs.

46. Tilman D., Clark M., «Global diets link environmental sustainability and human health», *Nature*, 2014; 515: 518–22.

47. Soil Association, 2021.

48. International Assessment of Agricultural Knowledge, Science, Technology for Development, «Agriculture at a crossroads – global report», 2009. Disponible en https://wedocs.unep.org/handle/20.500.11822/8590.

49. Poux X., Aubert P.-M., «An agroecological Europe in 2050: multifunctional agriculture for healthy eating. Findings from the Ten Years for Agroecology

(TYFA) modelling exercise», 2018. Disponible en https://www.soilassociation.org/media/18074/iddri-study-tyfa.pdf.

50. Aubert P.-M., Schwoob M.-H., Poux X., «Agroecology and carbon neutrality: what are the issues?», 2019. Disponible en https://www.soilassociation.org/media/18564/iddri-agroecology-and-carbon-neutrality-what-are-the-issues.pdf.

51. Poux X., Schiavo M., Aubert P.-M., «Modelling an agroecological UK in 2050 – findings from TYFAREGIO», 2021. Disponible en https://www.iddri.org/sites/default/files/PDF/Publications/Catalogue%20Iddri/Etude/202111-ST1021-TYFA%20UK_0.pdf.

52. Röös E., Mayer A., Muller A., *et al.*, «Agroecological practices in combination with healthy diets can help meet EU food system policy targets», *Science of the Total Environment*, 2022; 847: 157612.

53. Muller A., Schader C., El-Hage Scialabba N., *et al.*, «Strategies for feeding the world more sustainably with organic agriculture», *Nature Communications*, 2017; 8: 1290.

54. Fiolet *et al.*, 2018.

55. Chen X., Zhang Z., Yang H., *et al.*, «Consumption of ultra-processed foods and health outcomes: a systematic review of epidemiological studies», *Nutrition Journal*, 2020; 19: 86.

56. Dicken & Batterham, 2021.

57. Break Free from Plastic, «Global brand audit report 2020». Disponible en https://www.breakfreefromplastic.org/globalbrandauditreport2020/?utm_medium=email&utm_source=getresponse&utm_content=LIVE%3A+Plastic+Polluters+Brand+Audit+Report+%26+Invitatio+to+Press+Briefing&utm_campaign=Breakfreefromplastic+Membership+Master+List.

58. Laville S., «Report reveals 'massive plastic pollution footprint' of drinks firms», 2020. Disponible en https://amp.theguardian.com/environment/2020/mar/31/report-reveals-massive-plastic-pollution-footprint-of-drinks-firms.

59. McVeigh K., «CocaCola, Pepsi and Nestlé named top plastic polluters for third year in a row», 2020. Disponible en https://www.theguardian.com/environment/2020/dec/07/coca-cola-pepsi-and-nestle-named-top-plastic-polluters-for-third-year-in-a-row.

60. Laville S., «CocaCola admits it produces 3m tonnes of plastic packaging a year», 2019. Disponible en https://www.theguardian.com/business/2019/mar/14/coca-cola-admits-it-produces-3m-tonnes-of-plastic-packaging-a-year.

61. Geyer R., Jambeck J. R., Law K. L, «Production, use, and fate of all plastics ever made», *Scientific Advances*, 2017; 3: e1700782.

18. Los ultraprocesados están diseñados para el consumo excesivo

1. Yi J., Meemken E.-M., Mazariegos-Anastassiou V., *et al.*, «Post-farmgate food value chains make up most of consumer food expenditures globally», *Nature Food*, 2021; 2: 417–25.

2. Justia Patents, «Patents by inventors Gary Norman Binley», 2022. Disponible en https://patents.justia.com/inventor/gary-norman-binley.

3. Friedman M., «A Friedman doctrine – the social responsibility of business is to increase its profits», 1970. Disponible en https://www.nytimes.com/1970/09/13/archives/a-friedman-doctrine-the-social-responsibility-of-business-is-to.html.

4. Sorkin A. R., Giang V., Gandel S., *et al.*, «The pushback on ESG investing», 2022. Disponible en https://www.nytimes.com/2022/05/11/business/dealbook/esg-investing-pushback.html.

5. BlackRock, «2022 climate-related shareholder proposals more prescriptive than 2021», 2022. Disponible en https://www.blackrock.com/corporate/literature/publication/commentary-bis-approach-shareholder-proposals.pdf.

6. MacAskill W., «Does divestment work?», 2015. Disponible en https://www.newyorker.com/business/currency/does-divestment-work.

7. Nestlé, «Nestlé enters weight management market – Jenny Craig acquisition enhances group's nutrition, health and wellness dimension», 2006. Disponible en https://www.nestle.com/media/pressreleases/allpressreleases/weightmanagementmarketjennycraig-19jun06.

8. Jenny Craig, «Jenny Craig Meals & Nutrition», 2022. Disponible en https://www.jennycraig.com/nutrition-mission. https://www.forbes.com/health/nutrition/diet/jenny-craig-diet-review/

9. Reuters, «Nestlé sells most of Jenny Craig to private equity firm», CNBC, 2013. Disponible en https://www.cnbc.com/2013/11/07/nestle-sells-most-of-jenny-craig-to-private-equity-firm.html.

10. Nestlé, «Acquisitions, partnerships & joint ventures», 2022. Disponible en https://www.nestle.com/investors/overview/mergers-and-acquisitions/nestle-health-science-acquisitions.

11. Kirchfeld A., David R., Nair D., «Nestlé eyed biggest-ever deal in aborted move for GSK unit», 2022. Disponible en https://www.bloomberg.com/news/

articles/2022-05-25/nestle-eyed-biggest-ever-deal-in-aborted-move-for-gsk-consumer.

12. Danone, «Danone's subsidiaries and equity holdings as of December 31, 2020». Disponible en https://www.danone.com/content/dam/danone-corp/danone-com/investors/danone-at-a-glance/List%20of%20subsidiairies%202020.pdf.

13. Ralph A., «Philip Morris buys respiratory drugs company Vectura for £1bn», 2022. Disponible en https://www.thetimes.co.uk/article/philip-morris-buys-respiratory-drugs-company-vectura-for-1bn-9mfts7jxq.

19. Qué podríamos pedirles a los gobiernos

1. War on Want, «The baby killer», 1974. Disponible en http://archive.babymilkaction.org/pdfs/babykiller.pdf.

2. Quigley MA., Carson C., «Breastfeeding in the 21st century», *The Lancet*, 2016; 387: 2087–88.

3. Stoltz T., Jones A., Rogers L., *et al.*, «51 donor milk in the NICU: a community pediatrics perspective», *Paediatrics & Child Health*, 2021; 26: e36–e36.

4. Lucas A., Cole T. J., «Breast milk and neonatal necrotising enterocolitis», *The Lancet*, 1990; 336: 1519–23.

5. Johns Hopkins Medical Institutions, «Formula-fed preemies at higher risk for dangerous GI condition than babies who get donor milk», 2011. Disponible en https://www.sciencedaily.com/releases/2011/04/110430171122.htm.

6. Jelliffe D. B., «Commerciogenic malnutrition?», *Nutrition Reviews*, 1972; 30: 199–205.

7. Jelliffe, 1972.

8. War on Want, 1979.

9. Jelliffe, 1972.

10. *New Internationalist*, «Action now on baby foods», 1973. Disponible en https://newint.org/features/1973/08/01/baby-food-action-editorial.

11. Fitzpatrick I., «Nestlé in controversy», *New Internationalist*, 2010. Disponible en https://newint.org/columns/applause/2010/10/01/nestle-baby-milk-campaign.

12. UNICEF, «Research on marketing and the code», 2022. Disponible en https://www.unicef.org.uk/babyfriendly/news-and-research/baby-friendly-research/research-on-marketing-and-the-code/.

13. Save the Children, «Don't push it: why the formula industry must clean up its act», 2018. Disponible en https://resourcecentre.savethechildren.net/pdf/dont-push-it.pdf/.

14. Quigley & Carson, 2016.

15. Lamberti L. M., Zakarija-Grković I., Fischer Walker C. L., *et al.*, «Breastfeeding for reducing the risk of pneumonia morbidity and mortality in children under two: a systematic literature review and meta-analysis», *BMC Public Health*, 2013; 13: S18.

16. Global Breastfeeding Collective, «Nurturing the health and wealth of nations: the investment case for breastfeeding». Disponible en https://www.globalbreastfeedingcollective.org/media/426/file/The%20investment%20case%20for%20breastfeeding.pdf.

17. Quigley & Carson, 2016.

18. Baker P., Smith J., Salmon L., *et al.*, «Global trends and patterns of commercial milk-based formula sales: is an unprecedented infant and young child feeding transition underway?», *Public Health Nutrition*, 2016; 19: 2540–50.

19. Forsyth B. W., McCarthy P. L., Leventhal J. M., «Problems of early infancy, formula changes, and mothers' beliefs about their infants», *Journal of Pediatrics*, 1985; 106: 1012–17.

20. Polack F. P., Khan N., Maisels M. J., «Changing partners: the dance of infant formula changes», *Clinical Pediatrics*, 1999; 38: 703–08.

21. Lakshman R., Ogilvie D., Ong K. K., «Mothers' experiences of bottle-feeding: a systematic review of qualitative and quantitative studies», *Archives of Disease in Childhood*, 2009; 94: 596–601.

22. Lakshman R., «Establishing a healthy growth trajectory from birth: the Baby Milk trial». Disponible en https://heeoe.hee.nhs.uk/sites/default/files/docustore/baby_milk_trial_results18april17.pdf.

23. UK Food Standards Agency, «Statement on the role of hydrolysed cows' milk formulae in influencing the development of atopic outcomes and autoimmune disease». Disponible en https://cot.food.gov.uk/sites/default/files/finalstatement-hydrolysedformula.pdf.

24. «Japanese guidelines for food allergy 2017», *Allergology Int,* 2017 Apr; 66(2): 248–64.

25. «The Australasian Society of Clinical Immunology and Allergy infant feeding for allergy prevention guidelines», *Medical Journal of Australia*, 2019, Feb; 210(2):89–93 doi: 10.5694/mja2.12102.

26. «The Effects of Early Nutritional Interventions on the Development of Atopic Disease in Infants and Children The Role of Maternal Dietary Restriction, Breastfeeding, Hydrolyzed Formulas, and Timing of Introduction of Allergenic Complementary Foods», *Pediatrics*, 2019; 143: e20190281.

27. Van Tulleken C., «Overdiagnosis and industry influence: how cow's milk protein allergy is extending the reach of infant formula manufacturers», *British Medical Journal*, 2018; 363: k5056.

28. Brown A., *Why Breastfeeding Grief and Trauma Matter*, Pinter & Martin, Londres, 2019.

29. Sankar M. J., Sinha B., Chowdhury R., *et al.*, «Optimal breastfeeding practices and infant and child mortality: a systematic review and meta-analysis», *Acta Paediatrica*, 2015; 104: 3–13.

30. Horta B. L., Loret de Mola C., Victora C. G., «Long-term consequences of breastfeeding on cholesterol, obesity, systolic blood pressure and type 2 diabetes: a systematic review and meta-analysis», *Acta Paediatrica*, 2015; 104: 30–37.

31. Bowatte G., Tham R., Allen K. J., *et al.*, «Breastfeeding and childhood acute otitis media: a systematic review and meta-analysis», *Acta Paediatrica*, 2015; 104: 85–95.

32. Victora C. G., Bahl R., Barros A. J. D., *et al.*, «Breastfeeding in the 21st century: epidemiology., mechanisms., and lifelong effect», *The Lancet*, 2017; 387: 475–90.

33. Lodge C. J., Tan D. J., Lau M. X. Z., *et al.*, «Breastfeeding and asthma and allergies: a systematic review and meta-analysis», *Acta Paediatrica*, 2015; 104: 38–53.

34. Thompson J. M. D., Tanabe K., Moon R. Y., *et al.*, «Duration of breastfeeding and risk of SIDS: an individual participant data meta-analysis», *Pediatrics*, 2017; 140: e20171324.

35. Horta B. L., Loret de Mola C., Victora C. G., «Breastfeeding and intelligence: a systematic review and meta-analysis», *Acta Paediatrica*, 2015; 104: 14–29.

36. Baker *et al.*, 2016.

37. British Nutrition Foundation, «What we do», 2022. Disponible en https://www.nutrition.org.uk/our-work/what-we-do/.

38. British Nutrition Foundation, «Current members», 2022. Disponible en https://www.nutrition.org.uk/our-work/support-what-we-do/corporate-partnerships/current-members/.

39. Carriedo A., Pinsky I., Crosbie E., *et al.*, «The corporate capture of the nutrition profession in the USA: the case of the Academy of Nutrition and Dietetics», *Public Health Nutrition*, 2022; 25: 3568–82.

40. O'Connor A., «Group shaping nutrition policy earned millions from junk food makers», 2022. Disponible en https://www.washingtonpost.com/wellness/2022/10/24/nutrition-academy-processed-food-company-donations/.

41. Diabetes UK, «Our current partners», 2022. Disponible en https://www.diabetes.org.uk/get_involved/corporate/acknowledgements/partners.

42. Cancer Research UK, «About our corporate partnership programme», 2022. Disponible en https://www.cancerresearchuk.org/get-involved/become-a-partner/about-our-corporate-partnership-programme.

43. British Heart Foundation, «Our current partners», 2022. Disponible en https://www.bhf.org.uk/how-you-can-help/corporate-partnerships/our-corporate-partners.

44. The Association of UK Dietitians, «BDA corporate members», 2022. Disponible en https://www.bda.uk.com/news-campaigns/work-with-us/commercial-work/bda-corporate-members.html.

45. Greenpeace International, «Top consumer companies' palm oil sustainability claims go up in flames», 2019. Disponible en https://www.greenpeace.org/international/press-release/25675/burningthehouse/.

46. Taillie L. S., Reyes M., Colchero M. A., *et al.*, «An evaluation of Chile's law of food labeling and advertising on sugar-sweetened beverage purchases from 2015 to 2017: a before-and-after study», *PLoS Medicine*, 2020; 17: e1003015.

47. Jacobs A., «In sweeping war on obesity, Chile slays Tony the Tiger», 2018. Disponible en https://www.nytimes.com/2018/02/07/health/obesity-chile-sugar-regulations.html.

48. Reyes M., Garmendia M. L., Olivares S., *et al.*, «Development of the Chilean front-of-package food warning label», *BMC Public Health*, 2019; 19: 906.